临床试验项目管理实务

Project Management Practice of Clinical Trials

文天才　王丽娜　编著

科学技术文献出版社
SCIENTIFIC AND TECHNICAL DOCUMENTATION PRESS

·北京·

图书在版编目（CIP）数据

临床试验项目管理实务 = Project Management Practice of Clinical Trials / 文天才，王丽娜编著. —北京：科学技术文献出版社，2023.1（2025.1重印）
ISBN 978-7-5189-8861-7

Ⅰ.①临…　Ⅱ.①文…　②王…　Ⅲ.①临床药学—项目管理　Ⅳ.①R95

中国版本图书馆CIP数据核字（2021）第267219号

临床试验项目管理实务

策划编辑：付秋玲　　责任编辑：付秋玲　李　洋　　责任校对：王瑞瑞　　责任出版：张志平

出　版　者	科学技术文献出版社
地　　　址	北京市复兴路15号　邮编 100038
编　务　部	（010）58882938，58882087（传真）
发　行　部	（010）58882868，58882870（传真）
邮　购　部	（010）58882873
官 方 网 址	www.stdp.com.cn
发　行　者	科学技术文献出版社发行　全国各地新华书店经销
印　刷　者	北京虎彩文化传播有限公司
版　　　次	2023年1月第1版　2025年1月第5次印刷
开　　　本	710×1000　1/16
字　　　数	318千
印　　　张	21.5
书　　　号	ISBN 978-7-5189-8861-7
定　　　价	88.00元

前　言

　　项目管理理念起源于第二次世界大战时期，发展至今已经成为各行各业普遍认可的先进管理理念，并渗透各行各业，尤其是在工程和信息领域已经构建了与行业本身相适应的项目管理方法体系。尽管越来越多的临床试验专业人员开始学习项目管理理论和方法体系，但是在医药研究领域还并未构建出与行业本身特点相适应且可以指导日常临床试验项目管理、解决本行业从业人员日常管理问题或困惑的工具书。也正因为如此，本书的编著者尝试将个人在医药研究领域近20年的行业经验与项目管理理论和方法体系相结合，期望为读者提供一本可以快速上手、翻开即用的临床试验项目管理工具书。

　　临床试验是一项有逻辑、有步骤、多学科、多团队的综合性复杂系统工程，而项目管理也有自身的一套理论体系和方法论。当前市面上已经有大量业务领域专家撰写的书籍教授如何实施临床试验，也有大量有关项目管理专业人士资格认证（Project Management Professinal，PMP）、受控环境下的项目管理认证（Project In Controlled Environment，PRINCE2）等专业项目管理领域研究专家所撰写的书籍；但本书不是讲解如何具体执行临床试验工作，也不是单纯列举项目管理方法，而是将两者结合起来，讲解如何将项目管理的思想和方法应用于临床试验项目，这些内容正是临床试验项目管理经理和项目团队所亟须掌握的。

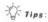

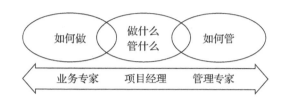

正是为了这个目标，本书结合临床试验项目工作的实际情况，列举了大量的实际案例、管理表格、内容模板、重要提示等，希望可以帮助从事临床试验项目管理的人员快速上手，而不需要理解复杂的项目管理方法论。

本书适合所有从事医药研究的人员，以及既往系统学习过或没有学习过项目管理理论的医药研究领域读者，无论您来自药厂、医药研发合同外包服务机构（CRO）公司、医疗机构，还是高校和研究院所，只要您从事临床研究相关工作，本书就可以作为您身边的工具书。

但是，由于本书编著者水平有限，疏漏之处在所难免，敬请业界同行及读者不吝赐教和批评指正！

本书得到国家科技重大专项课题（2017ZX10106001）资助。

编著者

目　　录

第二部分 计 划

第三部分　执　行

第四部分　结　束

第一部分

概　述

1 临床试验项目管理概述

> 项目管理当前已经成为一门成熟的学科，所谓万事可以是项目，万事皆为项目，临床试验项目也不例外。因此，我们有必要先简要介绍项目管理的一些基本概念，并对临床试验项目进行基本的介绍。

1.1 项目管理基本概念

1.1.1 项目的定义和特点

自古以来，人们从事生产、生活相关活动就存在项目，埃及的金字塔、中国的长城被人们普遍认为是早期成功项目的典范。项目可大可小，可难可易。修建金字塔和长城是一项宏伟浩大的工程项目，而我们日常生活中的一次搬家、一次旅行，甚至一次朋友聚会都可以是一个项目，只不过这些项目规模比较小，难度也比较低。

一个组织之所以要实施项目，通常是受组织内、外部环境变化影响对技术或产品进行升级。但从更广义的角度看，项目的本质是要驱动组织变革，即推动组织从一个状态转到另一个更高级的状态，从而为组织带来新的商业价值，例如一个传统的药品生产企业可以按部就班地进行现有药品的生产活动，但随着人类疾病谱的变化、新的靶点或化合物的发现，以及国际、国内市场等经营环境的变化，制药企业必须通过实施技术改造、引进新的生产工艺或技术设备、开发新的产品等方式来迎合这种内、外部环境的变化，从而为企业带来新的利润增长点。

在美国项目管理协会（Project Management Institue，PMI）发布的《项目管理知识体系指南》（*A Guide to the Project Management Body of*

> **Tips:**
>
> 这里的"项目"是指甲方项目，即由甲方发起并管理的项目。如果甲方将项目中部分工作委托给乙方，其本质仍然是甲方项目，乙方项目团队可以理解为甲方项目团队的组成部分。

Knowledge，*PMBOK GUIDE*）第 6 版（图 1-1-1）中对项目的定义是：项目是为创造独特的产品、服务或成果而进行的临时性工作。

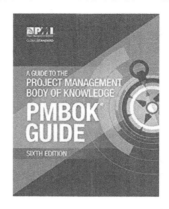

图 1-1-1 《项目管理知识体系指南》（*A Guide to the Project Management Body of Knowledge*，*PMBOK GUIDE*）第 6 版

在项目的概念中，特别强调了项目的临时性，这个临时性表示项目是一次性努力的过程，它有明确的起点和终点，当项目目标达成或提前终止时，项目就结束了。但是项目的临时性并不代表其成果的临时性，多数项目的目标是要创造持久性的产品。同时，临时性并不代表项目持续时间短，如一次搬家从准备到结束可以仅持续几天，但一个火星登陆项目可以长达数十年。

除此之外，项目还有如下重要属性。

（1）项目的独特性

每个项目都是独特的，或者其提供的产品或服务是独特的。虽然一个项目提供的产品或服务与其他项目可以类似，但是其时间和地点，内部和外部的环境，自然和社会条件有别于其他项目，因此项目的过程总是独一无二的。任何一个项目都不可能完全照搬其他项目，也不可能完全复制其他项目，因为两个项目一定会存在不同，诸如位置、设计、环境、情况、参与人员等的不同。

（2）目标的确定性

每个项目都有其明确的目标，项目围绕这个目标开展活动。项目必须有确定的目标，而这些目标包括时间性目标、成果性目标、约束性目标及其他目标。时间性目标是指要在规定的时段内或规定的时点

Tips:

PMBOK GUIDE 主要用于单项目管理。如果您对项目集或项目组合管理有兴趣，可以参考 PMI 发布的相关指南。

之前完成项目；成果性目标规定项目必须提供某种规定的产品或服务；约束性目标是指项目不能超过规定的资源限制；其他目标通常指项目必须满足或尽可能地满足项目发起者或最终用户的各类要求。当然目标的确定性并不代表目标不允许变动，而是允许目标有一定幅度的变动，一旦超过这个幅度项目就不再是原来的项目了，应该被当作一个新的项目。

（3）活动的整体性

项目是为了实现目标而开展的任务集合，它不是一项独立的活动，而是由一系列活动有机组合而形成的任务集合，从而组成一个有机整体。项目中的一切活动都是相关联的，它们构成一个整体，共同为实现项目目标服务。项目中多余的活动是不必要的，而缺少某些活动必将影响项目目标的实现。

（4）项目团队的开放性

对于项目团队来说，由于项目本身具有临时性，因而项目团队也必然是临时的。但随着项目的进展，项目团队的人数、成员、职责也是不断变化的，项目成员可以是专职也可以是兼职。在项目团队中某些成员可能是临时借调来的，也可以是项目聘用的。但无论如何，一旦项目结束项目团队必然要解散，项目成员也要转移。通常情况下，参与项目的企业或组织往往有多个，这些企业或组织通过协议或合同及其他的社会关系组织到一起，可在项目的不同时段不同程度地介入项目活动。因此，项目团队没有严格的边界，它是一种临时性的、开放性的组织。

（5）失败不可挽回性

项目的独特属性决定了项目不可以试错，项目在一定条件下启动后，一旦失败就永远失去了重新进行原项目的机会。项目失败即使重新启动，也意味着存在大量的人、财和物的损失。项目的临时性和独特性也意味着项目的运作面临较大的不确定性和风险性，只能通过严谨的项目规划、执行、监控和收尾等程序，以及对项目范围、进度、成本、质量等全面的管理来降低项目失败的可能性。

1.1.2　项目管理知识体系

项目管理是指在项目活动中运用专门的知识、技能、工具和方法，使项目能够在有限资源的限定条件下，实现或超过设定的需求和目标。

在 *PMBOK GUIDE* 第 6 版中，PMI 将项目管理知识总结为五大过程组和十大知识领域，其中涉及 49 个过程。

（1）五大过程组

启动过程组主要用于定义一个新的项目或现有项目的一个新阶段，是授权开始该项目或阶段的一组过程，其作用是明确项目相关方的期望与项目目标，以及明确项目范围和目标后与相关方商讨如何实现。

规划过程组主要用于明确项目的全部范围、定义和优化项目目标，并为实现该目标制订相应的行动方案。规划过程组中产生的文件大多属于项目管理计划的重要组成部分，也是指导项目执行、监控和收尾的指引性文件。

执行过程组主要用于完成项目管理计划中确定的所有工作。在该过程组中需要根据项目管理计划来协调各类资源，管理所有相关方参与项目活动，以及整合和实施项目中的所有活动，最终实现项目的要求和目标。

监控过程组的主要作用是跟踪、审查和调整项目进展情况与项目绩效。在该过程中通过收集项目绩效信息来计算和发布项目的绩效报告，比较实际绩效与计划绩效的偏差并采取相应的改进或纠正措施，识别出必要的项目变更并启动相应的变更流程。

收尾过程组的主要作用是关闭项目、阶段或合同，核实项目、阶段或合同已经完成项目管理计划中的所有活动，且要求和目标已经达成后，才可正式宣告项目、阶段或合同的结束。

（2）十大知识领域

整合管理是为识别、定义、组合、统一和协调各项目管理过程组的各个过程和活动而开展的过程与活动，其目的是使项目中的所有活动更加统一和协调。

范围管理用于定义和控制哪些工作应该包括在项目内，其目的是要确保项目做且只做所需的全部工作。

进度管理用于定义、控制项目活动和其先后顺序，以及根据资源正确地估计活动所需时间，目的是要让项目能够按时完成。

成本管理是对项目成本进行规划、估算、预算、融资、筹资、管

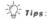
Tips:

PMBOK GUIDE中的5大过程组之间并不是线性排列的，实际上规划过程组和执行过程组可以在真实项目中不断地循环使用。而监控过程组可以涵盖启动过程组、规划过程组、执行过程组和收尾过程组，也就是说在项目管理的任何阶段都需要进行监控。

Tips:

PMBOK GUIDE中的5大过程组与实际项目的生命周期并不对应。实际上您可以将一个项目划分为若干个阶段，然后在这些阶段中应用该 5 大过程组的所有相关知识。

Tips:

PMBOK GUIDE中的10大知识领域并非相互割裂，将其独立出来仅仅是为了方便项目管理知识的梳理。实际上，一个过程的输入可能来源于其他知识领域过程的输出，同样一个过程的输出也可以作为其他知识领域过程的输入。

理和控制，其目的是使项目在批准的预算内完工。

质量管理包括把组织的质量政策应用于规划、管理、控制项目的过程中并严控产品质量，以满足相关方对项目的期望。

资源管理用于识别、获取和管理项目所需资源，并确保项目资源在正确的时间和地点使用。

沟通管理是为了及时且恰当地规划、收集、生成、发布、存储、检索、管理、控制、监督和最终处置项目信息，以满足相关方对信息的需求。

风险管理包括规划风险管理、识别风险、开展风险分析、规划风险应对、实施风险应对和监督风险，其目的是降低项目负面风险（威胁）的概率和影响。

采购管理用于从项目团队外部采购或获取项目执行所需的产品、服务或成果。

相关方管理用于识别影响或受项目影响的人员、团队或组织，分析他们对项目的期望和影响，并制订合适的管理策略来有效地调动相关方参与项目决策和执行。

（3）49 个过程

PMBOK GUIDE 通过对五大过程组和十大知识领域进一步细化，得到 49 个过程，见表 1-1-1。

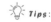 *Tips:*

PMBOK GUIDE 提供的49个过程都不是必需的，您可以根据自身项目实际情况进行任意裁剪。

表 1-1-1　项目管理过程组与知识领域

知识领域	项目管理过程组				
	启动过程组	规划过程组	执行过程组	监控过程组	收尾过程组
整合管理	●制定项目章程	●制订项目管理计划	●指导与管理项目 ●管理项目知识	●监控项目工作 ●实施整体变更控制	●结束项目或阶段
范围管理		●规划范围管理 ●收集需求 ●定义范围 ●创建工作分解结构		●确认范围 ●控制范围	

续表

知识领域	项目管理过程组				
	启动过程组	规划过程组	执行过程组	监控过程组	收尾过程组
进度管理		●规划进度管理 ●定义活动 ●排列活动顺序 ●估算活动持续时间 ●制订进度计划		●控制进度	
成本管理		●规划成本管理 ●估算成本 ●制定预算		●控制成本	
质量管理		●规划质量管理	●管理质量	●控制质量	
资源管理		●规划资源管理 ●估算活动资源	●获取资源 ●建设团队 ●管理团队	●控制资源	
沟通管理		●规划沟通管理	●管理沟通	●监督沟通	
风险管理		●规划风险管理 ●识别风险 ●定性风险分析 ●定量风险分析 ●规划风险应对	●实施风险应对	●监督风险	

续表

知识领域	项目管理过程组				
	启动过程组	规划过程组	执行过程组	监控过程组	收尾过程组
采购管理		● 规划采购管理	● 实施采购	● 控制采购	
相关方管理	● 识别相关方	● 规划相关方参与	● 管理相关方参与	● 监督相关方参与	

1.1.3　项目经理

项目经理（Project Manager）是为了提高项目管理水平而设立的重要管理岗位。项目经理既是项目团队的领导者，也是项目策划和执行的总责任人。PMI 认为项目经理应该具备三方面的综合技能（图 1-1-2）：项目经理既需要懂得项目管理相关的技能，也需要有能够指导和激励团队的领导力，同时还要具备与本行业或组织相关的战略和商务管理能力。但是项目经理首要职责还是在预算范围内按时、优质地领导项目小组完成全部项目工作内容，并使客户满意。

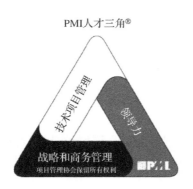

图 1-1-2　PMI 人才三角

在项目十大知识领域中，整合管理是项目经理的职责，这就要求项目经理在任何时候都必须将项目作为一个整体来看待，认识到项目各部分之间的相互联系和制约及单个项目与母体组织之间的关系。只有对总体环境和整个项目有清楚的认识，项目经理才能制订出明确的目标和合理的计划。

（1）项目经理首要职责

项目经理首要职责是执行整合，整合管理是项目经理应具备的关键技能，它需要项目经理与发起人充分合作，使项目与组织目标保持一致。同时，项目经理还应关注项目中的重要事务，通过整合过程、认知和背景得以高效协同工作。

①过程层面整合

在项目执行中，很多项目管理过程会不断重复发生，例如需求变更会影响范围、进度或预算，从而导致这些过程也需要提出变更请求。而整合管理就是要在整个项目层面实施整体变更控制以整合变更请求。因此，项目经理要注重不同项目管理过程的交互作用并进行有机整合。

②认知层面整合

项目经理不仅需要掌握项目管理各领域的知识、技能和方法，还需要将个人经验、见解、领导力和商业管理技能等运用到项目管理中。尤其是项目经理人际关系技能和个人能力都会影响到其管理项目的方式。因此，项目经理应该将这些知识和技能进行整合，以适应项目和项目所有组织的特点，从而确保项目成功。

③背景层面整合

项目经理在管理项目时还应注意要与当前最新的产业政策、技术、经济和社会环境相适应。在社交网络日益发达的今天，多元文化快速传播，尤其是在由多个组织、大规模、跨职能人员组成的项目团队中，项目经理一定要兼顾到不同团队成员所处的背景和整体环境。只有充分考虑这些背景因素，并在项目中以最好方式加以利用才能获得项目成功。

（2）项目经理的基本技能

项目经理需要具备的技能有很多，不同的人会给出不同的答案，但以下5种能力是项目经理应具备的基本技能。

①项目管理知识

项目经理应掌握有关项目进度、成本、资源、风险等项目管理知识体系中涉及的知识和技术，同时还应熟悉于常规办公软件、电子邮件和项目管理软件的使用。

②专业领域知识

项目经理应该具备所在行业的专业知识和专业经验，而且能够对这些专业知识灵活运用。毫无疑问，项目经理掌握的专业知识越多，他在项目上能够贡献的价值也就越大。因此对于一个临床试验行业的项目经理来说，临床试验相关知识是必不可少的。临床试验项目经理需要掌握药物研发所需的相关知识，例如研究方案撰写，临床事务、药政事务、临床供应、数据管理、统计分析等专业知识。虽然临床试验的项目经理不需要知道每件事的专业细节如何操作，但必须能够认识和理解相关知识，这样才能更有效地组织和协调临床试验团队的成员。

③组织协调能力

项目经理必须按照项目整体目标让项目组全体成员分工协作，通过设置不同层次的权力和责任制度将全体成员凝聚为一体。项目经理需要确定团队目标和项目工作内容，安排合理的组织结构和人员配备，明确各成员的岗位职责和标准工作流程，制定各岗位考核标准等。在项目实施过程中，项目经理要对项目的各个环节进行统一的组织，及时处理项目过程中的人、事、物间的各种关系，使项目按既定的计划进行。

④沟通交流能力

沟通交流能力被 PMI 视为项目经理最重要的技能，这包括有效倾听、理解、说服和劝告他人行为的能力。项目经理需要能够与所有人清晰地交流，知道如何倾听意见和建议，并提供易懂和有用的信息。项目经理只有具备足够的交流能力才能与项目中所有相关方进行交流。尤其是项目经理要注重对下级的交流，因为群众的声音是最基层、最原始的声音，特别是下级的反对声音。强权管理模式必将引起下级的不满，因此项目经理一定要能对反对意见进行足够的倾听、分析和理解。

⑤领导力

领导力是指项目经理指导、激励和带领团队的能力，是项目经理在管辖的范围内充分地利用人力和客观条件，以最小的成本达成项目目标并提高整个团体办事效率的能力。领导力强调项目经理应该通过建立创新体系来激励项目成员、激发个人创新意识，更关注长期愿景

Tips:

虽然大家一致认为项目管理的知识和技能可以应用于任何行业，但一位具备本行业知识的项目经理显然比不具备行业知识的人更能高效地管理项目。如果项目经理拥有更丰富的多行业经验，那他将为企业带来更大的价值。

Tips:

主动倾听始终是项目经理的秘密武器，它要求项目经理要有同理心和包容心。只有通过认真地倾听才能消化和理解述说者要表达的真实想法，从而给出正确的回应。

而不是近期目标。当然领导力将不可避免地与其他技术相互重叠，如人际交往、沟通交流、分析问题和解决问题等技能，但这些技能仅仅是实现领导力的手段。

1.1.4 项目管理办公室

项目管理办公室（Project Management Office，PMO）是企业设立的一个职能机构名称，也可称作项目管理部、项目办公室或项目管理中心等。PMO 可以是临时机构也可以是永久机构。临时机构往往用来管理一些特定项目，如企业购并项目。永久性 PMO 适用于管理具有固定时间周期的一组项目，有些企业甚至成立专门的研发中心和管理办公室来管理研发中心的所有项目。

（1）PMO 的功能作用

一般来说，PMO（图1-1-3）是在组织内部将实践、过程、运作形式和标准化的部门，是组织提高项目分析、设计、管理、监查等方面能力的关键资源。PMO 应该根据业界最佳实践和公认的项目管理知识体系，并结合企业自身的业务和行业特点，为组织量身定制项目管理流程。

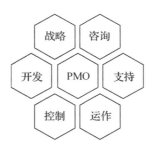

图1-1-3 PMO 的职责与功能

PMO 通常具有如下的责任与功能。
- 总结最佳实践，建立规范项目管理标准
- 建设组织级项目管理体系
- 建立项目管理信息系统
- 开展多项目管理
- 开展项目管理技能培训

- 培养项目经理团队
- 组织项目评审
- 对项目提供咨询和指导
- 解决资源冲突

（2） PMO 的类型

按所能提供的支持的多寡顺序来排列，PMO 一般可以分为支持型、控制型和指令型 3 种。

支持型 PMO 不干扰项目的管理，主要是为项目提供顾问的角色，向项目提供模板、最佳实践、培训，以及其他项目成功的经验或失败的教训。

控制型 PMO 除了对项目提供支持以外，还要求项目服从管理。如要求项目必须使用组织制订的各类管理框架、方法、模板和工具等，可能必要时还会对项目执行情况进行检查、监督或审计等。

指令型 PMO 对项目控制程度最高。PMO 会指派项目经理，还会对项目全过程进行指导和控制。项目组必须接受 PMO 的全面监督和管理并向 PMO 进行报告。

1.2 临床试验项目管理

1.2.1 临床试验的概念

临床试验（Clinical Trial）是指在人体（患者或健康志愿者）进行药物或器械等干预措施的系统性研究，目的在于确定干预措施的疗效与安全性。临床试验根据其分期不同，试验的规模和周期也不相同，可能持续几个月甚至几年，而招募的受试者人数也从几十到上千不等，参与机构众多并进行专业化分工合作。临床试验主要有药物临床试验、医疗器械和体外诊断试剂临床试验。

药物临床试验通常可以分为 4 期（图 1-1-4）。Ⅰ期临床试验主要用于观察人体对于新药的耐受程度和药代动力学，为制订给药方案提供依据。Ⅱ期临床试验用于初步评价药物对目标适应证患者的治疗作用和安全性，并为Ⅲ期临床试验研究的设计和给药剂量方案的确定提供依据。Ⅲ期临床试验用于进一步验证药物对目标适应证患者的治疗作用和安全性，评价利益与风险关系，最终为药物注册申请的审查提供充分的依据。Ⅳ期临床试验为新药上市后由申请人进行的应用研究阶段，其目的是考察药物在广泛使用条件下的疗效和不良反应，评价药物在普通或者特殊人群中使用的利益与风险关系，以及改进给药剂量等。

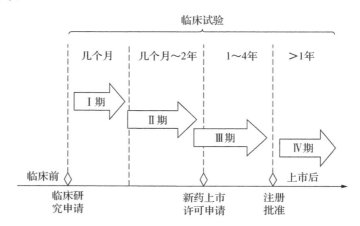

图 1-1-4　药物临床试验分期

除了药物临床试验以外，临床试验还包括医疗器械和体外诊断试剂临床试验。医疗器械是指用于人体的仪器、设备、器具、材料、软件或其他物品，主要作用是实现疾病的预防、诊断、治疗、监护或生命活动的支持，以及对生理过程的研究或调节等。体外诊断试剂是指可单独使用或与仪器、器具、设备等联合使用，用于人体样本体外检测的试剂，或用于对设施设备进行校准或质控的物品。医疗器械与体外诊断试剂的临床试验一样，都需要科学的设计和规范的流程，并保障受试者的权益和安全。

1.2.2　临床试验项目的特点

临床试验项目是为了提供一种新的科技产品，或是为了解决一个比较复杂的科学技术问题而进行的特定研究与试验工作。临床试验是对未知事物进行探索的研究项目，具有极强的探索性、独创性和新颖性。

由于临床试验项目从有效成本筛选、实验室、临床Ⅰ～Ⅲ期试验到上市后再评价，时间跨度非常长，而且临床试验成功地组织、实施、管理和控制也是一项艰巨的工程，因此深入了解项目及临床试验项目的概念、分类及特征对加强临床试验项目的管理和保证临床试验项目的成功都具有重要的意义。

由于临床试验工作具有极强的科学创造性，其项目的特点着重表现在创新性、高风险、高投资、高监管和跨组织5个方面。

（1）创新性

有别于工程项目，临床试验项目的本质在于创造新产品或新方法，这种创新性不仅体现在最终项目成果上，还体现在临床试验项目的过程管理上。新药研发无论在难度、周期还是资金投入方面都比工程项目更为艰难，且成功率更低。不同的临床试验所研究的疾病、药品、仪器设备或受试人群都会不同，因此临床试验项目的管理过程没有一成不变的模式和方法可供照搬，所以必须通过管理的创新去实现每个临床试验项目的有效管理，寻求适合该项目的管理思路。

（2）高风险

由于临床试验项目是一种创造性的活动，这就意味着其过程和结果具有极高的不确定性。由于创新药物没有可供参考的临床研究信息，因此药物进入临床试验阶段后往往会因为存在疗效或安全性的问题而被中止。而在临床试验项目管理中，无论是进度、预算，还是质量都较难把握，项目执行过程中存在许多未知的因素，到底最终会得到什么结果往往难以预料。产生这种风险的原因既与项目的难度和复杂度有关，又与参与项目研究的科技人员和管理人员素质、能力有关。

从表1-1-2中看，如果有100个新药研究申请提交到食品及药物管理局（FDA），可能会有70%的项目能够完成Ⅰ期临床试验，33%能够完成Ⅱ期，最终能够完成Ⅲ期并上市的有25%～30%。这就意味着约75%的新药研究投资将会失败。

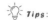

Tips:

与所有项目一样，临床试验项目也有明确的起止时间，并且是一次性的努力。临床试验项目也受到时间、成本和质量三大要素的约束，并具有一次性、独特性、目标明确性和整体性等特征。

表1-1-2　Ⅰ～Ⅲ期临床试验项目概况

分期	目的	受试者数量	研究周期	成功率
Ⅰ期	安全性	20～80	几个月	约70%
Ⅱ期	效果和安全性	上百人	几个月到2年	约33%
Ⅲ期	效果、剂量和安全性	几百到几千	1～4年	25%～30%

（3）高投资

在新药上市前通常需要经过 3 期临床试验，每个阶段目标各不相同，但确定的疗效需要等到第 3 阶段结束才能知道。在这个过程中，需要数百至数千个志愿者参与，且观测时间短则数月长则数年，这项投资是极为巨大的（图 1-1-5）。如果新药在Ⅲ期试验失败而无法批准上市，那么之前所付出的大量时间和投资将付诸东流。

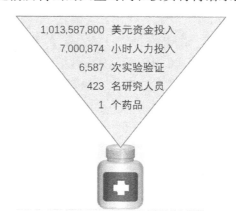

1,013,587,800 美元资金投入

7,000,874 小时人力投入

6,587 次实验验证

423 名研究人员

1 个药品

图 1-1-5　1 项新药临床试验项目的投入规模

（4）高监管

制药行业本身即是受高度监管的行业，临床试验项目用于解决药品或器械等上市前的研发和注册环节，主要受到各国的药品监管部门管理，在国内还受科技部等相关部门管理，而参与研究的医生和护士还受到卫生管理部门的监管。各国都为新药研发制定专门法律法规或行业规范，这些法律法规都是临床试验必须遵从的事业环境因素，同时新药研发过程必须按照上述规定执行。

（5）跨组织

普通的项目通常由项目发起组织的内部人员组成项目团队，但临床试验项目通常需要由不同组织的人员共同组成项目团队。新药临床试验项目团队最重要的参与组织包括制药企业和医疗机构，前者是项目的发起者，后者是项目最核心的执行者。除此之外，还涉及中心实验室、合同研究组织、电子化系统提供商等的协同合作，为临床试验项目管理工作带来巨大挑战。

Tips:

事业环境因素是指那些项目团队不能控制的，将对项目产生影响、限制或指令作用的各种条件。这些因素可能会提高或限制项目管理的灵活性，并可能对项目结果产生积极或消极的影响。行业的法律法规是事业环境因素中非常重要的一种。组织内部的规章制度、标准操作流程（SOP）或业务规范等也属于事业环境因素。

1.2.3 临床试验项目管理的生命周期

临床试验项目管理与所有项目管理一样，通常可以划分为启动、规划、实施和结束4个阶段。根据临床试验项目管理的特点，各阶段的主要任务概括如下。

启动阶段：一般来说，临床试验项目最重要的可交付成果是临床试验数据、统计分析报告和临床研究报告。因此，临床试验项目管理的整体目标是确保临床试验项目在限定的时间、费用和资源情况下，保证临床试验数据、统计分析报告和临床研究报告能够准时和高质量地交付。而临床试验项目管理的启动阶段就是围绕该整体目标对后续各个阶段可能涉及的目标任务做出整体性的规划。

规划阶段：对临床试验项目进行详细规划，确定项目可以细分的阶段，明确每个阶段涉及的工作范围。例如，确定临床试验研究方案、行政管理部门申报、研究中心选择、受试者招募与访视、计算机化系统建立和使用、数据管理、监查和督查、统计分析和报告撰写等。依据上述工作范围对临床试验项目的进度、费用、资源等进行细致评估，完成项目整体管理计划和子计划，并据此划分好项目的进度和费用基线。

实施阶段：依据临床试验项目管理计划对项目团队执行过程进行全面的监督和控制。根据项目执行情况不断地对项目管理计划进行细化、更新和调整，确保项目中所有的变更都在受控的条件下进行。例如，要确保所有人员培训到位、文档管理符合要求、数据及时完整填报等。如果涉及方案、知情同意书或病例报告表等重要文件修订，必须有严格的变更申请和批准流程。

结束阶段：临床试验项目结束阶段包括项目结束和合同关闭。项目结束要做好相关文件的归档和保存，完成项目结果、经验和教训的总结，完成项目资源的重新调整和团队成员遣散或新的工作交接等安排。合同关闭涉及多方，包括研究中心、CRO 或电子化系统提供方等。合同关闭时还涉及费用的结算，资料、文件和数据的交接等。

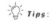

Tips:

应注意项目管理的生命周期与项目管理的5大过程组的区别。项目管理的生命周期通常是以时间轴来将项目管理全过程划分为多个阶段。而项目管理的5大过程组是对项目管理知识的抽象与总结。

1.2.4 临床试验项目管理的意义

临床试验项目管理的主要目的是有效利用项目中的各种资源，以最佳的时间和最合理的费用来满足试验项目的目标和质量要求。临床试验项目管理的核心是对时间、费用和任务 3 个方面进行有效的管理，这 3 个方面是临床试验项目和项目管理质量的核心。同时也涉及对项目过程中的沟通、风险、资源、采购等的协调与配合，需要相互配合这些管理工作并贯穿于临床试验过程中的各个方面。

无论在临床试验项目的哪一个阶段，项目经理都应将项目整个工作进行合理划分，采用渐进明细和滚动式规划的方式将临床试验项目管理工作化整为零，并在项目管理整个生命周期中合理地制订各个阶段的任务和目标。在明确所有工作分解结果后，项目经理可以按照各个工作单元的要求和目标列出采取的相应方法、所需要完成任务的工具、准备及建立相关的文件。

临床试验项目管理活动是在临床试验项目过程中所进行的计划、组织、指导、监督和控制等的全过程，包括对人员、时间、经费、效率的管理，以及对工作结果、进展和质量的监督，临床试验项目经理可以采用任何形式的项目管理手段来达到此目的。但由于临床试验各个阶段任务不同，项目管理者需要将试验项目所涉及的各个方面统筹成一个整体，因此临床试验项目经理需要具备前瞻性的管理技能、良好的协商和交流技巧、有效的分析技术和对临床试验项目的深刻理解。

进一步来说，临床试验项目管理和操作技能兼有技术和艺术的双重特性。所谓临床试验项目管理的技术特性是指在临床试验项目过程中，项目经理需要通过各种图表、数学计算、医学知识和科技技能等其他技术来管理试验项目并使之顺利完成，它是一种硬技能并可以通过学习实现。而艺术特性是指项目经理必须学会和掌握政治、法学、伦理、人事/人际关系、语言和文字技能、风险管理、交流互动和组织因素等方面的技能来协调和达到试验项目的目的，这是一种软技术，需要项目经理在日常管理中加以磨炼。所以，临床试验项目管理可以定义为项目管理者将知识、技能、工具运用于所负责的项目中，以满足或超越项目规划的需要和预期。由于每个临床试验项目的独特性，其项目管理不会有一个固定的模式供所有项目效仿，但有关临床试验整体的管理原则、方法和技术手段是可供参考的，而本书也将从临床试验项目经理的角度对临床试验项目管理中涉及的任务，以及需要应用的原则、方法和技巧予以经验性的总结，不同的项目管理者需要在实际项目工作中结合自己的心得和企业实际环境拟定出适合自己风格、工作要求的临床试验项目管理方法和有效的操作技能。

2 临床试验项目章程

如同公司章程是企业成立的第一个法定文件一样，临床试验项目章程也是临床试验项目发起并存在的第一个正式文件。项目经理因项目章程而被授予合法地位，以使其可以动用企业资源来保证项目的顺利执行并取得成功。

2.1 临床试验项目章程概述

2.1.1 项目章程的概念、作用和形式

Tips:
项目章程可以理解为项目的基本法。

项目章程对于项目来说如同宪法对于一个国家的作用，或企业章程对于公司的作用。一个企业或组织的高级管理层作为项目发起人以项目章程形式明确了组织对项目的支持，并以此形式明确包括高级管理层、项目经理和项目组所有成员在项目中的权利和义务。

（1）项目章程的概念

临床试验项目章程是由组织中的高级管理层签署、证明项目存在的正式书面文件。在项目章程中会规定项目的范围、质量、时间、成本和可交付成果等重大基本事项，同时授权项目经理动用组织资源用于项目工作。可见，临床试验项目章程是组织高级管理层用以批准项目，并且利用其明确项目工作内容的边界，授权项目经理动用组织资源的文件。项目章程是项目启动的标志性文件，也是项目运行的基本准则性文件。

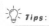

Tips:
项目章程可粗可细，但至少应该包括对项目的基本描述、组织大概能够向项目投入的资源，以及对项目的基本要求。对于细节性内容可以在项目章程以外的文件中予以说明。

（2）项目章程的作用

临床试验项目章程的主要作用是正式批准项目，同时也需要对项目所产生的产品和服务的特征，以及所要满足的商业规定进行简单描述。也就是说，临床试验项目章程需要对当前开展的临床试验的类

型、分期、领域、经费投入、团队组织等重要事项进行说明。另外，临床试验项目章程还是项目经理的任命书，该文件授权项目经理在项目活动中可动用组织的资源。对于申办方来说，可以在临床试验项目章程中指定项目经理，也可以在项目启动后指定项目经理，但建议采用前者。对于医疗机构和第三方服务单位来说，虽然他们承接的工作属于整个临床试验项目中的一个部分，但他们可以将其作为独立的项目来进行内部管理。临床试验机构中的主要研究者（PI）通常承担项目经理的角色，而其他第三方组织可以按照自己内部的管理方式方法来认命项目经理。

（3）项目章程的形式

临床试验项目参与组织众多，从不同的参与组织来看都可以独立称为一个项目，但所有的项目最终均来源于申办方发起或研究者自行发起的项目（甲方），而其他参与该临床试验项目的组织（乙方）所承担的部分项目工作可以看作是甲方项目上的子项目。因此，从临床试验项目的申办方来说应该自行制定项目章程，但对于承接临床试验子项目的组织来说，可以将双方的合作协议或合同作为项目章程，也可以在合同或协议之外另立项目章程。

承接外部工作的合同可以作为项目章程，其原因在于合同已经经过组织高层批准，并且在合同中已经明确了项目的范围、进度和质量等要求。有些合同在签署时甚至已经明确了乙方的项目负责人或项目经理，因此合同的作用等同于项目章程。

> ⭑ Tips:
> 并不是所有的项目都必须要有项目章程，项目章程可以是口头的也可以是书面的。

2.1.2 项目章程的制定时点和人员

由于临床试验涉及多方参与，除了申办方以外，其他组织或机构都作为乙方存在。申办方应该制定项目章程，但其他乙方可能不需要制定项目章程而以协议或合同替代，因此不同的参与方其制定项目章程的时点和人员都不一样。

（1）项目章程的制定时点

临床试验项目章程一般在申办方决定要实施一个新药临床试验项目后才会编制和发布，在此之前组织首先要决策是否要开展项目和项目的主要指标及要求等，例如进行市场分析、需求评估、可行性研究、初步计划或其他有类似作用的分析之后，才能正式为项目签发项目章程并加以启动。但对于承接临床试验项目部分工作的医疗机构、中心实验室、CRO 和电子化系统供应商等第三方组织来说，项目章程可以在合同签订后制定。

（2）项目章程的制定人员

临床试验项目章程通常由申办方的高级管理层来制定，这些高级管理层通常来自申办方的董事会成员、大股东、总经理或其他高级经理，尤其是需要申办方负责研发部门的负责人共同参与制定项目章程，因为只有高级管理层级的人员才有权力决定是否发起临床试验项目，同时一旦决定发起临床试验项目，则可以视为申办方高层对项目的支持。

由于药品采用上市许可持有人制度，申办方作为药品质量的最终负责人在临床试验项目中不可能将所有工作全部外包给 CRO 和医疗机构，因此在制定临床试验项目章程时，申办方必须是项目的最高管理者并制定整体的项目章程。

对于企业来说，项目经理可能不会参与到项目发起的决策过程。尤其是对于那些职能式或弱矩阵式管理的组织而言，项目经理只是一个基层的管理人员，很难参与项目的初始决策过程。虽然项目章程的核心作用之一是指派项目经理，即只有项目章程经批准发布后才能正式任命项目经理，但在这种情况下，应该让项目经理尽早地参与项目章程制定，以便尽早地了解项目的背景，为未来项目计划做好准备，并能更好地参与确定项目的计划和目标。

 Tips:

医疗机构可以直接使用与申办方签订的合同或协议作为项目章程。

对于医疗机构来说，参与临床试验项目章程制定的通常是机构管理办公室和 PI，因为他们通常参与到合同的谈判过程。前者是医疗机构临床试验的主要管理部门，后者是临床研究方案执行的具体负责人，他们对于临床试验项目的成功都起着关键的作用。

2.1.3　制定项目章程的依据

按照项目管理知识体系，外部项目章程的制定以项目合同或顾客招标文件为依据，内部项目章程的制定以项目工作说明书为依据。如果临床试验项目委托给第三方独立研究单位进行，那么这类项目就属于外部项目。一般情况下，临床试验项目服务的买方（即申办方）会与服务的卖方（即第三方独立研究机构）签订合同，因此其项目章程可以依据此合同进行制定。但有些项目是申办方自行发起，并由内部人员进行管理的，这类项目可以依据企业在决定此临床试验项目时制定的工作说明书为依据。

临床试验项目章程的制定应在充分考虑项目环境因素和制度因素的基础上，利用项目执行组织从以前项目中吸取的教训和学习到的知识，采用一定的方法加以制定。任何项目的章程都不是人们凭空想象或随意编造出来的，而是根据项目特性和情况与要求通过综合平衡编制的。在制定临床试验项目章程时，需要依据如下信息。

（1）项目初始决策

编制临床试验项目章程的首要依据是申办方对项目的起始决策，它包括申办方管理层在项目起始的决定、项目可行性分析结论、项目主要目标和指标等。

（2）项目合同

作为临床试验项目的承包商或供应商对于医疗机构、中心实验室和CRO等来说，制定临床试验项目章程时应以项目合同为主要依据。根据项目合同制定临床试验项目章程时，章程中的所有规定都不能违背项目合同中有关各方责任和义务的约定。

（3）工作说明书

工作说明书（Statement of Work，SOW）是对项目产出物和项目工作的说明。在临床试验项目中，项目工作说明书是申办方对项目具体要求的说明，其主要内容有待研究的药品或器械情况、临床研究方案、临床试验团队（申办方、研究机构和CRO等）要求、重要数据或文件产出等。而研究机构和CRO等服务承担单位的SOW可以来自于申办方的邀标书、投标书或合同等。

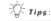

对于申办方来讲，临床试验项目的工作说明书可以是由申办方在决定开展项目之前内部讨论的各类决策性资料和文件整理而成。

（4）事业环境因素

在编制临床试验项目章程时必须考虑项目内部和外部环境因素（Environmental Factors，EFs）。例如，企业文化、管理制度、政府法律法规、行业标准与规定、项目所需基础设施和软硬件、外包资源的可用性、项目团队成员能力等。跨国临床试验项目还应考虑不同国家的政策法规、语言、货币等差异，以及因此带来的其他影响。

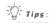

临床试验项目除了必须遵从政府和行业的法律法规或服务网以外，还应充分考虑那些在项目启动后才能确定的外包工作团队和内部员工招募等限定性因素。

（5）组织过程资产

组织过程资产（Organizational Process Assets，OPAs）是组织已经拥有的各种信息、知识和经验等。对于参与临床试验项目的申办方、医疗机构和 CRO 等项目组织来说，既往都会有自己正式或非正式的政策、程序、体制、机制。尤其是既往执行的临床试验项目资料，包括既往项目成功的经验和失败的教训等。在制定临床试验项目章程时应该充分利用组织的知识库，以便项目符合组织内部规定、提高项目章程的质量，以及减少未来变更的风险。

2.1.4 制定项目章程的方法

在临床试验项目管理中，制定项目章程的方法很多，其主要方法包括以下 3 种。

（1）专家判断

在制定临床试验项目章程时，可以邀请在本领域具有资深经验的专家来帮助判断。临床试验项目专家可以是组织内部经验丰富的人士、医药行业咨询公司、本研究领域或病种的医学专家或行业协会成员，也包括本组织的 PMO 和外包团队的重要干系人等。

（2）专题会议

在难以邀请到相关领域专家的情况下，可以通过召开组织内部或外部人员参加的会议，并在会议中使用头脑风暴、引导式发言等方式来帮助团队制定项目章程。对于临床研究团队来说，尽管团队成员还达不到专家水平，但不同的团队成员可以利用自己在不同工作岗位上的经验为组织整体项目章程制度带来建议，最终形成凝聚集体智慧的成果。

（3）参照模板或既往资料

模板是 PMO 要求所有组织内项目必须参照的格式，通常情况下可以直接修改使用。同时，也可以借助以往类似的项目，在其基础上进行修改形成现有的项目章程。对于临床试验项目来说，参照模板或既往相同及相似领域的资料是形成章程的捷径，这样可以避免可能出现的关键信息缺失。

2.2 临床试验项目章程结构

2.2.1 临床试验项目章程的内容

制定临床试验项目章程的目的是将申办方的要求，以及用来满足这些要求而最终形成的服务、成果形成文件。这些要求包括临床研究方案及如何执行研究方案的全过程规定。项目章程实际上就是有关项目的要求和项目实施者的责、权、利的规定。因此，在临床试验项目章程中应该包括如下几个方面的基本内容。

（1）开展项目的目的或理由

这是对于临床试验项目相关依据和目的的进一步解释，让所有相关方明确项目的目的。从市场角度看，临床试验项目的目的是为了生产更有市场竞争力的药品或医疗器械等产品，以便为制药企业带来新的盈利增长点。从患者的角度看，临床试验项目的目的是为了验证新的药品或器械等产品能否给某种或某些疾病及人群带来新的治疗手段或机会，从而使广泛的人群受益。

（2）项目的可行性

临床试验项目的产出在现有技术、市场及各类资源约束下是可行的，其项目承担单位（如申办方、CRO 公司、临床机构、中心实验室等）都具备实现项目相应要求的软硬件条件。同时，也满足项目申办方和承接单位的内外部环境要求，符合项目实施的假设条件，满足当前政策、法规和组织内部限制等制约因素。

（3）项目相关方的要求和期望

项目章程需要包含为满足临床试验项目所有相关方的需要、愿望与期望而提出的要求。临床试验项目的利益相关方不仅包括申办方、临床机构和 CRO 等项目执行团队，还包括行业监管部门、专家委员会、伦理委员会、受试者及其家属等。明确所有相关方的需求是确定临床试验项目质量、计划与指标的根本依据，也是对于项目各种价值的要求和界定。同时，还要对有关临床试验项目的所有利害关系人及其对本项目的正面或负面影响进行简要说明。

（4）项目产出物的要求和规定

项目产出物是指根据临床试验项目客观情况和项目相关利益主体要求提出的项目最终成果。临床试验项目的产出物包括科学严谨的数据和报告，以及为了得到项目数据和报告所进行的所有生产、制造、管理和服务等项目工作。由于临床试验项目产出物中大多是服务，而服务类产品不如物质类产品那样容易规定其质量和要求，因此更需要在临床试验项目章程制定时着重考虑如何建立服务的质量要求。

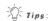

Tips:

临床试验项目章程的某些内容会与临床试验方案重复，例如项目的目的和可行性可以来源于临床研究方案，但临床试验项目章程更重要的作用是服务于项目的管理。因此，临床试验项目章程中会涉及临床试验项目的工作范围、团队、进度和预算等内容。

Tips:

受试者是临床试验项目中非常重要的相关方，对受试者的安全性保护要远高于对临床试验科学性的追求。

25

（5）项目经理及其权限级别

在临床试验项目章程中要说明谁是项目经理及其可以直接动用哪些组织资源，什么时候需要与其他部门经理协调，什么时候需要向上级领导汇报等规定。

（6）项目总体里程碑进度表

项目总体里程碑进度表主要说明项目的里程碑计划，在临床试验项目实施过程中阶段性成果的描述和时间计划。可以根据不同临床试验项目的情况在章程中说明项目启动、研究方案定稿、临床启动、临床结束、项目结束等重大里程碑进度，以便为后续临床试验项目管理计划的制定提供重要参考。

（7）总体预算

总体预算是对临床试验项目的投资分析、总体预算安排、经费开销计划等的说明。可以根据临床试验项目情况在章程中给出项目整体预算，临床观察费、第三方服务费等项目经费概算，以便在项目经费预算时进一步细化。

2.2.2 临床试验项目章程模板

上述基本内容既可以直接列在项目章程中，也可以是援引其他相关的项目文件。同时，随着项目工作的逐步展开，这些内容也会在必要时随之更新。为了读者更好地理解项目章程应该包含的内容，表1-2-1给出一个临床试验项目章程的通用模板。

表1-2-1 临床试验项目章程通用模板

项目名称		项目编号	
申办方		项目经理	
文档修订历史			

序号	版本	日期	编写人	编写/修订说明
1				
2				
3				

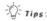

续表

一、项目背景

可说明本项目的前期研究工作，既往同类项目情况，本次研究的主要目标是什么等。

二、项目目标

清楚地说明本项目目标，例如验证新药的有效性和安全性，获得上市许可等。建议制定临床试验项目的目标时应该比较单一，例如同一个药对于成人和儿童的用药情况研究可分为两个不同的项目。

三、项目范围

说明本项目的工作范围和边界，根据项目目标进行细化。例如对研究用药生产、电子化系统搭建、临床观察、数据管理等逐项进行说明。

四、项目进度

预计开始时间		预计结束时间	

1. 项目阶段划分

阶段	说明	起止时间

2. 里程碑计划

里程碑	说明	达成日期

五、项目成本估算

成本项	单价	数量	合计	说明
人员费				
药品生产				
CRO 外包				
临床观察费				
…				
其他杂费				
总计				

续表

六、项目成果清单

列出项目最终完成的可交付物，可以是有形的也可以是无形的。例如试验方案、研究者手册、CRF 数据库、统计分析报告等。

七、项目组织结构、成员及角色

说明组织结构，包括申办方、医疗机构、CRO 等各方及其内部成员名单和分工安排。

八、项目资源

序号	类别	来源	到位时间	使用时间
1	人员	现所在部门	加入项目时间	在项目中的工作时间
2	设备	自有、采购或租赁	到位时间	
3	材料	自有或采购	到位时间	

九、项目风险和假设条件

1. 项目风险

序号	风险名称	应对措施
（1）	如受试者招募进度不符合预期	提前确定备选研究中心
（2）	…	…

2. 假设条件

序号	假设条件/外部约束	对项目的影响
（1）	如项目成员按时到位	不到位的后果
（2）	…	…

十、项目验收标准和程序

序号	交付项	验收标准	验收程序
1	如试验方案	专家判断	专家会议评议
2	…	…	…

批准签字

	姓名	签字	日期
申办方代表			
项目经理			

Tips:
项目风险与假设条件往往密切相关。假设条件是项目成功的重要前提条件，如果不满足则会成为项目的重大风险。

2.2.3 临床试验项目章程案例

基于上节内容，我们列出一完整的临床试验项目章程示例，见表1-2-2。

表1-2-2 临床试验项目章程示例

编号	A-001-001	A 药治疗 2 型糖尿病Ⅲ期随机、双盲、安慰剂对照临床试验项目章程	发布日期	2014/10/01
	V1.1.0		页数	第1页 共5页

×××医药信息有限责任公司
A 药治疗 2 型糖尿病Ⅲ期随机、双盲、安慰剂对照临床试验项目章程

修订历史记录（表1-2-3）。

表1-2-3 修订历史记录

版本	日期	AMD	修订者	说明
第1.0版	2014/8/5	A	张三	新建发布
第1.1版	2014/10/1	M	李四	修订发布

（A-添加，M-修改，D-删除）

一、项目概述

1. 项目名称

A 药治疗 2 型糖尿病Ⅲ期随机、双盲、安慰剂对照临床试验。

2. 项目背景

A 药是×××药业有限公司研发的，是可用于改善 2 型糖尿病患者胰岛素分泌、降低血糖的新药。通过前期动物研究证实，该药可在小鼠体内刺激胰岛素分泌，以达到改善糖尿病的目的。目前，该药已经完成Ⅱ期临床试验，并取得新药临床研究证书，拟进行Ⅲ期临床

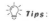
Tips:
项目概述信息可以从临床研究方案中的相关部分摘取。

试验。

3. 项目目的

通过随机、双盲，安慰剂对照，证实 A 药比安慰剂在改善 2 型糖尿病患者胰岛素分泌方面有更好的疗效。

4. 项目主要工作

对项目的范围进行初步描述。本节将作为划分项目主要阶段和里程碑的依据。依据临床试验方案开展Ⅲ期临床研究工作。包括选择临床研究机构、招募受试者、采集临床研究数据、建立临床研究数据库、数据管理、监查、统计分析和撰写临床研究相关报告等工作。

二、项目目标

1. 时间目标

本项目要求于 2015 年 1 月 1 日开始，于 2017 年 12 月 31 日结束。项目的结束以正式发布项目结项通知的日期为准。

2. 可交付成果目标

本项目要求最终交付如下的成果。

（1）项目应于 2015 年 3 月 30 日前提交《A 药治疗 2 型糖尿病Ⅲ期随机、双盲、安慰剂对照临床试验项目实施方案》。由甲方专家组负责组织评审，须满足的质量要求如下。

● 详细说明本项目实施中的工作安排，对未来半年的工作细化到以周为单位；对未来半年到一年的工作细化到以月为单位；对一年以后的工作细化到以季度为单位

● 详细说明本项目实施中涉及的人员团队及分工，明确所有团队成员的职责

● 详细说明本项目实施过程中需要参与研究的医院数据及级别，以及各医院所负责的样本数量

● 详细说明本项目实施过程中的经费预算，对于单项任务超过 1 万元以上的请说明原因

（2）项目应于 2017 年 7 月 1 日前提交经过清洗的数据集及相关文档。由乙方负责组织专家组评审，须满足的质量要求如下。

● 数据总体错误率低于 0.5%

● 包括所有数据修改的历史记录

● 包括数据管理负责人签署的最终数据文档

（3）项目应于 2017 年 12 月 1 日前提交数据统计报告。由甲方负责组织专家组评审，须满足的质量要求如下。

- 数据、图、表等无错误，语言清晰
- 对临床试验方案中规定的疗效指标和安全性指标进行分析并给出明确的结论

3. 费用目标

本项目总预算为人民币 450 万元整。费用预算明细请见《A 药治疗 2 型糖尿病Ⅲ期随机、双盲、安慰剂临床试验项目经费概算》。

三、项目管理团队

项目经理：张××

PMO 代表：李××

医学负责人：王××

数据负责人：周××

统计负责人：胡××

四、项目主要阶段及里程碑

本项目主要分为以下几个阶段和里程碑（表 1-2-4）。

表 1-2-4　项目的阶段和里程碑

阶段序号	阶段名称	负责人	里程碑/交付成果名称	里程碑/交付成果验收标准	验收人	结束日期
一	确定研究机构与中心实验室	李××	签署合作协议	符合企业 S01-58 标准	周××	2015-3-30
二	中期分析报告	张××	中期数据与分析报告	符合企业 S03-08 标准	邓××	2016-6-30
三	受试者招募、数据采集与管理	陆××	数据集与管理文档	符合 FDA 相关法规及公司 X90-43 标准	刘××	2017-5-30
四	试验结果统计报告	廖××	统计数据集与统计报告	符合公司 A08-33 标准	王××	2017-9-30
五	项目收尾	王××	签字的项目验收文档	符合公司 R23-63 标准	邹××	2017-12-31

五、项目团队成员名单

本项目主要团队成员名单见表1-2-5。

表1-2-5　项目团队成员名单

序号	姓名	所属部门	项目工作内容	技能要求	预计开始日期	预计工期（工作日）
1	王××	PMO	企业标准、模板、信息管理系统等支持	熟悉企业项目管理规定及系统操作	2015-1-1	200
2	周××	医学部	负责临床研究过程质量	医学背景	2015-1-1	300
3	李××	医学部	负责北方地区监查	医学背景	2015-6-1	600
4	胡××	医学部	负责东南地区监查	医学背景	2015-6-1	600
5	邓××	医学部	负责西南地区监查	医学背景	2015-6-1	600
6	邹××	数据管理部	负责电子数据采集系统（EDC）建立	计算机背景	2015-1-1	200
7	郭××	数据管理部	负责数据录入	医学背景	2015-6-1	600
8	廖××	数据管理部	负责数据质量审核	医学背景	2015-6-1	500
9	陆××	统计部	负责统计设计与统计报告	医学统计学背景	2015-6-1	100
10	包××	统计部	负责统计编程	统计学背景	2017-3-1	100

六、项目相关方名单

本项目相关方名单见表1-2-6。

表1-2-6　项目相关方名单

序号	姓名	职务	对项目的影响
1	王××	申办方总经理	项目方案决策
2	刘××	临床研究机构主任	临床研究方案执行审批
3	汪××	药审中心官员部长	项目结果审批
4	梅××	中心实验室接口负责人	样本统一检测
5	刘××	医学部经理	医学部人事安排
6	王××	数据管理部经理	数据管理部人事安排
7	贾××	信息技术部经理	信息技术部人事安排
8	许××	统计部经理	统计部人事安排

Tips:

虽然项目团队也属于相关方，但由于已经在上节单独列出，故此处不用再列。另外，尽管受试者也是项目相关方，但因进入试验的受试者都已经过知情同意，故可以列出或不列出。

七、项目沟通汇报需求

本项目沟通汇报需求见表1-2-7。

表1-2-7　项目沟通汇报需求

序号	发出者	沟通事项	接收者	方式	周期
1	PMO代表	项目合规性报告	PMO、申办方	邮件	每月1、15日
2	项目经理	项目进展周报	PMO、团队成员	邮件	每周二
3	项目经理	项目进展月报	PMO、总经理、申办方	邮件	每月1日
4	各技术负责人	项目进展周报	项目经理	邮件	每周五
5	团队所有成员	工作进展	团队所有成员	周会	每周一
6	项目经理	项目进展、困难与未来计划	PMO、各职能部门经理、总经理	汇报	每月5日

3 临床试验项目工作框架

> 临床试验项目本质上是一类科学研究项目，它具有复杂性和不确定性。同时，临床试验项目又是一类被高度监管的项目，项目中的大部分工作内容都需要符合专业的法律、法规和制度，因此一个清晰的工作框架是促进临床试验项目成功的根本。

3.1 整体工作框架

临床试验项目从启动到结束涉及的工作任务非常繁杂，参与的人员和团队也非常多，且涉及与政府部门、医院、企业、受试者等不同角色的组织或人员联络、沟通或合作。尽管目前有许多介绍临床试验的学术性专著，但对临床试验项目操作流程进行系统性介绍的资料还不多。本节将以英国国家健康研究所（National Institute for Health Research，NIHR）制作的临床试验工具包与路线图（the Clinical Trials Toolkits-routemap）（图1-3-1）为基础来介绍临床试验项目的工作分解结构框架。尽管该临床试验工具包旨在帮助人们理解《欧盟临床试验指令（2001/20/EC）》和《英国人用药品（临床试验）条例》的要求，但它也可以为我们提供全面的临床试验项目工作任务范围，以供借鉴。

3.2 项目准备阶段

3.2.1 项目可行性评估

在正式启动一个临床试验项目前，应该先对项目的可行性进行评估，只有判定项目的整体计划可行、风险可控，且符合最终临床试验

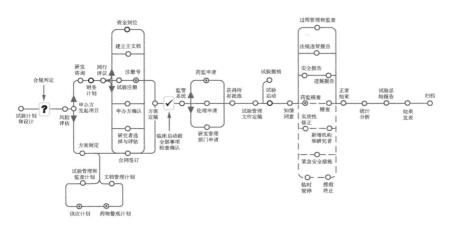

图 1-3-1　临床试验工具包与路线图

相关政策才能正式开展工作。

（1）试验整体计划和设计评估

任何项目的前期计划和设计对于项目的成功都至关重要，临床试验项目也一样，在制订临床试验方案之前应先进行试验的设计工作。通过良好的前期设计，可以确保临床试验项目符合法规、伦理等要求，同时通过前期计划和设计可以明确项目的大致范围，以便在此基础上进行成本预算。

（2）试验的合规性判定

对于临床试验项目，每个国家和地区都制定了相应的法律法规来规范临床试验的管理。例如《欧盟临床试验指令（2001/20/EC）》和《英国人用药品（临床试验）条例》。如果在中国开展临床试验则需要关注以下法律法规或部门规章。

- 《中华人民共和国药品管理法》
- 《中华人民共和国疫苗管理法》
- 《中华人民共和国中医药法》
- 《中华人民共和国传染病防治法》
- 《药品注册管理办法》
- 《药物临床试验管理规范》
- 《药物临床试验机构管理规定》
- 《医疗卫生机构开展临床研究项目管理办法》

> **Tips:**
> 临床试验合规性判定属于事业环境因素的考虑范围，参见1.1.2节。

- 《中华人民共和国药品管理法实施条例》
- 《医疗机构管理条例》
- 《中华人民共和国人类遗传资源管理条例》

除法律法规以外，临床试验项目团队还应该关注与临床试验相关的区域性规定或行业标准和指南等。

（3）风险评估

从第1章介绍临床试验项目的特点可知，新药研发是一项风险极高的项目，大量的资金投入并不一定保证新药可以获得注册证书。另外，临床试验项目执行过程中的风险也是项目团队在试验启动之前必须充分考虑的问题。尽管在项目管理理论中通常会将风险管理作为一个单独的章节来进行阐述，但NIHR还是建议临床试验项目团队将风险评估作为一项任务安排到项目管理工作中。

（4）申办方责任评估

由于申办方是临床试验项目的第一责任人，在项目启动阶段要充分理解申办方责任的含义，因为责任就意味着申办方必须在临床试验项目执行过程中承担工作任务。例如，NIHR根据欧盟2001/20/EC和药物临床试验质量管理规范（GCP）2005/28/EC总结了申办方应该承担的工作任务如下。

①获取临床试验启动授权和伦理委员会意见

- 向监管部门和伦理委员会提交材料并获得批准
- 保存与授权有关的所有文件及修订记录
- 如果存在第三国生产场所，应准备可能的检查
- 在规定时间内取得监管部门或伦理委员会意见

②临床试验项目执行过程中的任务

- 采取行动确保试验过程完全遵循临床试验规范标准（GCP）要求
- 制定和实施质量保证和质量控制体系，建立健全标准作业程序（SOP）
- 确保试验过程按照方案进行，如果方案有修订要确保试验过程已经遵循了新的方案
- 安排有资格或适当的人员对临床试验项目全过程进行监管，所有人员的角色必须能够清晰界定

● 检查任何违背研究方案和 GCP 的行为和安全性事件，并按规定路径上报

● 建立临床试验主文档管理体系，在试验过程中及时存档试验有关文件

● 确保试验结束后相关文件得到适当的保存和存档

③药物警戒

● 确保研究者手册是经过验证的，并每年更新一次

● 保存研究者报告的所有不良事件记录

● 在规定时间内向监管部门上报可疑非预期严重不良事件

● 确保所有可疑非预期严重不良事件（包括第三国）都上报给所在国监管部门

● 向有关机构提交年度试验安全报告

④研究用药/产品的生产和贴标

● 涉及从国外进口研究用药/产品时必须符合相关规定

● 确保生产制造、包装、标签和编码过程符合相关规定

● 确保研究用药/产品标签正确

从上述内容可以看出，欧盟对申办方的要求与中国 GCP 规定基本是一致的。即在试验前期负责注册和合规，试验过程中负责质量和安全，同时确保试验用药/产品和文档得到适当的管理。而这些要求都会在临床试验项目管理中转化为具体的工作任务。

3.2.2 项目实施计划制订

经过评估认为可行后，临床试验项目可以进入计划阶段。计划阶段既包括与临床有关工作计划的制订，还应包括和项目管理有关计划的制订工作。

（1）临床研究方案

临床研究方案是临床试验项目中最重要的文档，GCP 对研究方案的定义是"说明临床试验目的、设计、方法学、统计学考虑和组织实施的文件"。研究方案的制订是一个科学的过程，需要组织不同学科的专家共同参与，这在项目管理中是一项重要的任务。另外，从研究方案的定义可以看出，研究方案只给出了有关内容的"考虑"，也就意味着它只能提供有关试验背景、基本原理的信息和研究计划的

概述，研究方案不可能详尽地说明临床试验项目管理的方方面面。因此，在临床试验项目管理中，必须结合项目管理思想对研究方案进一步分解和细化，并形成可以指导项目进行的实践性文件。

（2）GCP 和方案违背报告

临床试验项目执行过程要求必须对 GCP 和研究方案严格遵从，只有这样才能确保研究的质量和受试者的安全。也就是说，临床研究项目管理中要非常注重质量管理，而这个管理的质量标准就是 GCP 和研究方案。临床试验项目经理在规划项目工作时，需要将 GCP 和方案违背报告工作转化为具体的项目工作任务，并在项目执行过程中实施。例如，要对首席主要研究者（Leading PI）、PI、研究者的质量管理责任做出明确的规定，同时要求所有参与临床试验项目的人员都得到 GCP 和临床试验相关法律法规的培训，以降低临床试验项目方案或 GCP 违背的风险。一旦出现 GCP 或方案违背的情况，要按照法规或 SOP 规定的流程上报给申办方或伦理委员会等，甚至可以建立投诉和保护机制来确保任何人都可以对试验中的不良行为进行上报。

（3）试验管理和监查计划

在临床试验项目进行之前，必须要做好详细的监查计划。在试验过程中，按照监查计划予以执行，以确保试验过程中受试者的安全性和研究结果的可靠性。在制定项目任务时，监查活动必须作为临床试验项目工作中的关键任务之一。为了使研究过程管理更为高效，申办方可以建立合适的临床试验管理系统。

监查计划的制订和实施可以采用基于风险的试验管理方法，但需要临床试验管理团队预告识别出试验过程中的关键流程或关键数据，并制定适当的预案来缓解或消除可能出现的风险。

如果将试验监查工作外包给第三方（如 CRO 公司），申办者应建立相应的程序以确保这些委托的工作能够得到适当的监督。这些手段可以是评估对方组织或个人是否有相应的资格，确保对方明确其角色和职责（如在合同中明确约定），制订定期沟通计划确保各方履行义务（如定期沟通进度报告）等。

（4）试验文档管理计划

文档管理也是临床试验项目中的重要任务之一。GCP 要求所有临床试验信息准确报告，并且需要以可解释和可验证的方式进行记录、处理和存储。临床试验项目中的文件包括试验主文件和研究机构文件（Investigator Site File）。由于临床试验部分是在医疗机构中完成的，因此这些文件也可能是医疗原始文件的一部分。临床试验的源文件可以是纸质的，也可以是电子的，尤其是当电子病历（EHR）等系统在医院中越来越广泛地应用时，与临床试验相关的源文件也可以来源于这些电子化的系统。

（5）供应管理计划

临床试验项目的供应管理涉及多个环节，包括试验用药或耗材的生产制造、供应、组装、贴标签、编盲，以及费用管理等所有方面。为了确保临床试验中每个环节的专业性，需要在团队中安排专业的人员或团队进行负责（如药剂师、供应管理部门或相关专业的 CRO 等），同时要为药房管理人员、研究者等提供全面的操作指南，涵盖试验供应管理的全过程。

（6）药物警戒计划

药物药物警戒（PV）是临床试验中非常重要的环节，它涉及对试验用药不良反应的监测、评估、理解和预防，因此必须建立适当的系统来识别、记录、报告和分析安全性信息，以便在临床试验中快速识别出任意安全信号并采取行动。无论是在中国，还是欧盟、美国、日本等地区都已经制定了相应的临床试验安全事件报告标准流程，应在临床试验项目管理过程中确定相关人员的职责并遵照执行。

（7）建立研发管理办公室

由于临床试验是非常专业化的项目，因此在一些大学或学术机构中会专门成立研发部门或临床研究办公室。这些专业化的部门主要是为了促进临床试验项目的专业化管理。如果申办方成立专业研发办公室，通常负责组织所有的临床试验项目，以协调首席研究者和监督管理与临床试验项目有关的任何风险。如果在研究机构设立临床研究办公室，可以帮助研究机构与申办方建立联系，并对内部的研究者提供业务上的支持。

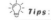 Tips:

这里的研发管理办公室可以视为 PMO，主要目的是提供标准化流程、咨询或管理等支持。

（8）财务计划

临床试验项目通常是一项重大的财务投资，如果一个临床试验项目需要第三方投资，那么制订一个科学合理的财务方案将非常重要。在财务资助方案中，需要说明项目的科学性、重要性、可行性等，同时可能还需要制订资金的需求计划，例如在哪个时间段需要多少资金等。即使一个临床试验项目不需要寻找第三方投资机构，在计划阶段定制详细的财务计划或费用支出计划，也将为项目执行过程中进行的阶段性核算带来帮助。

（9）同行评议

由于临床试验项目是一类科技含量非常高的研究类项目，因此在项目中引入专家智慧是必不可少的，他们会帮助团队在方案设计、质量控制、项目可行性和执行过程等方面提供建议。临床试验的专家团队可以是临床聘请的，也可以是专门组建的专家委会员。临床试验的专家团队会涉及多个学科或专业，包括医学和方法学，在一些特殊情况下，公众或受试者也可能成为临床试验项目的专家。

3.2.3 临床前工作开展

在所有实施计划完成后，就可以正式开展各项临床前的准备工作。

（1）资金到位

无论是第三方提供资金或由组织自行提供资金，资金的到位可能需要一些时间，因此在做项目工作计划时务必考虑资金到位与任务时间的关系。一种良好的做法是在财务计划中制订出阶段性资金需求（如以季度为单位），并在资金申请计划中将该阶段工作任务所需资金提前申请，以免项目执行过程中出现资金不到位而影响工作执行的情况。

（2）建立试验主文件

在临床试验项目开始时应该建立一个试验主文件（Trial Master File，TMF），以便将在项目进行过程中的基本文件进行安全保存，同时也可以便于相关人员访问。建立 TMF 最重要的原因是可以帮助试验进行有效的管理，以帮助试验的监查和稽查工作。正如前文提到的，目前我国 GCP 已经对临床试验项目建立主文件提出了明确的要求，其包括文件的名称、类型和归档的地点。临床试验主文件通常应保存在首席研究者的办公室或专门的管理中心，如果是多中心临床试验，与本研究中心有关的文件副本应保存在各研究中心档案中（Investigator Site File，ISF）。在项目中，还要明确指定谁来负责管理和维护 TMF 或 ISF，而一种良好的方法就是利用项目团队成员授权日志来明确 TMF 或 ISF 的管理人员及其职责。

（3）试验注册

在《赫尔辛基宣言》（2013 年 10 月修订版）中指出："在招募第一个受试者之前，所有涉及人类受试者的研究都必须在可公开访问的数据库中进行注册"。并且目前许多杂志也提出针对有关临床试验文章发表必须拥有注册号的要求，其目的是为了使公众可以跟踪临床试验从研究方案制订到结果公开发表的全过程。通过在世界卫生组织（World Health Organisation，WHO）或其二级机构注册，每个临床试验都会得到唯一的试验编号。另外，还要注意不同国家或地区对临床试验注册有不同的要求，有些国家或地区要求必须在所在国或地区进行注册，常见的临床试验注册机构见表 1-3-1。

表 1-3-1　常用临床试验注册平台

平台名称	网址
WHO 临床试验注册平台	https：//www.who.int/clinical-trials-registry-platform/
中国临床试验注册中心	http：//www.chictr.org.cn
国家药监局临床试验登记与信息公示平台	http：//www.chinadrugtrials.org.cn
美国临床试验注册网	https：//climicaltrial.gov/
欧盟药物临床试验注册数据库	https：//eudract.ema.europa.eu/

（4）申办方确认

无论是申办方发起的或是研究者发起的临床试验，在临床试验正式启动前首席研究者都应该与资助方进行必要的确认，包括试验执行过程中可能存在的风险或问题，当双方对这些可能存在的风险或问题提出应对措施后才可能达成启动项目的一致意见。如果是商业性的临床试验，其文件可以是合同或协议；如果是研究者发起的临床试验，可以是项目任务书。而这些文件必须作为临床试验主文件进行保存和管理。

（5）临床可行性评估和研究者选择

在开展大型临床试验之前先进行一个小规模的预试验来证实该设计方案是否可行，这种方法更有可能确保临床试验的成功。因此，在临床试验项目中可以根据实际情况来考虑是否需要先开展这项预试验。另一个非常重要的问题是受试者招募，它涉及研究者和受试者两个方面。在临床试验项目中，选择合适的研究者和研究中心可以保证在预定的时间内招募到确定数量的受试者，并且能够产生高质量的数据，并最终得到有统计学意义的分析结果。

在多中心临床试验中，对于研究中心选择可以基于以下因素进行考虑。

- 研究者的研究领域
- 研究者的经验和资格
- 研究团队有足够的人手，且有相关经验和资格
- 是否有合适的患者人群，包括预期的患者招募率，以及是否同时存在冲突性或是相互竞争的研究
- 是否有足够的时间来执行和监管试验
- 充足的设施设备，例如专用的诊断或治疗设备，足够的空间和存储条件
- 以前是否有开展类似试验的记录
- 地理位置远近
- 合同条件和预算安排是否合理
- 是否可作为备选的研究中心，当出现招募不足时能够纳为正式研究中心

（6）合同或协议签署

在临床试验项目中会涉及多方参与（如医疗机构、药房、物流、中心实验室、电子化系统供应商、CRO、统计方等），因此利用合同或协议将所有参与临床试验的组织的责任和义务进行规定就显得相当重要。在临床试验项目正式启动之前，关于临床试验各参与方的合同或协议应该已经签署，并要在项目进行过程中对合同规定的内容进行定期审查以确保各方按时执行。通常情况下，有关临床试验项目的合同或协议应该包括以下内容。

- 应该遵从的标准，如各类临床试验有关的规定或 SOP

- 各方角色和责任
- 工作的程序
- 沟通渠道

（7）研究方案定稿

在正式开始临床试验之前必须完成方案的确定，并且需要得到申办方和首席研究者的签字，可能还需要得到统计学家签字认可。另外，在试验执行过程中，任何对方案的修改都必须通知申办方并获得同意。

（8）临床启动前的项目检查清单

临床试验项目的主要研究者应该对临床启动前所需要完成的事项进行全面的检查。检查内容如下。

- 确定各参与方已达成合作协议并明确各自责任
- 受试者招募计划安排妥当
- 完成统计专业人员的确认
- 方案经专家评审通过
- 建立了数据安全监督委员会，或者其他指导小组及管理小组
- 对试验进行了风险评估，并建立了试验管理系统和监查计划
- 项目所需资金到位
- 已经在 WHO 相关平台注册并获得唯一的试验编号
- 已确认各方具备支持试验的能力（如药房、实验室、放射科等）
- 所有合同或协议已经签署（如 CRO、实验室等）
- 已有保险和赔偿安排
- 已收集所有研究者的简历（签名并注明日期）
- 所有试验用药或物品安排到位
- PV 相关流程已经安排妥当
- 试验有关的电子化系统已经建立，且符合 GCP 要求
- TMF 已建立
- 临床研究方案和相关文件已备好（如试验终止定义、安全性报告、带版本号的受试者信息表、知情同意书、患者日志、招募广告、量表、CRF、SOP、研究者手册等）

（9）向监管部门提交申请

在不同的国家和地区都需要向当地临床试验监管部门提交申请并

获得批准，这是临床试验获得合法开展的一项重要工作。

（10）伦理审查递交

所有有关人体的临床研究都需要经过伦理审查，以确保参与试验的受试者权益得到充分保护。在国内，临床试验项目必须经过首席研究者所在医疗机构的伦理委员会审查通过，而其他参研机构通常也会需要经过自己的伦理审查流程，但也可以直接认可主要研究单位的审查结果。同时，一些区域化的伦理审查机构也在组建，这可以提高多中心临床研究的伦理审查效率。

（11）向研究管理办公室提交申请

在 NIHR 组织内部，只要与 NIHR 的患者或员工有关的临床试验就需要获得当地 NIHR 研发办公室的许可。在国内，只要在研究机构开展临床试验都需要得到机构办公室的许可。

（12）获得各项批准

一项临床试验必须在获得所有相关许可和批准后才能正式开展，如药监管理部门、伦理委员会、机构办等。提交给批准机构的文件和已批准的文件都是临床试验项目中非常重要的文件，必须保存到 TMF 中，这也是为了证明该项目遵从了 GCP 和临床试验有关规定以备监查和稽查。

（13）试验管理相关文件

在临床试验开始前，首席研究者要与申办方一起确保所有与试验有关的文件都已经准备好，并且进行了版本控制。在多中心临床试验中，在开始招募受试者之前要确保所有中心的研究者都收到正确版本的文件。临床试验最终文件清单参考如下（但并不限于以下内容）。

- 申办方的确认书
- 最终签字批准的试验方案
- 最终批准的受试者知情同意书
- 最终批准的与受试者有关的文件，如日记卡
- 最终批准的受试者招募广告
- 伦理委员会批件
- 临床研究机构批件
- 国家药品监督管理局（NMPA）批件
- 最终批准的风险评估文件和监查计划

- 批准的统计计划书
- 终版的 CRF
- 终版的临床数据库系统（如 EDC、RTSM）
- 最终药物安全数据管理系统（如药物警戒数据库）
- 数据安全监查委员会、专家组或管理组的详细信息
- 试验有关的 SOP
- 研究者手册
- 试验用药、产品说明
- 已签署的合同或协议（包括工作内容和资金安排）
- 受试者保险相关文件
- 研究人员简历和资格证明（如 GCP 培训证书）
- 实验室检查项目或各类检查检验的正常值和检测数据范围
- 实验室认证文件
- 药房相关文件
- 试验揭盲程序
- 研究用药或物品采购和供应记录
- 临床试验中各类日志模板，如授权日志、筛选/纳入表、受试者鉴认表、随机化日志等
- 试验启动报告、研究中心确认和启动活动完成报告

（14）终止启动

一般情况下，当所有有关临床试验准备工作确定以后即会正式启动临床招募和观察流程。但在特殊情况下，申办方或主要研究者也可以在此之前放弃并终止项目，但此时可能需要向有关管理部门说明理由，同时也会涉及合同的解除程序。

3.3　临床研究阶段

3.3.1　临床研究工作开展

在所有前期工作准备就绪后，临床工作就可以正式启动并开展，在本阶段的主要任务就是按照临床研究方案严格执行。

（1）临床启动

一旦所有与临床试验相关批准文件都到位、所有文件都已定稿、所有参研机构的文件或物品（如试验用药）等全部准备就绪后，即可正式开始临床试验。一般情况下，在每个研究中心都要举行一次现场启动会，特殊情况下也可通过电话会议形式实现。通过启动会，让所有参与临床试验的人员充分理解试验的方案和要求。虽然名为启动会，但多数情况下是对研究中心人员的培训，如对病例报告表的填写、安全数据上报流程等的培训。同时也通过这种形式来解答研究人员的各类问题并澄清误解。

（2）知情同意

知情同意是受试者参加试验的必要条件，且知情同意书格式必须得到伦理委员会的批准，在知情同意书中必须明确说明试验的背景、目的、治疗方案、受益、风险等内容。知情同意的过程必须符合完全告知、充分理解和自主选择的原则。目前知情同意过程可以是纸张也可以是电子化系统，但无论采用哪种方式都必须满足上述原则。同时，在试验过程中还应定期了解受试者继续参与试验的意愿，如果受试者中途退出试验必须尊重其意愿。另外，如果在试验中知情同意书的版本有了更新，必须重新获得受试者的签署。当然，对于未成年人、无民事行为能力的成年人及其他特殊人群，必须参照相关规定进行知情同意过程。

（3）临床研究方案执行

尽管在 NIHR 发布的指南中没有明确的一个节点来标识临床研究方案的具体执行过程，但它却是临床试验项目中最耗时和最重要的阶段。本阶段的主要任务就是研究者应按照方案完成受试者的招募、筛选、随机分组、发药、临床观察和随访等任务。

3.3.2　临床研究过程和质量管理

在临床试验项目进行阶段，除了临床观察工作以外，还应该定期进行项目过程和质量管理，以保证受试者的安全和项目的质量。

（1）安全性报告

申办者负责对临床试验中使用的研究用药品进行持续的安全性评估，并制定正式流程来管理不良事件和安全报告。安全性包括快速报告和年度安全报告两类。在快速报告流程中，需要判定安全性事件发生与试验用药是否相关、严重程度、是否为非预期严重不良事件等，并要求研究者按流程向申办方和伦理委员会报告。

（2）项目进展报告

在临床试验整个过程中，需要定期制订进度报告并发送给各相关方，如向伦理委员会和申办方发送年度报告。在报告中通常包括各研究中心的选择和启动情况、受试者的招募进度和一些关键的里程碑事件完成情况等内容。

（3）项目过程管理和监查

在临床试验进行过程中，申办方必须监督整个试验的过程并确保所有工作遵守了相应的管理策略，如监查计划是否按规定执行、研究者是否遵从方案和管理流程。申办方在必要时应评估试验是否存在严重违背 GCP 和合作协议的问题，如果出现这样的问题应该对合作协议进行修改，或制订新的管理流程。

（4）药监视查

各国药监管理部门都制定了相应的法律或规定对临床试验（尤其是商业化临床试验）进行视查，以评估是否严格遵守 GCP 和所有相关的法律和指南。通常情况下，药监部门视查会包含以下内容。

- 法规遵从性
- 实验室
- 药品或试验品的管理
- 合同管理
- 项目管理
- 文件管理
- 质量保证措施
- 培训情况
- 计算机系统
- 监查情况
- 药品安全警戒
- 医学顾问
- 数据管理
- 统计分析

- 报告撰写
- 文件归档
- 研究中心及管理

（5）稽查

申办方是临床试验的最终负责人，因此需要建立完善的质量管理体系，其中稽查就是该体系中的重要一环。稽查过程通常包括了解所有参研人员是否经过适当的培训并清楚自己的角色，以及是否正在按照相关 SOP 或规定进行所有工作；评估试验中所使用的资源或设施设备是否充足及符合预期用途；评估所有数据是否可以溯源并且有明确的书面记录。另外，稽查人员应该独立于研究团队，并应接受相应的培训。在进行稽查工作时所有发现和意见都应该记录在正式的稽查报告中。对于发现的问题或缺陷应要求项目团队及时纠正并采取适当的预防措施，且要对这些问题或缺陷进行跟踪以确保已经得到改正或修复。

（6）紧急安全事件应对措施

在临床试验中，申办者和研究者应采取适当的紧急安全措施来保护受试者的健康和免受安全方面的危害。如果出现影响受试者健康和安全的事件，研究者应及时报送申办方、伦理委员会和药监管理部门，并对相关问题及时处理。

如欧盟规定发生安全事件时申办方需要立即通知欧盟药监局和伦理委员会，并与安全专家讨论后马上采取行动，且必须在 3 天之内给出报告。报告中要说明发生安全事件的内容、采取的措施及其合理性。试验监督委员会（如数据监视委员会）也应在适用的情况下审查与紧急安全措施有关的信息，并向所有相关方提出建议。

3.3.3 研究方案调整

在临床试验进行过程中，可能会涉及对方案的调整。所有调整都应该遵循既定的规则和流程进行。

（1）新增研究中心或研究者

在研究过程中新增研究中心或主要研究者可视为对临床试验的重大变更，其过程视同为新的研究中心选择，因此需要提交到伦理委员会进行审核。但如果该研究中心在试验方案制订之初就已经定义为备选研究中心，则不必再经过伦理委员会审批。

（2）试验方案重大修改

在临床试验中，如果药监管理部门或伦理委员会要求对研究进行调整，或因为涉及研究方案或研究方案所属文件的修改，都可认为是临床试验的重大修订。通常发生重大修订的原因如下。

- 受试者的安全性或身心健康受到威胁
- 试验执行或管理出现问题
- 试验的科学性受到质疑
- 试验中使用药品或医疗产品出现质量或安全性问题

3.3.4 临床研究暂停或结束

在临床试验项目进行过程中，可能因特殊原因而暂停或提前终止，但大多试验均会按照计划执行直至结束。

（1）试验暂停或提前终止

如果在试验进行过程中，因未预料的原因而需要暂停试验时，申办方应及时通知伦理委员会和药监管理部门。如果试验发生提前终止，也应在终止发生后及时通知他们。有时候试验提前终止并不是因为发生安全性问题，例如，一个试验如果招募进度比计划要快，这种情况则不必视为提前终止而是正常完成试验。除此之外，如果发生暂停或提前终止时，应向伦理委员会和药监管理部门提交书面文件说明详细原因，以及后续要采取何种措施（如对已经入组受试者的后续随访或护理）。同时，应在 TMF 中详细说明有关决定暂停或提前终止的决定，并说明理由和决策依据。

（2）试验终止

如果试验仅是暂停当然还可以重新恢复，但如果申办者决定彻底终止试验而不再恢复，则应在规定时间内书面通知所有相关参与单位、伦理委员会和药监管理部门。

（3）试验正常结束

临床试验结束的标志性事件是最后一个受试者最后一次访视完成。但通常情况下，最后一个受试者完成访视并不代表所有试验工作完成，因此在方案中可以规定在此事件发生后某个时间再宣布试验结束。如果涉及多个国家或地区，则必须在所有国家或地区都完成后才能宣布整个试验结束。

一旦试验结束，则应在规定时间内通知药监管理部门，这个时间因不同国家或地区而异，如英国规定是 90 天内，美国规定是 1 年内。当试验结束后，试验就不允许进行任何实质性的修改，且必须按照试验结束报告中的内容进行上报。

3.4 研究总结阶段

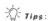
Tips:

这里的试验结束主要是指临床研究工作结束，并不能等同于临床试验项目结束。项目结束应该按照申办方规定完成所有项目中的事项才能宣布结束。

3.4.1 数据分析和报告

在完成所有临床数据收集后即进入临床数据分析和报告撰写阶段，完成上述工作后即可将研究结果提交药监部门和公开发表。

（1）统计分析

统计人员必须是专门经过统计训练的专家。统计分析工作是依据统计分析计划（SAP）对所有试验数据进行处理和分析的过程，其目的是确保试验结果的科学性，评估所有的计划和研究假设。在统计结束后，主要研究者和数据监查委员会等应对结果进行临床解释。

SAP 通常包括以下内容。

- 方案中规定的主要和次要结局指标
- 缺失数据和重复数据的处理方法
- 非标准统计方法的说明

在做统计分析时应关注下列事项。

- 盲态下的统计分析
- 从原始数据集到分析数据的过程已经被记录且可重复进行
- 所有统计相关文件已归档在 TMF 中
- 任何事后分析要合理且应公开报告

（2）试验总结报告

临床试验分析结果应在规定时间内向药监管理部门提交报告，例如，欧盟规定以成人为受试者的试验需要在试验结束后 12 个月内报告，以儿童为受试者的试验则为 6 个月内。某些国家或地区还要求必须将研究结果摘要发布在特定数据库中，如欧盟要求将结果发布在欧洲临床试验注册中心（EudraCT）中。

（3）试验结果发表

实际上，临床试验注册时已经开始了信息的共享。除此之外，还可以通过专业学术期刊进行结果发表，目前多数杂志在发表试验结果时都要求遵循 CONSORT 指南。

3.4.2 项目结束和关闭

在项目结束阶段，最重要的工作是将项目中所有产生的文档和资料进行归档。同时，按照组织的管理流程进行项目的关闭。

（1）文件归档

在临床试验过程中，与研究者、申办方、机构、药房、实验室等相关的基本文件都应该存档，该归档过程既包括纸质文件也包括电子文档。在多中心临床试验中，所有试验相关的文件都应该在首席研究者所在单位进行存档，各参研机构也应对本单位相关文件进行存档。对于哪些文档应该归档及如何归档可以参考临床试验主文件相关要求，也可以依据各参研单位预先规定的合作协议来确定文件的归档与管理单位。

对于纸质文件（如原始病历），如果需要通过扫描转化为电子副本进行归档，必须确保纸质文件与电子文件的一致性。对于试验归档后的文件，应该保存在适当的环境中（如温度和湿度）以避免纸质文件或电子文件的存储介质发生物理损坏。同时，建议建立相应试验文档管理计算机系统来进行管理，以方便文档的检索和查阅。同时要指定专门的文档管理负责人，文档的保存管理和利用有相应的制度规范。

（2）项目关闭

虽然 NIHR 未提到临床试验项目关闭，但从项目管理角度而言，应该设置项目关闭的正式流程，如完成所有的文件和资料交接，所有电子化系统账号的注销，项目团队遣散等工作。

Tips:
如果临床试验设计有长期随访或补偿治疗等后续方案，可以在项目结束后作为一个新的项目进行管理。

第二部分

计　划

4 临床试验项目范围管理计划

> 临床试验项目是一类复杂的多学科人士参与的项目，项目中不同的环节需要不同的专业背景人员来完成。在项目启动阶段，由不同领域的专业人员共同参与制定项目的工作范围就显得尤为重要，这也是临床试验项目计划工作中最基本的一步。

4.1 项目工作分解结构

4.1.1 工作分解结构制作方法

在临床试验项目正式实施之前，必须要清楚项目的边界，这个过程实际是对项目最终可交付成果的细化和分解，使之更加容易操作和管理，同时本过程也是进行项目进度和成本规划的基础。规划临床试验项目范围的方法称为工作分解结构（Work Breakdown Structure, WBS）。通过建立 WBS，项目经理和团队成员就能够清楚地理解项目所需要完成的各项工作，以及各项工作之间的关系和衡量标准。

在临床试验项目中，项目经理首先需要将整个项目分解成若干部分，并逐级细化，最低一层是工作包（Work Package）。分解过程可以按照时间顺序分解，也可以按照任务分类进行分解。WBS 可以用图或表格方式制作。

（1）图形 WBS

图形 WBS（图 2-4-1）以最顶层表示项目，然后逐级进行分解，直到最底层工作包为止。但图形 WBS 只适合于小型项目的工作范围分解，如果是大型项目，图形 WBS 将很难进行展示。

（2）表格式 WBS

为了解决大型项目的工作范围分解问题，可以采用表格式 WBS。

Tips:

> WBS的建立过程应该是项目团队全员参与，在共同构建WBS过程中使所有成员明确各自分工和与项目整体目标的关系。

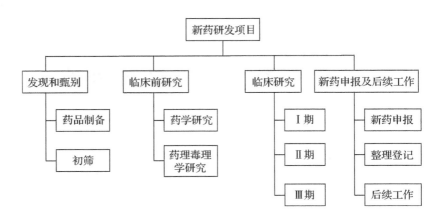

图 2-4-1　临床试验项目图形 WBS 示例

表格式 WBS 与图形 WBS 原理一致，唯一的区别是将图形中的最顶层分解变为竖向排列，然后逐级进行分解，直到最底层工作包为止。

（3）WBS 的制作顺序

WBS 的建立过程可以采用自上而下或自下而上两种方式。在自上而下的方式中，首先确定顶层节点，再依次向下逐级细化，将大的任务模块分解成若干个小的单元。在自下而上的方式中，项目成员首先要根据自己的职责尽可能地提出在项目中必须完成的所有工作，然后将这些工作进行分类，并逐级向上汇总。无论采用哪种方式来制定WBS，最底层的工作包应该是由一个具体的人员来执行工作任务。

4.1.2　临床试验 WBS 模板

在实际临床试验项目管理工作中，通常使用表格式的 WBS 来进行任务的分解。表格式的 WBS 更易于使用 Project 等专业项目管理方式来进行任务的规划和管理。因此，本节也使用表格式 WBS 来进行临床试验项目分解（表 2-4-1）。

表 2-4-1　临床试验项目 WBS 模板

项目名称		项目编号	
申办方		项目经理	

续表

文档修订历史				
序号	版本	日期	编写人	编写/修订说明
1				
2				
3				

一、概述

简要叙述项目背景、范围等内容，以及对 WBS 的简要总结。

二、WBS

详细的 WBS 描述格式参考如下。

1　主要可交付成果或阶段

　1.1　可交付成果或子阶段

　　1.1.1　工作包

　1.2　可交付成果或子阶段

　　1.2.1　工作包

2　主要可交付成果或阶段

　2.1　可交付成果或子阶段

　　2.1.1　工作包

下面给出一个临床试验 WBS 案例：

1　试验启动

　1.1　制订试验方案

　　1.1.1　编制医学执行方案

　　1.1.2　样本量计算

　　1.1.3　设计 CRF 与研究者手册

　　1.1.4　编制数据管理计划

　　1.1.5　编制统计计划

　　1.1.6　编制质量管理计划

　1.2　病例报告设计

　　1.2.1　病例报告唯一页设计

　　1.2.2　全部和流程设计

　　1.2.3　电子化病例报告构建

Tips:

WBS 的第一层可以是可交付成果或项目阶段。前者更适合于工程制造行业，而临床试验项目采用后者更为便利。临床试验项目经理可以在阶段划分的基础上结合各子阶段的交付成果来进行WBS制作。

Tips:

临床试验项目中哪些工作需要我们自己做？哪些工作需要外包？这些是申办方管理层经常问到的问题，而作为一个项目经理必须在临床试验启动前做好各方面计划，它将成为项目执行过程中的标杆并引领项目成功。

　　1.2.3.1　构建电子病例报告表

　　1.2.3.2　用户认可测试

　　1.2.3.3　电子病例报告表与 EDC 批准

　　……

2　临床启动

　2.1　药物分发

　……

4.2　WBS 词典

4.2.1　WBS 词典的制作方法

在完成了临床试验项目 WBS 后，需要对 WBS 最底层的工作包进行详细描述，充分说明每一个工作包的任务、资源需求、负责人及角色等。

所谓"WBS 词典"就是对每一个工作分解结构要素和技术文件做详细说明。通过上一节内容，已经将一个临床试验项目分解为任务和活动，那这些活动和任务究竟代表了哪些具体的工作内容，每个任务对应的责任人是谁，它的验收标准是什么，这些内容都需要我们在WBS 词典中进行清晰地描述。否则，不同的人对于分解出来的任务可能有不同的理解，给项目带来不必要的误解。

在 WBS 词典中，通常包含以下内容。

（1）工作包编码

由于临床试验项目会分解出若干个工作包，如果通过其名称往往难以清晰地分辨且容易出错，因此通过编码来指代工作包会使 WBS 词典内容更为清晰。例如，在表 2-4-1 中工作包"1.1.1 编制医学执行方案"中，"1.1.1"即为工作包的编码，"编制医学执行方案"即为该工作包的名称。

（2）上级编码

由于 WBS 本身是一个层级结构，因此处于最底层的工作包必然有一个明确的上层任务。在 WBS 词典中明确指出当前工作包的上级任务将有助于清楚识别任务和活动之间的关系，因此上级编码也是 WBS 词典中的重要内容。例如，在表 2-4-1 中工作包"1.1.1 编制医学执行方案"的上级任务为"1.1 制定试验方案"。

（3）工作包描述

工作包描述用于清楚说明当前工作包究竟是什么，需要做什么工作。如果没有工作包描述，仅凭工作包名称可能会让人产生不同的理解。因此，应通过工作包描述来明确解释其工作内容，避免该工作包的执行人或检查人员产生误解。例如，表 2-4-1 中工作包"1.1.1 编制医学执行方案"的工作内容应该包括起草、讨论、定稿、发布等环节，但如果不预先对其进行解释，执行人员可能会理解为仅针对方案进行起草工作，从而忽略讨论、定稿、发布等环节。

（4）责任人及协助人

一个工作包必须有明确的责任人负责完成，除此之外还可以指定协助人来帮助责任人完成该工作。一个工作包如果没有明确指定责任人，就可能出现该工作没人管的情况。当然，如果在 WBS 分解时还无法指定具体责任人，也可以先指定负责部门，再由部门来分配责任人。例如，表 2-4-1 中工作包"1.1.1 编制医学执行方案"的责任人通常来自公司的医学部门，但也可能需要来自医院的中医学专家团队。

（5）所需资源

要完成工作包所描述的工作内容，资源肯定是必不可少的。因此，在 WBS 词典中，要明确出所有工作包需要投入的资源，数量是多少，单价是多少等信息。这里的资源即可以是指人力资源，也可以是指材料、设施、设备等资源。

（6）其他信息

除了上述内容以外，在 WBS 词典中还可以写明工作包的质量要求、验收标准、成本估算、进度里程碑、参考文献等信息，以帮助临床试验项目相关人员对其进行全面的了解。

4.2.2 WBS 词典模板

临床试验项目工作分解结构词典通用模板见表2-4-2。

表 2-4-2 临床试验项目 WBS 词典通用模板

项目名称			项目编号	
申办方			项目经理	

<table>
<tr><td colspan="5" align="center">文档修订历史</td></tr>
<tr><td>序号</td><td>版本</td><td>日期</td><td>编写人</td><td>编写/修订说明</td></tr>
<tr><td>1</td><td></td><td></td><td></td><td></td></tr>
<tr><td>2</td><td></td><td></td><td></td><td></td></tr>
<tr><td>3</td><td></td><td></td><td></td><td></td></tr>
</table>

<table>
<tr><td>阶段</td><td>可交付成果</td><td>工作包</td><td>工作包描述</td><td>资源名称</td><td>单价</td><td>数量</td><td>价格</td></tr>
<tr><td rowspan="8">启动</td><td rowspan="3">项目方案</td><td>临床实施方案</td><td>起草、讨论、完善和定稿研究方案</td><td>医学专员</td><td>500元/人日</td><td>20日</td><td>1万元</td></tr>
<tr><td>研究者手册</td><td>起草、讨论、完善和定稿研究者手册</td><td>医学专员</td><td>500元/人日</td><td>5日</td><td>0.25万元</td></tr>
<tr><td>…</td><td></td><td></td><td></td><td></td><td></td></tr>
<tr><td rowspan="5">电子病例报告表</td><td>CRF设计</td><td></td><td></td><td></td><td></td><td></td></tr>
<tr><td>EDC租赁</td><td>EDC招标和合同签署全过程</td><td>EDC系统</td><td>20万元/套</td><td>1套</td><td>20万元</td></tr>
<tr><td>数据库构建</td><td></td><td></td><td></td><td></td><td></td></tr>
<tr><td>…</td><td></td><td></td><td></td><td></td><td></td></tr>
</table>

Tips: WBS词典是对WBS的进一步补充说明。WBS词典中涉及的资源和与资源相关的成本和使用期限需要与临床试验项目成本和进度计划中一致。

Tips: WBS词典中的资源既可以是设施、设备等资源，也可以是人力资源。

4.3 临床试验项目 WBS 案例

在本节中，我们给出 2 个临床试验项目 WBS 案例供读者参考，分别按时间顺序（表 2-4-3）和工作分类（表 2-4-4）进行 WBS 分解。

4.3.1 新药临床试验 WBS

本案例是一个新药注册性试验，WBS 以时间顺序分解。

表 2-4-3　临床试验项目 WBS 示例 1

项目名称	××××	项目编号	××××
申办方	××××	项目经理	××××

文档修订历史				
序号	版本	日期	编写人	编写/修订说明
1	1.0	2018-2-3	×××	创建
2	1.1	2018-3-2	×××	修订
3	1.2	2018-3-5	×××	修订

一、概述

本项目按时间顺序从临床试验的准备、计划、执行、监控和关闭进行 WBS 的规划。在准备阶段涉及 11 项主要工作，主要包括项目预算准备、项目文件和协议的准备、研究机构和研究者的确定等。在计划阶段涉及 28 项主要工作，包括建立相关团队和委员会、确定所有协议和完成临床前所有准备工作。执行阶段涉及 61 项主要工作，包括临床前和临床过程中所有工作。监控阶段涉及 29 项工作，用于确保项目质量和按 GCP 要求进行相关安全性报告。试验关闭阶段涉及 8 项工作，主要用于保证所有研究中心顺利关闭。

二、WBS

1. 试验准备

（1）准备所有合作协议

（2）确认项目资金来源

（3）确认预算和工作范围

（4）细化预算和工作范围

（5）审核研究方案

（6）确定项目运行经理

（7）研究相关工作准备

（8）确定合作协议

（9）确定研究机构数量

（10）召开研究者会议并确认工作范围

（11）确认所有合作研究者

> **Tips:**
> 应根据每个项目实际情况来制定临床试验项目WBS。并根据项目工作之间的相关性或阶段（子阶段）来划分为多层次的WBS。

2. 试验计划

（1）确认药品、设备生产企业

（2）确认数据管理核心团队

（3）制订整体项目管理计划

（4）制订项目其他相关计划

（5）建立一些必要的委员会

（6）数据库设计

（7）发送合同或协议

（8）选定伦理委员会

（9）与试验药房签订协议

（10）组织研究者会议确认职责

（11）完成方案撰写

（12）向药监部门提交新药或器械申请

（13）确认数据安全监查委员会（DSMB）/安全监查委员会（SMC）

（14）建立试验执行委员会

（15）选定所有研究机构

（16）完成研究机构可行性调研

（17）建立数据管理团队或选定委托团队

（18）确定研究终点指标

（19）递交伦理审批

（20）与各研究机构协商预算

（21）确定各研究机构预算

（22）建立项目工作流程

（23）确定项目中的交互文档

（24）召开项目会议

（25）获得预算

（26）确定项目里程碑和时间计划

（27）协议跟进

（28）完成风险评估

3. 试验执行

（1）完成药品使用说明

（2）各合作协议得到完整履行

（3）完成所有 CRF 填写和签名

（4）完成实验室操作说明

（5）新药或器械申请提交到药监部门

（6）完成各研究机构的费用报销

（7）完成方案

（8）伦理审批完成

（9）各研究机构伦理审批完成

（10）所有文档上传 TMF 系统

（11）完成受试者招募计划

（12）完成数据安全监查计划

（13）构建数据库

（14）建立源数据变量表

（15）确定生物样本收集需求

（16）制作研究者手册

（17）统计人员制作随机表

（18）收集研究过程中规定的文件

（19）建立培训材料

（20）执行数据完全监查

（21）生物样本收集

（22）临床试验网注册

（23）制作招募广告

（24）完成研究机构培训

（25）制作试验执行计划

（26）建立电子注册数据库

（27）完成研究机构初次访视

（28）运送研究用药或物资到研究机构

（29）建立其他相关数据库

（30）召开研究者会议

（31）建立招募人群数据库

（32）建立 EDC

（33）建立筛选受试者数据库

（34）生物统计团队完成统计分析计划

（35）完成试验所有文件的核准

（36）与运营经理一起完成试验所有操作文档、里程碑和进度计划

（37）筛选受试者

（38）入组患者

（39）收集数据

（40）转运生物样本或实验物品

（41）录入数据

（42）回复疑问

（43）维护试验过程中各种制度和文件

（44）上传试验规定的所有文档

（45）完成相关授权委托事项

（46）完成抽样

（47）维护数据库

（48）登录数据库

（49）审查数据问题

（50）与申办方常规性的沟通

（51）试验过程中涉及的修正性伦理审批

（52）新药批件申报过程中涉及的修正性审批

（53）发送激活研究机构信件

（54）创建监查信模板

（55）分发研究所需文件到所有研究机构

（56）创建日常新消息发布模板

（57）组织或参与试验相关日常会议

（58）项目进展监管

（59）测试项目环境

（60）新药或器械年度报告

（61）伦理年度报告

4. 监查和控制

（1）持续培训

（2）上报SAE、AE至数据安全监查委员会

（3）持续强化与各研究机构沟通

（4）建立月度线上沟通会议

（5）建立与研究协调员（CRC）间的日常沟通联络

（6）发送监查信件

（7）发送日常新消息信件

（8）持续监查

（9）基于风险的质量监查

（10）持续财务审查

（11）向申办方报告

（12）审查所有数据和文档

（13）帮助维护或上传规范化文档

（14）创建监查表格

（15）回复并解决所有疑问

（16）维护监查表格

（17）提出质疑

（18）分类和协调所有问题

（19）在日常工作中将重大问题向临床运营经理上报

（20）收集项目报告相关数据并进行日常监查

（21）标识付款节点

（22）参加或建立监查访视

（23）解决疑问

（24）向主要研究者报告

（25）制定参研人员的付款清单

（26）将付款节点信息给财务

（27）监查入组进度情况

（28）召开数据安全监查会议

（29）中期分析

5. 试验关闭

（1）关闭研究机构、伦理

续表

（2）完成新药或器械申报

（3）完成试验注册网站信息维护

（4）确保数据归档

（5）持续监督

（6）关闭付款和协议

（7）关闭访视

（8）确保归还所有租赁物品

4.3.2　疫苗临床试验 WBS

本案例是一个疫苗临床试验项目，WBS 按工作分类进行分解。

表 2-4-4　临床试验项目 WBS 案例 2

项目名称	×××疫苗研究	项目编号	001-8888
申办方	××药业	项目经理	张小伟

文档修订历史

序号	版本	日期	编写人	编写/修订说明
1	0.1	2019-5-4	吴冬冬	创建
2	0.2	2019-6-2	于千晔	修订
3	1.0	2019-8-5	张小伟	定稿发布

一、概述

本项目按工作或业务类型进行分解，共分为试验文档、研究准备、研究执行、试验供应、实验室、合规监查、SAE 监查和报告、法规依从性、数据管理、统计、质量控制和质量保证等 11 类工作，其中试验文档和准备工作任务较多。

二、WBS

1. 试验文档相关工作

（1）申办方、生产厂家和研究机构三方协议

（2）临床试验保险

（3）申办方、生产商和 CRO 间协议

(4) 申办方、生产商和本地 CRO 间协议

(5) 研究方案草稿

(6) 研究设计文件

(7) 发布最终研究方案

(8) 发布研究方案修订版

(9) 研究方案的科学性审查

(10) 提供研究用物品包装给研究机构

(11) 建立临床监查计划和相关工具

(12) 建立安全监查计划和相关工具

(13) 建立项目中的日常沟通计划

(14) 建立执行细节规定或文件

(15) 建立知情同意书（ICF）草案或终版

(16) 根据修订版方案修订知情同意书

(17) 跨国多中心研究中的各类研究文档翻译（如 CRF、ICF 等）

(18) 准备最终研究报告

2. 研究准备有关工作

(1) 为所有参研机构建立预算

(2) 为研究机构招聘工作人员

(3) 准备随机计划

(4) 计划与各研究机构主要研究者的会议，并召开会议

(5) 计划所有研究者会议并召开会议

(6) 为各研究机构提供 GCP 和伦理培训

(7) 为各研究机构工作人员提供方案细节的培训

(8) 向各研究机构递交伦理、获得批复和制定年度报告

(9) 向试验总伦理委员会提交审查材料、获得批复和制定年度报告

(10) 向药监机构提交申请和年度报告

(11) 跟进各研究机构伦理委员会新的要求

(12) 获得临床启动需要的所有文件

(13) 跟踪临床启动相关文件的最新状态

(14) 监查和跟进各研究机构的准备工作情况

(15) 向临床试验注册网站提交注册材料

(16) 对生产商进行 GLP 评估

(17) 监查各参与单位准备工作情况

（18）向参研人员发布研究方案

（19）建立各研究机构的 SOP

（20）建立冷链运输相关 SOP

（21）印刷 CRF 和 ICF 并运输给各研究机构

（22）保证在整个试验期间 CRF 和 ICF 的充足供应

（23）在试验启动前的冷链评估

（24）试验准备情况报告

（25）为各研究机构准备工作文件夹

3. 研究执行相关工作

（1）研究机构和实验室的财务管理

（2）各研究机构根据进度计划推进相关工作

（3）根据方案招募、筛选、入组、注射疫苗和随访受试者

（4）处理有关安全性报告

（5）建立月度电话会议计划

（6）参加月度电话会议

（7）根据 GCP 规定维护试验文件

（8）制定有关入组情况、实验室、SAE 和受试者基本信息等项目报告

4. 试验供应相关工作

（1）生产疫苗

（2）生产、转运和存储疫苗

（3）购置和转运过程的质量控制，检查生产日期、生产地、进口文件

（4）提供运送信息给研究机构

（5）各研究机构的存储管理

（6）保证对各研究机构的及时供应

（7）向各研究机构提供冷链运输的保证

5. 实验室相关工作

（1）血清检测

（2）标本检测

（3）运输公司向实验室运送血清

（4）实验室接收到血清样本后进行差异检查

（5）实验室接收到标本样本后进行差异检查

（6）血清样本检测结果与临床数据库合并

（7）免疫检测结果与临床数据库合并

（8）标本检测结果与临床数据库合并

6. 合规监查相关工作

（1）研究前的访视

（2）组织研究者会议

（3）组织各研究机构 PI 会议

（4）举行研究机构初次访视

（5）举行研究机构监查访视

（6）定期检查各研究机构是否建立文件夹，并按规定管理试验相关文件

（7）监查冰箱温度日志，跟踪温度违背情况

（8）维护与研究相关的日常沟通记录，包括电话、传真、邮件等

（9）审查 CRF 解决临床问题

（10）监查生物样本记录日志和实验室记录

（11）100% 监查知情同意书和 SAE

（12）准备监查报告和跟进信件

（13）审查监查报告

（14）监督监查工作

（15）跟进监查报告中发现的问题

（16）组织研究机构关闭工作

（17）监查冷链

（18）监查实验室依从性

（19）在试验结束前确保各研究机构试验文件夹中文件的完整性

7. 严重不良事件的报告和监查

（1）进行独立的医学核查和 SAE 医学核查

（2）建立 7×24 小时的 SAE 通报机制

（3）确保 SAE 上报过程遵循了 SOP

（4）撰写 SAE 报告并跟进后续工作

（5）维护 SAE 日志

（6）确保 SAE 相关数据都记录到数据库

（7）跟踪所有发生 SAE 的受试者直到 SAE 得到解决

（8）准备安全性报告并汇报给伦理委员会

（9）与数据管理团队核对 SAE 数据的一致性

（10）全面审查安全性数据

（11）跟踪所有 SAE 清单并向数据安全监查委员会报告

8. 法规依从性事项

（1）编制向药监部门上报所需的文件

（2）根据药监部门管理要求，定期上报研究报告

（3）根据药监部门管理要求，定期上报 SAE 报告

（4）向药监部门上报最终研究报告

（5）针对药监部门的问题及时回复

9. 数据管理

（1）开发、完成和更新数据管理计划

（2）开发、完成和更新数据管理相关指导文件，包括编码、质量管理、编辑核查、数据审查和数据监查等

（3）设计 CRF 和数据收集工具，如 EDC

（4）开发、完成、更新数据录入和处理指南，包括数据如何收集、监查和清洗

（5）收集、确认和审核与最终研究报告相关的所有表格、数据清单或图像，并进行数据库冻结

（6）开发、测试、配置和发布数据库

（7）实施数据录入

（8）开发、完成和更新数据核查计划

（9）解决数据疑问

（10）执行数据清理

（11）数据准确性确认

（12）将临床数据与实验室数据合并

（13）跟踪 CRF 数据录入的及时性

（14）定期检查数据录入情况和撰写数据报告以确保数据一致性和数据质量

（15）制作数据移交文件，可以使用 Excel 或其他规定的文件格式

（16）锁定数据库并将数据转交统计团队

（17）执行数据库稽查并向申办方提交报告

（18）存储和归档研究相关的文件、记录、CRF 等

10. 统计相关工作

（1）开发和完成统计设计及统计计划

（2）统计编程

（3）依据统计计划执行 SAP

（4）形成初步统计报告并提交审核

（5）对统计报告进行审核和记录审核意见

（6）产生最终统计报告

（7）撰写最终研究结果报告

（8）将研究结果提交并发布

11. 质量控制和质量保证工作

（1）在所有研究机构进行持续性的质量控制工作

（2）实施质量保证工作，对各研究机构进行定期或按需的现场访视

（3）根据质量保证和反馈问题识别出研究中的核心问题

（4）对实验室血清处理情况持续进行质量控制和质量保证措施

（5）对实验室拭子处理情况持续进行质量控制和质量保证措施

（6）对实验室免疫处理情况持续进行质量控制和质量保证措施

5 临床试验进度管理计划

项目进度规划也称为时间计划，其作用是说明什么时候做什么工作。在一个临床试验启动之初，项目经理就要做好项目的进度计划，同时需要明确项目进度管理的整体要求、进度管理的角色和职责、项目进行过程中的管理等内容。

5.1 临床试验规划进度计划的方法

5.1.1 甘特图

一谈到项目进度规划，大多数人的脑海里都会浮现出甘特图（图2-5-1）的样子。甘特图也可以称为横道图或条状图，它的主要目的是将项目活动与时间联系起来，以便项目管理人员弄清项目的进展情况。甘特图由3个部分组成，横轴表示时间，纵轴表示项目中的活动，中间以横道来表示项目活动的时间计划和完成情况。

在图2-5-1中给出了一个临床试验项目部分活动的进度规划，在图的最左侧是活动清单。图的右上方是项目时间进度，这里以天数表示，在实际项目中也可以用日期表示。图的右下方即代表所有活动的横道，可以通过不同颜色代表计划和实际完成情况。

5.1.2 活动清单

实际上，甘特图仅是项目进度规划的一种图形化表现形式，在甘特图制作前，还有许多工作要做，具体工作如下。

①活动定义

甘特图中的活动是范围管理 WBS 中工作包的进一步分解，其目的是把项目范围和可交付成果划分为更小、更便于管理的活动。该过

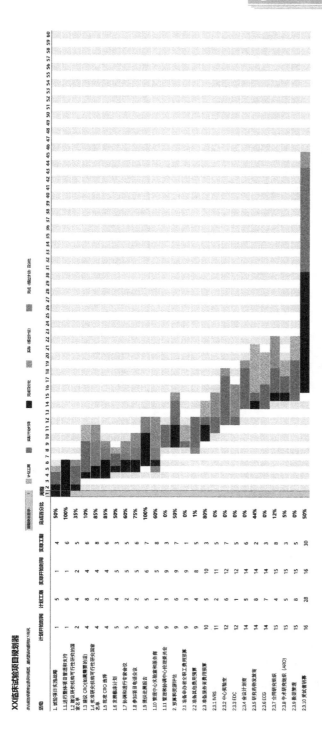

图 2-5-1　项目进度计划甘特图

程可以由项目专家或项目团队成员一起商定，也可以参考既往项目来确定。定义活动可以使用滚动式规划技术，即先详细规划近期要完成的活动，远期活动先粗略地规划即可。随着项目的进展，再对原有粗略规划的活动进行详细规划。

②活动排序

活动排序（图2-5-2）的目的是梳理出所有活动的关系和逻辑顺序，以便项目执行时团队知道应该先做什么、后做什么。最常用的活动关系有如下4种。

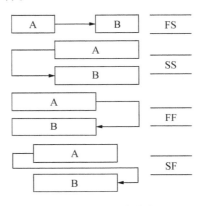

图2-5-2　活动排序

FS：完成到开始（Finish to Start）

FS 要求紧后活动 B 必须在紧前活动 A 结束后才能开始，这也是日常生活中大部分活动之间的关系。例如，在临床试验中只有当受试者签署知情同意后才能进行后续的随机分组操作。

SS：开始到开始（Start to Start）

SS 表示一个活动 B 必须在前一活动 A 开始后再开始。需要注意的是，SS 并不意味着两个活动必须同时开始。例如，在受试者入组开始后，就可以进行数据管理工作。因为受试者入组是一个持续性的过程，临床试验项目不会等到所有受试者入组完成才进行数据收集等工作。也就是说，这两项工作可以伴随进行，但必须有一个工作需要先开始，后续工作才可以开始。

FF：完成到完成（Finish to Finish）

FF 表示前一活动 A 必须在后一活动 B 结束前结束。同样，FF 并

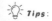 Tips：

可见，SS和FF通常用来描述需要并行的工作而不是串行的工作。

不意味着两项工作同时结束，实际上它们有先后顺序。还是使用上面的例子，受试者入组工作必须先于数据录入工作结束前结束，因为所有受试者入组工作虽然结束，但仍然有些数据录入工作还要继续，而这些工作绝不可能比受试者入组工作结束还要早。

SF：开始到结束（Start to Finish）

SF 表示活动 A 必须在活动 B 结束前开始。SF 虽然是一项特殊的活动关系，但在临床试验项目中还是非常多见的。例如，当临床试验项目已经启动，如果需要更新知情同意书，那么只有等到新版本的知情同意书上线，旧版本的知情同意书才能结束使用。同样的例子，如果在试验进行中需要对 EDC 系统或 CRF 版本进行调整，则需要新版本上线后旧版本才能下线。上述两个例子意味着紧前活动和紧后活动实际上有一个短暂的交接时间。

③估算活动持续时间

活动持续时间的估算主要是为了得到活动的耗时，但是活动耗时还依赖于项目能够投入在该活动上的资源。在估算活动持续时间时，可以运用个人经验或以往同类项目的结果进行估算。同时，不同试验周期的长短与试验药物的类别、研究疾病的复杂性、治疗受试者群体资源的多寡、临床试验团队人员构成、团队成员经验、受试者招募人数、参与机构数量等因素都有着密切的关系。例如，在临床试验中受试者招募上，多中心同时招募肯定会比单中心耗时要短。除此之外，还应该考虑技术进步或员工激励等因素对活动持续时间的影响，以便更加准确地进行时间估算。

通过上述工作，即可以形成项目的活动清单（表 2-5-1）和活动属性文件，并作为项目进度计划的一部分。

> 💡 **Tips:**
>
> 在项目上通常会设定一个死限（deadline），为了应对这种情况一般会考虑增加资源来缩短时间，但应该注意资源的边际效应，即随着资源的增加其单位产出会逐步递减。

表 2-5-1　临床试验项目活动清单模板

项目名称		项目编号	
申办方		项目经理	
文档修订历史			

序号	版本	日期	编写人	编写/修订说明
1				

续表

序号	版本	日期	编写人	编写/修订说明
2				
3				

一、概述

可以是项目进度规划的简要说明和活动清单的简要总结。

二、项目活动清单

编号	名称	描述	紧前活动	紧后活动	预计工期	允许浮动时间	责任人	资源
1								
2								
3								

5.1.3 里程碑清单

里程碑（图2-5-3）是指项目中的重大标志性事件，而里程碑图或清单（表2-5-2）是把这些项目中的标志性事件与相关的时间标识出来。实际上，里程碑清单可以是甘特图的简化，即将甘特图中那些普通的活动删除而只保留主要的可交付成果和关键外部接口的计划、开始和完成日期。

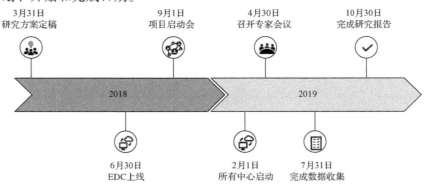

图2-5-3 里程碑示例

表 2-5-2 临床试验项目里程碑清单模板

项目名称		项目编号	
申办方		项目经理	

<table>
<tr><td colspan="5" align="center">文档修订历史</td></tr>
<tr><td>序号</td><td>版本</td><td>日期</td><td>编写人</td><td>编写/修订说明</td></tr>
<tr><td>1</td><td></td><td></td><td></td><td></td></tr>
<tr><td>2</td><td></td><td></td><td></td><td></td></tr>
<tr><td>3</td><td></td><td></td><td></td><td></td></tr>
</table>

一、概述

可以是活动清单的简要总结。

二、里程碑清单

编号	名称	描述	类型	交付或完成日期
1				
2				
3				

5.1.4 网络图与关键路径

虽然甘特图可以表现活动与活动之间的关系，但它更主要的目的在于表达活动在时间维度上的计划与完成情况。如果要了解所有活动之间的逻辑关系，尤其是在项目中活动非常多的情况下，甘特图就无法进行很好的表现，而网络图（图 2-5-4）正好可以解决这个问题。

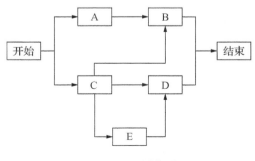

图 2-5-4 网络图

网络图是项目中所有活动及其之间逻辑关系的图解表示，并从左到右来表示项目的时间顺序。绘制项目网络图的方法通常有多种，但目前在项目管理软件中多使用单代号网络图（Activity on Node Network，AON），也称为紧前关系绘图法（Precedence Diagramming Method，PDM），即以节点表示活动，以箭线表示活动之间的逻辑关系。前文中有关活动之间的 4 种关系（FS、SS、FF、SF）可以在单代号网络图中很好地表示。

关键路径法（Critical Path Method，CPM）（图2-5-5）是基于网络图分析那些影响项目整体进度计划的关键活动，以便让项目经理能够关注重点，从而控制进度的精确性。关键路径法需要依赖于网络图，但是其中的节点被扩展为 7 个部分，因此也称为七格图。

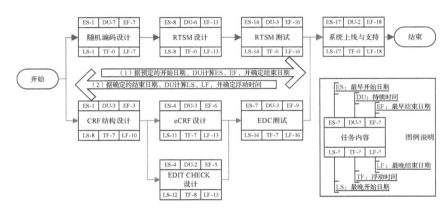

图 2-5-5　关键路径法

每个节点中 7 个部分内容如下所示。

- 最早开始时间（Early Start，ES）
- 活动持续时间（Duration，DU）
- 最早结束时间（Early Finish，EF）
- 任务名称（Activity Name，AN）
- 最晚开始时间（Late Start，LS）
- 浮动时间（Total Float，TF）
- 最晚结束时间（Late Finish，LF）

在关键路径计算时，需要先从左向右依次计算每个活动的 ES 和

EF，直到所有节点计算完毕。即从起始时间点开始，由左至右和从上到下顺序将项目活动的发生予以关联，即 ES + DU − 1 = EF。然后从右向左依次计算每个节点的 LF、LS 和 DU，即 LF − DU + 1 = LS，直到所有节点计算完毕。对于一个具体活动，如果其 TF > 0，则表示其有一定的缓冲可以利用，同时也表明其不在项目的关键路径上。如果 TF = 0，则表示该活动没有缓冲时间且为关键路径。

而 TF 可以用 LF − EF 也可以用 LS − ES 表示，通常情况下，TF 为 0 的所有节点组成的路径即为关键路径。如图 2-5-5 中的随机编码设计→RTSM 设计→RTSM 测试→系统上线与支持，关键路径是项目中时间最长的活动顺序，决定着项目可能的最短工期，其所有节点的 TF 之和即为总浮动时间，且通常总浮动时间为 0。

然而需要注意的是，在上述关键路径分析中并未充分考虑资源的限制。例如，如果在图 2-5-5 中 CRF 设计人员不能在第 1 天加入项目，必须等到 1 周后才能进入项目，则 CRF 设计及其后续工作都必须向后推迟一周。为了解决这个问题，可以在画网络图（图 2-5-6）时增加一个虚工作表示资源的等待时间。但是，由于资源的限制也影响了项目的关键路径，现在关键路径已经变为 2 条：随机编码设计→RTSM 设计→RTSM 测试→系统上线与支持；CRF 结构设计→eCRF 设计→EDC 测试→系统上线与支持。

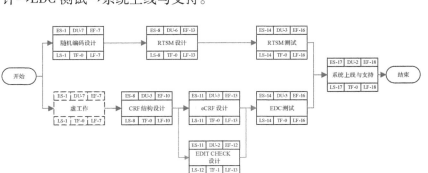

图 2-5-6 关键路径分析举例

5.1.5 时标网络图

时标网络图（Time-scaled Arrow Diagram，TAD）是用活动的定

位和长度表示活动历时的项目网络图。时标网络图结合了甘特图和网络图的优点，它以实线表示工作；实箭线的水平投影长度表示该工作的持续时间；以虚箭线表示虚工作，其持续时间为零，用于表示工作之间的逻辑关系；以波形线表示工作与其紧后工作之间的时间间隔。

例如，在图2-5-7中，与甘特图一样，横坐标表示时间轴，但在时间轴下是网络图。图中有 A～M 共计 12 项活动。图中③→④是虚活动、时长为 0，因此表示为竖线，其主要作用是为了表达活动 B 是活动 D 的紧前活动。另外，从图中可以非常方便地看出每项活动的 TF。例如，活动 A 和 B 同时都是活动 D 和 E 的紧前活动，但活动 A 需要花费 4 天，活动 B 需要花费 3 天，因此活动 B 就有 1 天的 TF，即 B 中占据 1 天时间波形线，该项目的关键路径是 C - E - J - M。利用时标网络图，可以非常方便地查看每项活动的日历时间、TF 及逻辑关系。

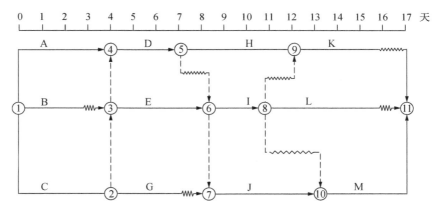

图 2-5-7　时标网络图

5.1.6　资源平衡技术

正如前文所述，临床试验项目中的所有资源，尤其是一些关键资源并不是随时可以取得，尤其是当那些位于关键路径上活动所需要的资源存在不足时就会影响到整个项目的进度。例如，在临床试验项目启动阶段，经常出现对方案、随机、药品供应、CRF 等版本的不断修正，然而只有这些工作完成后 RTSM 或 EDC 才能开始构建，这样

RTSM 和 EDC 构建就成为关键路径上的活动。如果此时数据构建和测试人员不足，就会严重影响临床启动工作。在这种情况下，除了通过要求原来指派负责系统构建人员加班赶工以外，还可以考虑使用资源平衡技术。

　　资源平衡技术是为了解决资源使用冲突问题，必须将该资源平衡使用。例如，在图 2-5-8 中如果王小明既负责 RTSM 建库也负责 EDC 建库，且这两项工作都是同一天开始，如果项目没有额外的人员来替代王小明的工作，那王小明只能从这两项工作中选择一项先做，并把其他工作往后推迟，这样关键路径将会受到影响。为了避免这种情况的发生，也可以将非关键路径上的资源周跃峰调到关键路径上负责 EDC 建库，这样便可以保证原有的进度不受影响。

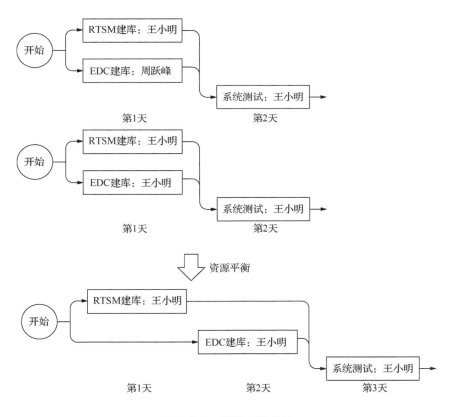

图 2-5-8　资源平衡示例

5.1.7　关键链法

关键链法（Critical Chain Method，CCM）是艾利·高德拉特（Eliyahu M. Goldratt）博士（图2-5-9）1997年提出的一个项目管理新概念，它是将关键路线法和约束理论（Theory of Constraints，TOC）结合的产物。

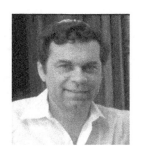

图2-5-9　艾利·高德拉特博士

（1）关键链法的原理

TOC的基本思想是生产链中最薄弱的环节（瓶颈）决定了整体生产的速度，提高非瓶颈处的能力不能提高整体生产速度，要提升整体生产速度，必须提升瓶颈处的能力。高德拉特博士把关键链定义为在考虑任务的依赖性与资源约束的情况下，将项目中的最长路径作为项目的瓶颈，也就是关键链。基于关键链法的项目管理是在项目的整个过程中，对关键链进行规划、工期计划和维护等方面的工作。

（2）制作方法

制作关键链法网络图可以遵循以下步骤。

①制作网络图

首先利用本章网络图的制作方法绘制项目网络图（图2-5-4）。但图中各活动的持续时间并不是按95%概率确定，而是按50%概率确定。这意味着，项目组在估算各活动持续时间时将不再使用保守估计，而是使用中性或偏激进的估算方法（图2-5-10）。

②确定带资源的关键链

与关键路径不同，在确定关键链之前，必须将项目资源分配给所

Tips：

可以使用网络图与资源平衡、资源平滑技术来构建关键链网络图。

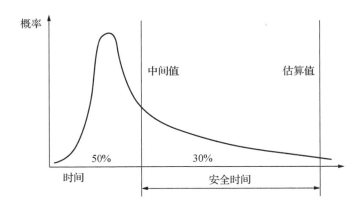

图 2-5-10　活动持续时间估算

有活动，形成带资源约束的活动排序结果。然后与网络图中确定关键路径方法类似，在网络图中找到项目最长的活动任务路径即为关键链。

③创建项目缓冲

在关键链末端增加一个项目缓冲区用于保护项目的总工期。项目缓冲区用于吸收项目中的不确定性因素，在项目缓冲区中不安排任何工作。项目缓冲区的长短设置有多种方法，最为简单的方法可以采用关键链持续时间除以 2 来确定，称之为"缓冲区大小 50% 原则"。也可以采用各个初始任务工期与压缩后任务工期的差值的平方之和的平方根来计算。

④创建接驳缓冲区

在项目中只利用项目缓冲区保护关键链是不够的，如果在项目中某些非关键链活动出现重大风险，也会影响关键链上的活动，从而影响整个项目进度。为了保护关键链，可以将非关键链活动输入到关键链活动路径中的所有节点加上应急时间，这些应急时间称之为接驳缓冲区。接驳缓冲区时间长度可以设置为关键链上活动持续时间的一半，且不分配工作（图 2-5-11）。

 Tips:

不同于关键路径法，关键链法的核心是将各活动的机动时间拿出来由项目统一管理。

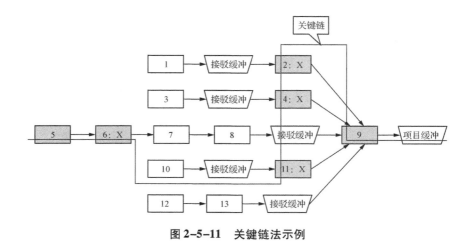

图 2-5-11　关键链法示例

5.2　制订临床试验进度计划

5.2.1　临床试验进度计划模板

项目进度计划是项目进度管理计划的一部分，不同于项目进度管理计划，项目进度计划重点在于分解项目中的各项任务，并依据项目团队拥有的资源进行时间上的规划（表 2-5-3）。

表 2-5-3　临床试验项目进度计划模板

项目名称		项目编号	
申办方		项目经理	
文档修订历史			

序号	版本	日期	编写人	编写/修订说明
1				
2				
3				

一、概述

对项目整体情况、项目工作范围等的简要描述，以及对本模板后续内容的简要总结和说明。

二、重要的前提要求或假设
说明达到完成本项目进度所需要的前提条件或假设条件，例如，某些重要资源必须提前到位或在某些时点前到位等。
三、活动清单及其逻辑顺序
基于临床试验项目的工作范围说明书、WBS 和 WBS 字典等对项目涉及的工作进行细致地分解，成为可以执行和管控的活动，同时明确活动之间的逻辑顺序，尤其是时间关系。
四、项目里程碑及其时间要求
说明项目中的重要时间节点，如重要的里程碑等。
五、项目具体时间规划
利用甘特图、网络图、时标网络图等形式对项目的整体时间进行具体化表达。如果相关图表较小可以放到本部分正文，如果图表较大可以作为附件，但要在此进行简要说明。
六、进度计划所需资源
列明各项活动需要的资源，可以在此引用项目资源管理计划中相关内容或指明读者应阅读的资源管理文档名称。

5.2.2 临床试验进度计划案例

从临床试验项目范围管理计划可知，一个临床试验项目的工作非常繁多，为了提高项目进度计划和管理的工作效率，推荐读者使用专业项目管理软件进行进度计划的制订和跟踪。在此，我们使用微软的 Project 软件进行一项临床试验项目进度的计划。

（1）创建活动清单

在该项目中，所有工作包及活动均位于"任务名称"一列，通过缩进方式可以确定工作包与活动的关系。用户只需要在该列依次输入工作包或活动清单名称即可。例如，在图 2-5-12 中位于第 3 行的"1.1 完成试验方案"是一个工作包，其下方包括 2 项活动"1.1.1 撰写试验方案"和"1.1.2 审阅试验方案"。

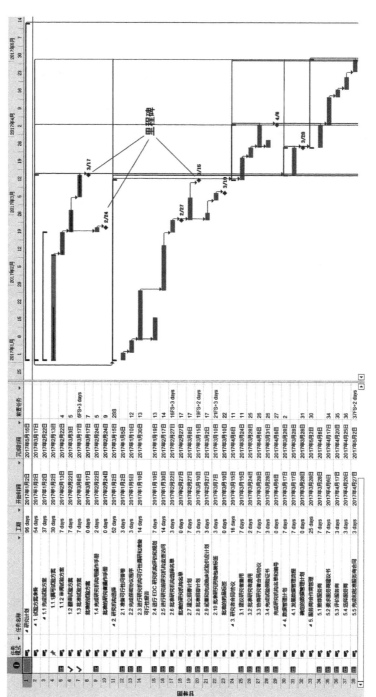

图 2-5-12 活动排序示例

（2）活动排序

对于活动与活动之间的 FS 关系，可以直接在某活动的"前置任务"列中输入其前置任务的行号。例如，在图 2-5-12 中，"1.2 翻译试验方案"的前置任务列中输入 5 即表示该任务的开始必须依赖于"1.1.2 审阅试验方案"工作的完成。

对于除 FS 以外的 SS、FF 和 SF 关系，以及活动的提前或延后时间均可以通过双击该活动、打开任务信息编辑功能进行设定。例如，在图 2-5-13 中，"1.3 批准试验方案"这项活动，尽管其紧前活动"1.2 翻译试验方案"于 2017 年 3 月 3 日结束，并不意味着"1.3 批准试验方案"就能在 3 月 4 日开始，因为通常审批一个重要文件需要预先召集企业领导层和领域专家共同商议才能批准，所以必须为此活动开始时间留出一定的提前量。可以在其任务信息编辑窗口中设定 3 天的提前量，从而使该活动从 3 月 8 日开始。

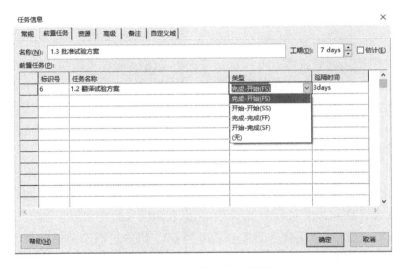

图 2-5-13 设定任务类型

（3）甘特图

Project 可以自动根据用户设定的活动及逻辑关系绘制甘特图，并显示在窗口右侧。在甘特图中，标题栏会显示为日期时间轴，工作包会显示为" ┏━┓ "标志，而活动则显示为横道。对于每项活动，软件会根据其开始时间和完成时间自动计算工期并绘制横道，并以不同颜色代表活动的完成状态。而横道之间则通过连接箭头来表示其逻辑关系。

（4）里程碑清单

可以将里程碑在任务名称一栏中单独列出，其与活动的区别仅在于工期需要设置为 0，而在甘特图中里程碑将以"◆"表示。如果需要里程碑清单，可以使用软件的筛选功能得到（图 2-5-14）。

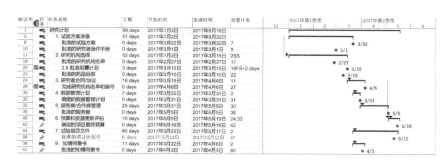

图 2-5-14　里程碑清单

（5）网络图及关键路径分析

在 Project 软件中，可以直接依据活动清单及其关系制作网络图。对于一个临床试验项目来讲，要将所有活动画在网络图中将会非常复杂而庞大，为了解决这个问题，临床试验的项目管理员可以将项目划分为一些小的子项目来分别进行管理。在本例中，仅选取临床试验数据管理部分制作网络图作为案例进行讲解（图 2-5-15）。

在网络图中，软件可以自动计算得到关键路径，以实线作为区分，并标识出活动之间的逻辑关系。例如，在试验准备阶段，制订数据管理计划→确定数据管理计划→设计 CRF→制定 DVP→开发 Edit Check→实施客户接受性测序→认可的 UAT 报告组成了关键路径，而设计受试者日志、翻译受试者日志、印刷和分发受试者日志、开发 eCRF 等则不在关键路径上，表示其有一定的浮动时间。在试验执行阶段，源数据核查、审阅、质疑、SAE 核对等并不是 FS 关系而是 SS 关系，在网络图中也可以通过在活动间的逻辑线上的标识进行区分。

（6）制订临床试验进度计划

在完成上述工作后，即可以制订出临床试验的项目进度计划文件（表 2-5-4）。

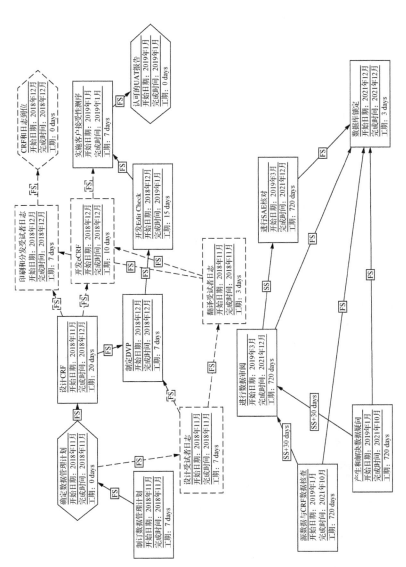

图 2-5-15 临床试验数据管理网络图

<h3 style="text-align:center">表 2-5-4　临床试验项目进度计划案例</h3>

项目名称	××××	项目编号	××××
申办方	××××	项目经理	××××

文档修订历史

序号	版本	日期	编写人	编写/修订说明
1	0.1	2016-2-3	×××	创建
2	0.2	2016-3-2	×××	修订
3	1.0	2016-5-5	×××	定稿

一、概述

本研究按时间顺序分为临床试验的准备、实施和结束 3 个阶段。在准备阶段涉及 9 个工作包 61 项活动，实施阶段涉及 5 个工作包 120 项活动，结束阶段涉及 5 个工作包 20 项活动。项目涉及 17 项里程碑。

二、重要的前提要求或假设

本计划依赖于下述重要假设。

（1）项目注册的团队。根据既往项目经验，负责项目注册的团队必须于 2017 年 1 月 1 日之前到位，才能在当年 3 月前完成新药临床试验审批手续。

（2）M 国国家药品监督审批流程。本项目属于跨国多中心临床试验，由于各国对本类产品审批所要求提交的资料和流程不同，将会影响项目的整体计划进度。本项目将假定所有参与国家或地区的新药试验审批流程能够在 2017 年 6 月 30 日前完成。

（3）EDC 供应商的选择。由于本公司与 × 公司具有长期合作关系，且本项目数据管理团队对于 X 公司的 EDC 产品较为熟悉，故本计划也按使用该 EDC 产品进行时间估算。如果出现申办方要求更换其他品牌 EDC 产品将对本计划造成较大影响。

三、活动清单及其逻辑顺序

基于滚动式规划技术，本项目对 2016 年度工作进行较为细致的规划，涉及活动 98 项，2017—2019 年度并未进行详细分解。具体情况详见本文件的附件 1：项目活动清单。

续表

四、项目里程碑及其时间要求

本项目涉及里程碑17项,具体如下。

(1) 2016 – 8 – 1:确定临床研究方案和知情同意书

(2) 2016 – 10 – 1:IRB 批准

(3) 2016 – 10 – 10:完成临床试验注册网注册

(4) 2016 – 12 – 1:完成 M 国国家药品监督管理局的新药研究申请批准

(5) 2017 – 1 – 12:完成所有第三方协议

(6) 2017 – 5 – 15:完成所有研究人员的 GCP 和其他相关技术培训

(7) 2017 – 7 – 1:第一个受试者入组

(8) 2017 – 12 – 31:完成25% 受试者入组

(9) 2018 – 3 – 31:完成50% 受试者入组

(10) 2018 – 6 – 30:完成75% 受试者入组

(11) 2018 – 12 – 31:完成100% 受试者入组

(12) 2019 – 3 – 31:完成所有受试者随访

(13) 2019 – 4 – 30:完成数据收集

(14) 2019 – 5 – 31:完成主要终点和次要终点数据分析

(15) 2019 – 7 – 31:完成最终研究报告并提交

(16) 2019 – 8 – 15:试验结束,并向所有研究者报告结果

(17) 2019 – 8 – 20:上传数据至临床试验注册网

五、项目具体时间规划

本项目起止时间为2016年2月至2019年8月,共计3.5年。2016年主要完成项目的各项准备和启动工作,2017—2018年完成临床观察与数据收集管理等工作,2019年完成数据统计及相关报告工作。详见附件2:项目时间管理规划。

六、进度计划所需资源

参照本项目工作范围计划、资源计划和风险计划文件。

七、附件

附件略,读者可参照本章内容自行模拟制作。

6 临床试验资源和费用管理计划

> 俗话说"兵马未到，粮草先行"，临床试验项目是一个大型团队作战任务，因此在项目启动阶段"粮草和弹药"一定要备好备足，临床试验中的"粮草"就是要为项目配备足够的实物资源和人力资源，当然这一切都与经费预算直接相关。

6.1 临床试验资源需求和采购计划

6.1.1 临床试验资源计划

临床试验项目中的大量工作是依靠人力去完成的，同时还要购置大量的设施设备和材料。这些在项目中需要用到的人员、设施设备和材料都属于资源管理的范围。因此，在制定经费预算之前，应先做好资源需求计划。

（1）人力资源

在临床试验项目中，人力资源既包括项目团队内部人员也包括项目团队外部人员。项目团队内部人员通常是指通过该组织（如申办方或 CRO 公司）直接雇佣并进入项目团队的人员，如申办方所属的试验用药生产制造和运输团队，或 CRO 公司所属的数据管理、监查和稽查团队等。而外部人员则是那些不是由该组织直接雇佣的专业人员，而是根据项目需要临时聘用的咨询顾问或专家等。

但要注意区分的是，这里所提到的内部人员和外部人员都是相对于项目的组织者而言的。例如，CRO 公司虽然作为申办方工作的承接方，但 CRO 的内部人员并不属于申办方项目的外部人员，因此不必也不应当对这些人员进行直接的人力资源计划，而应该在采购管理中通过任务外包的方式进行工作任务的约定。

在临床试验项目中，可能包含但不限于的人力资源需求如下。

①医疗机构

- 主要研究者（PI）
- 合作研究者（CI）
- 研究医生
- 研究护士
- 档案管理员
- 研究技师

②申办方和CRO

- 项目经理
- 区域经理
- 商务人员
- 药政事务人员
- 财务管理人员
- 合同管理人员
- 临床主管
- 临床研究协调员（CRC）
- 监查员
- 安全监查人员
- 药物供应管理人员
- 数据管理人员
- CRF 开发人员
- 系统开发人员
- 系统测试人员
- 统计设计师
- 统计编程人员
- 医学撰写人员

③专家或顾问

- 临床医学专家
- 临床流行病学和循证医学专家
- 药学专家
- 统计学专家

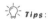
Tips:

在现代项目管理理论中，人力资源也是资源的一部分。但申办方可根据自身企业的管理规范决定是否将人力资源纳入项目资源计划中。

● 伦理学专家

● 信息学专家

（2）设施设备

设施设备通常是指那些单价较高、使用周期较长的物资，以及用于临床试验执行、管理等的场所。对于不同类型和不同疾病领域的临床试验，其设施设备需求也不尽相同，需要根据项目本身的特点来计划所需的设施设备，但也有一些常用的设施、设备。

①设施

研究者与受试者交流、观察、治疗等的场所，生物标本、试验用药、器材、文档等的库存场所，满足上述需求应配备的空调、病床、诊疗设备、计算机系统、文件柜、置物架等，物资运送涉及的冷链和交通工具等，以及数据收集和管理等涉及的 EDC、RTSM、ePRO 等各类计算机化系统及其运行所需要的机房等。

②设备

临床试验中常见的设备包括存储生物样本或药品等的冰箱和温度计，数据收集和管理涉及的个人电脑、移动智能终端设备、网络设备等。

（3）材料

材料通常是指临床试验中使用的消耗品或那些单价较低的小型物料，以及用于宣传、教育、培训和记录数据等用的印刷品等。临床试验中常见的材料如下。

①消耗品

这类材料的特点是只能一次性使用，其单价可能较高或较低，如各类检验检查所需要的试剂、试纸、胶片、注射器等，以及试验需要使用到的清洁剂、消毒剂等。

②低价值物资

这类材料的特点是虽然可以多次重复使用，但由于其单价过低，通常不会纳入组织的固定资产进行管理，如水银温度计、色卡、文具等。

③印刷品

印刷品主要是指临床试验项目中需要进行单独印刷的纸张文件，如研究者手册、知情同意书、研究病历、患者日志、招募广告、实验记录本、EDC 和 RTSM 操作手册、培训资料、会议手册等。

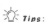

Tips:

不同于范围和进度管理计划，在制作项目的资源、采购和经费管理计划时，项目经理不仅需要对项目本身的需求进行详细的把握，同时还需要了解组织的财务策略、人事政策、物资管理政策等。因为项目涉及的物资购买、人员聘用、外包合同等都与经费直接相关。

（4）资源清单

针对上述临床试验项目所需的资源，应先制订各项资源的需求计划。在该计划中，应列明各资源的具体要求，如品牌、规格、型号等。同时，还应该结合项目的任务范围和进度安排对各资源的到位时间进行预先计划（表2-6-1）。

表2-6-1 临床试验项目资源需求清单模板

项目名称		项目编号	
申办方		项目经理	

文档修订历史

序号	版本	日期	编写人	编写/修订说明
1				
2				
3				

一、概述

可以是项目进度规划的简要说明和活动清单的简要总结。

二、人力资源

编号	岗位	技能水平	数量	到岗时间	使用时间	需求依据
1						
2						
3						

三、设施设备

编号	名称	规格型号	数量	到位时间	使用时间	需求依据
1						
2						
3						

四、材料

编号	名称	具体要求	数量	到位时间	使用时间	需求依据
1						
2						
3						

6.1.2　临床试验采购方法

临床试验项目的采购主要用于完成大宗物资的购置或服务外包，其主要的特点是要签订购买合同或服务外包协议或合同。

（1）采购类型

临床试验项目中，常见的采购包括服务外包、物资设备采购或租赁等。

①服务外包

临床试验项目中的大部分合同都是服务外包合同，例如，申办方与医疗机构之间签订的临床观察服务，申办方与 CRO 公司之间签订的临床研究过程管理服务、数据管理服务、统计分析服务、注册服务等，申办方与计算机化系统供应商签订的系统租用服务、设备租用服务等，以及仓储、运输、印刷服务等。

②物资采购或租赁

在上一节中提到的消耗品、低价值物资等，由于其数量较大，总采购金额较高，因此需要通过大宗物品采购方式解决。对于试验所需要的设备其单价较高，项目可以通过购置或租赁方式解决，通常也需要订立相关采购或租赁合同。

（2）采购方式

临床试验项目采购是指从项目组织外部获得产品或服务的过程，其过程属于买卖双方的商业交易行为。因此项目采购行为通常会通过招标和投标使市场机制发挥作用，从而使买方以公平合理的价格得到产品或服务，而卖方也通过公平竞争实现自身价值。

在这种采购方式下，通常是由临床试验项目所在组织作为招标方，提出所需采购物资、产品或服务的性质、数量、质量、技术要求、交货期或提供服务的时间，以及对投标人的资格要求等招标采购条件。而物资、产品或服务的潜在提供方作为投标方书面提出自己拟提供的物资、产品或服务的报价及其他响应招标要求的条件，参加投标竞争。

①招标方

在临床试验项目中，申办方通常作为招标方来进行各项物资或服务的采购。在实施采购前，申办方应通过公开的方式提出各种交易条件，着重分析采购方案，确定招标程序与组织方法，对所需物资、产品或服务及购买的物资或产品质量、技术标准及规格等提出详尽要求，或者对服务达到的技术标准、验收条件等提出要求。对招标活动中所涉及的法律问题及相关规定进行研究并具体实施，以征得卖方的响应。

②投标方

在临床试验项目中，CRO 公司、中心实验室、电子化系统提供商、各试验物资生产商或销售商等都可以是投标方。从投标方来看，投标是利用特定的商业机会进行一种竞卖或获取承包权的活动，这种活动是对招标行为的一种响应。通过该响应可能获得较大的物资、产品的供应权或大型服务的承包权，从而促使投标方响应招标方提出的各种交易条件。因此投标方应深入地研究招标方提出的各项条件，并以响应这些条件为前提而确定投标方案，确定价格、技术措施，确定投标策略及竞争手段。

③招投标种类

国际上采用的招标方式大体有 3 种，即竞争性招标、有限竞争性招标和谈判性招标。竞争性招标也称公开招标，公开招标是招标人以招标公告的方式邀请非特定的法人或其他组织投标，这意味着所有具备条件的投标者都可以参加竞争，包括国内外的竞争者，没有任何限制条件。有限竞争性招标也称邀请招标，邀请招标是指招标人以投标邀请书的方式邀请特定的法人、自然人或者其他组织投标，这意味着招标范围相对缩小，一般采取邀请部分投标者的方式进行。谈判性招标也称议标，是采购人和被采购人之间通过一对一谈判而最终达到采购目的的一种招标投标方式。

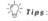
Tips:

不同的招标投标方式体现了不同的竞争程度，谈判性招标因为透明度低，容易产生非法交易和腐败问题，建议只有在技术复杂或供应商有限的情况下采用。

6.1.3　临床试验采购计划

对于临床试验项目中涉及的较大金额采购需要预先制订采购计划。在采购计划中，不仅需要列明项目的整体采购要求，还应对潜在的供应商资质及其产品或服务报价进行预先了解，以便后期预算制作。

（1）项目总体采购计划

在采购计划中需要详细列明采购物资或服务的名称、类型及质量要求，同时要对供应商的资格或条件进行详细的规定，并且不同于其他管理计划，采购计划通常属于项目预算的重要组成部分，因此需要得到领导层的正式批准（表2-6-2）。

Tips：

采购计划也可以直接作为预算的一部分统一进行编制。

表2-6-2　临床试验项目采购计划总表模板

项目名称		项目编号	
申办方		项目经理	

文档修订历史

序号	版本	日期	编写人	编写/修订说明
1				
2				
3				

一、概述

简要说明哪些物资或服务需要通过企业外部进行采购、采购的形式，以及采购过程中各种角色及其职权。

二、需要采购的物资或需要外包的任务

详细说明需要采购的物资名称、规格、数量等，或者需要外包的任务说明和质量要求等。（注：物资采购应与资源需求计划对应）

三、采购团队

如果企业有统一的采购部门，则可在此列明采购部门及负责本项目采购人员的姓名和联系方式。如果由项目组内部负责采购，则在此明确项目组内负责采购人员的名称和角色等。

四、供应商选择标准

详细说明供应商的选择过程，列出相关的选择标准或采购文件。如果企业有供应商清单则应在此列出。

五、合同类型

说明具体的合同类型，例如采购合同、技术服务合同、租赁合同等。如果企业有相应的合同模板，可以在此给出具体的模板名称。

六、担保或保险需求

说明是否涉及担保或保险，如有请具体说明。

续表

七、假设条件或制约因素

说明此采购需要符合的前提条件等。

八、验收标准

详细说明合同验收应符合的指标，以及验收的方法。

<table>
<tr><td colspan="4" align="center">批准签字</td></tr>
<tr><td></td><td>姓　名</td><td>签　字</td><td>日　期</td></tr>
<tr><td>项目经理</td><td></td><td></td><td></td></tr>
<tr><td>采购部负责人</td><td></td><td></td><td></td></tr>
<tr><td>财务部负责人</td><td></td><td></td><td></td></tr>
</table>

（2）供应商调查表

对于所有可能进入供应商的组织，应该提前对其基本情况进行调查，以确定其是否能够取得合格的供应商资格（表2-6-3）。

表2-6-3　临床试验项目供应商调查表模板

<table>
<tr><td colspan="4" align="center">基本信息</td></tr>
<tr><td>供应商名称</td><td colspan="3"></td></tr>
<tr><td>统一信用代码</td><td colspan="3"></td></tr>
<tr><td>注册地址</td><td colspan="3"></td></tr>
<tr><td>办公地址</td><td colspan="3"></td></tr>
<tr><td>企业网址</td><td colspan="3"></td></tr>
<tr><td>法人姓名</td><td></td><td>注册资本</td><td></td></tr>
<tr><td>联系人姓名</td><td></td><td>联系电话</td><td></td></tr>
<tr><td>传真</td><td></td><td>电子邮箱</td><td></td></tr>
<tr><td>供应商类型</td><td colspan="3">□研究机构　□大学或科研院所　□中心实验室　□中心阅片　□合同研究组织　□电子化系统供应商　□其他：</td></tr>
<tr><td colspan="4">一、简介</td></tr>
<tr><td colspan="4">企业或组织的简要介绍。</td></tr>
</table>

二、资质

资质名称	认证机构	获得认证时间	说明

三、核心产品或服务

产品或服务名称	类型	特点或优势	推出时间	获得认证	说明

四、拥有的重大设施设备

设施或设备名称	类型	技术特点或优势	购置或建成时间	推广应用情况	说明

五、核心团队

姓名	学位	专业资质及获得时间	总工作年限	在本企业工作年限	说明

六、项目经验

项目名称	企业名称	项目类型	项目规模	项目周期	主要业绩

七、主要客户

客户类型 或行业	区域	主要产品 或服务	销售占比	业务年限	主要业绩

八、既往 5 年财务状况

年度	资产额	投资额	销售额	利润率	说明

九、补充说明

可以在此说明其他有关该供应商的重要信息。

如果有重要的附件，可再列出附件清单。

（3）供应商评估表

对于所有可能进入临床试验项目的供应商，在真正建立项目合作关系前，应该对其基本情况、资质、产品或技术服务能力，以及是否符合项目需求等进行客观、公平和公正的评估（表2-6-4）。

表2-6-4　临床试验项目供应商评估表模板

基本信息			
供应商名称			
统一信用代码			
注册地址			
办公地址			
企业网址			
法人姓名		注册资本	
联系人姓名		联系电话	
传真		电子邮箱	

续表

供应商类型	□研究机构　□大学或科研院所　□中心实验室　□中心阅片　□合同研究组织　□电子化系统供应商　□其他：

评估内容

	分值	标准要求	审核情况	得分
基本情况				
资质				
核心产品或服务				
拥有的重大设施设备				
核心团队				
项目经验				
主要客户				
既往5年财务状况				
其他				
总分	100			
审核结果	□优秀（90～100）　　□良好（76～89） □合格（60～75）　　□不合格（0～59）			

签字

	姓名	签字	日期
审核专员			
项目经理			

6.2　财务预算

6.2.1　预算编制的原则

除了范围和进度计划外，一个临床试验项目最重要的计划应该是项目预算，只有合理的预算才能保证项目中所有成员和所有任务能够按时和按量执行，从而保证临床试验项目的成功。在编制临床试验项目预算时，应该遵循以下原则。

（1）全员参与

不同于其他计划，预算不仅是公司财务部门的职责，更是项目经理的职责。一个项目经理只有关心并深度参与项目预算的制定，才能在项目执行过程中更好地将任务的执行与经费管理相结合，从而洞查项目的限制条件，并把控项目工作的重点。

（2）客观真实

临床试验项目经费支出预测一定要以项目的范围管理计划、进度管理计划、资源和采购计划为依据，对项目所有活动涉及的人员、设备、物资等进行认真细致测算，力求各项支出数据真实准确，有确切的依据。同时，在编制预算时还应结合项目任务，认真核算各项支出数量的合理性，不应夸大或虚列支出，不应凭主观印象或人力提高支出数量或标准。

（3）公平合理

临床试验中存在大量的物资或服务采购，因此预算的公平合理就尤其重要。在制定预算时，所有采购项目都应该进行充分的市场调研，以了解该物资或服务的市场公平价格。在进行市场调研时，应着重参照与本项目类似的临床试验项目所涉及的总费用及其单价范围，这样的调研对本项目的预算更具有参考性。同时，因为不同国家或地区经济水平的差异，对于在不同国家或地区同时进行的多中心临床试验项目，还应充分调研不同市场的价格，以便符合当地经济水平的预算。

（4）适当前瞻

一个临床试验项目执行周期短则数月长则数年，在项目启动阶段编制预算需要适当考虑市场经济的变化对项目带来的影响。为了适应这种市场变化，在制定预算时可以考虑一个采购价格的适当浮动范围。但在设置价格浮动时应该有充足的理由，并且不能违背真实合理的原则。

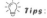

虽然项目团队的主要职责在于执行任务，但也需要掌握项目的经费管理情况。而企业的财务部门应帮助项目团队核算项目成本。

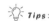

过低的价格虽然在短期内可以达到打击竞争对手的目的，但长期来看将会扰乱市场并最终伤害自身。

6.2.2 预算科目或分类

为了方便临床试验项目的经费预算编制，项目所有组织应该负责制订项目经费预算编制的科目或分类。临床试验项目的科目可以依据组织本身的财务管理要求来制定，并根据临床试验项目的特点进行细化，以方便项目经费的管理。下面列举一些临床试验项目中常见的经费科目或分类。

（1）临床研究费用

临床研究经费是整个临床试验经费的核心组成部分，通常包括执行研究方案直接相关的经费和非直接相关的经费。与临床直接相关的经费主要是指按研究方案要求所需要进行的检测、诊断、受试者疗效评价、实验检测等有关的费用。而与研究方案非直接相关的经费主要是指那些虽然不是方案中要求的任务，但属于试验过程必须执行的活动费用，例如，机构项目办公室的项目管理、研究者审阅方案、组织伦理委员会、数据录入、受试者津贴等发生在医疗机构，且由医疗机构直接支出的费用。临床研究费用可能包括但不限于以下内容。

- 机构办管理费
- 伦理审查费
- 研究者费
- 受试者检查费
- 受试者交通补助
- 受试者补偿
- 中心药房费
- 资料保存费
- 影像资料刻录费
- 资料邮递费

（2）中心实验室或中心影像阅读单位费用

中心实验室费用是指直接拨付中心实验室或中心影像阅读单位，并由其统一管理和支出的费用。该类费用可能包括但不限于以下内容。

- 生物样本检测费
- 样本保存费

- 样本运输费
- 检验报告制作费
- 试剂耗材等购置费
- 影像文件处理费
- 影像文件专家阅读费
- 中心阅片系统使用费

（3）试验用药品或产品费用

试验用药品或产品费用是指在临床试验中需要直接由申办方购买并进行生产、保存、运输等环节所需要的费用支出。该类费用可能包括但不限于以下内容。

- 药品或医疗产品采购费
- 药品或医疗产品保存费
- 对照药品或医疗产品采购费
- 试验用或对照用的药品或医疗产品的留样保存费
- 试验用或对照用的药品或医疗产品的温控箱使用费
- 温度计和温度监控费
- 试验用或对照用的药品或医疗产品的运输费
- 试验用或对照用的药品或医疗产品的空运安全检测费
- 试验用或对照用的药品或医疗产品的回收费
- 试验用或对照用的药品或医疗产品的销毁费

（4）第三方供应商费用

第三方供应商主要包括 CRO、SMO、计算机化系统供应商、保险公司、统计公司等直接向项目提供产品或服务的企业或组织，该类费用将直接整体拨付给被委托的组织，并由其统一管理和支付。该类费用可能包括但不限于以下内容。

- 研究中心招募与谈判费
- 受试者招募费
- CRC 派驻费
- CRA 人员费
- PM 人员费
- 监查费
- 稽查费

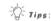

Tips:

在临床试验项目管理中，与经费管理计划最直接相关的工作即为预算，在制定预算时需要结合范围和进度管理计划来确定项目在何时进行何种设备或物资的采购、各类费用的支出，以及外包合同的费用执行（如 CRO、SMO、EDC等业务）。

- EDC、RTSM、ePRO、eConcent、PV、CTMS 等计算机化系统租用费
- 数据库设计、开发、测试费
- 平板电脑租用费
- 数据管理费
- 统计分析费
- 医学撰写费
- 文件翻译费
- 受试者保险费

（5）物资和设备类费用

物资和设备类费用主要是指由申办方直接购置或租赁的、用于临床试验的设施设备相关的费用，以及在临床试验过程中需要制作、印刷和运送的各类费用。该类费用可能包括但不限于以下内容。

- −70 ℃冷冻箱购置或租赁费
- −70 ℃冷冻箱校验费
- 离心机购置或租赁费
- 离心机校验费
- 血压计、温度计、体重秤等购置费
- 试验用特殊设备购置费
- 打印、复印、扫描、传真机购置费
- 电脑购置费
- 无线网卡购置费
- 笔、墨、笔记本、纸张、胶带、剪刀、订书机等办公用品购置费
- 文件柜购置费
- 研究方案、研究者手册、ICF、CRF、患者日志等印刷费
- 伦理审查用材料印刷费
- 药政申报用材料印刷费
- 研究人员培训用的各类文件印刷费
- 各类物资、设备、文件等的快递费
- 试验结束时各类物资清点、打包、运输等费用

（6）会议费

会议费是指根据临床试验项目的需要而进行的各类会议，例如，专家咨询会、方案论证会、中期数据分析讨论会、数据审核会、研究结果发布会等各类会议涉及的相关费用。该类费用可能包括但不限于以下内容。

- 会务公司服务费
- 会场场地租用费
- 会场音响、投影、电脑等租用费
- 会场背景、横幅、标语、易拉宝等布置费
- 会场水果、甜点、咖啡、茶水等购置费
- 参会人员飞机、高铁等交通费
- 参会人员接送费
- 参会人员住宿费
- 参会人员餐饮费
- 参会人员礼品费
- 专家咨询费
- 同声传译费
- 会议录音、录像、照相等媒体费
- 会议速录费
- 礼仪人员劳务费

（7）差旅费

差旅费主要指项目团队人员根据临床试验项目的执行情况，需要到所驻公司以外地方进行工作所涉及的费用，也可以包括由项目雇佣的临时人员或专家因项目需要而发生的异地工作相关的费用。该类费用可能包括但不限于以下内容。

- 签证费
- 飞机、火车、轮船等交通费和保险费
- 住宿费
- 餐饮费
- 外地出差补助费

（8）业务招待费

招待费主要指项目团队人员根据临床试验项目的执行情况，需要

联系和促进项目，以及处理社会关系涉及的合理、合法支出。该类费用可能包括但不限于以下内容。

- 宴请或工作餐支出
- 纪念品购置费
- 旅游景点参观费

6.2.3 预算测算方法

在进行预算中各类支出测算时应力求细致，其测算方法可以按照范围和进度管理所计划的各项任务和活动来安排所需资源及其数据，再根据该资源的单价进行计算，最终汇总得到项目预算。其具体测试过程可以分为3个阶段：先进行总额估算，再进行自下而上的预算和自上而下的调整。

（1）总额估算

在进行临床试验项目预算时，建议第一步进行总额估算。其目的在于使申办方管理层对整个项目投资额度有一个整体的了解，以便帮助管理层进行项目投资决策。在进行项目总额估算时，可以使用专家判断、类比估算或参数估算方法。

专家判断方法与其他计划工作一样，可邀请在本研究领域有制作预算经验的资深个人或小组来进行项目总额和各分项额度的估算。

类比估算方法则是利用公司既往开展的临床试验项目，从中选取那些与本次临床试验项目规模相似、研究领域相近、干预方法类似且时间比较接近的项目的预算作为本项目的参考，并在此基础上依据最新的情况进行适当的调整。

参数估算方法是依据临床试验项目的相关参数，如样本量、病种、领域、干预方式等参数，来估算项目的预算。参数估算选择的指标及其各自的权重或单价等需要依赖于既往公司承担项目或市场同类项目形成的估算公式。

（2）自下而上的预算

自下而上的预算方法是严格按照范围管理计划和进度管理计划，对临床试验项目的所有工作进行 WBS 分解和活动分解后，首先依据上述具体活动清单对每项活动涉及的资源花费进行详细计算，然后再对各分项额度进行逐级汇总形成项目整体预算的方法。

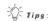

在自下而上的预算中，需要项目团队、财务团队和采购团队所有成员共同参与。项目团队成员按各自在项目中的任务分工详细计算每项活动所涉及的资源及其数量，采购团队成员负责提供所有资源的采购方式和价格，财务团队成员负责对前两者进行合并计算。

需要注意的是，在使用自下而上的预算方法时可能存在过度乐观和过度悲观的情况。过度乐观的意思是项目团队成员对活动的困难估算不足，致使低估了资源的消耗。过度悲观则恰恰相反，会使活动资源被高估。因此，在自下而上的预算方法使用过程中，应尽量避免上述两种极端情况发生。

（3）自上而下的调整

在进行自下而上的预算后，应该将项目的预算明细与项目的总额估算相结合，并呈报给申办方管理层。由管理层委派企业的物资、财务、项目运营、PMO 等团队对预算进行详细审核，并提出修正意见，而后由项目预算编制团队根据修正意见对各预算项进行调整。

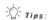

Tips:

在使用自下而上的预算方法时，对于一些比较困难的活动或工作包可以适当地计划一些资金储备，但应在预算中详细说明。

Tips:

自上而下的调整主要目的是进行总额控制和指出预算中的问题。实际项目中可能需要多轮的上下级沟通和调整才能最终确定项目预算。

6.2.4 常见的预算项目

由于临床试验涉及的预算项目众多，不同领域或不同干预措施的研究千差万别，且在不同的国家和地区经济发展水平不一，这些都是影响临床试验项目预算的因素，因此也很难提供一套统一的标准供所有项目使用。在此仅提供部分临床试验项目中常见的预算项目及其预算方法供读者参考。

（1）临床研究经费

在预算临床研究经费时可按照试验方案的事件和程序流程进行。例如，先估算筛选成功受试者、筛选失败者、早期脱落者等所需费用，再按计划招募总人数计算出全部受试者所需的总费用。

临床试验单个受试者费用预算清单示例见表 2-6-5。

表 2-6-5　某试验单个受试者费用预算清单

费用项	访视1 （元）	访视2 （元）	访视3 （元）	访视4 （元）	访视5 （元）	访视6 （元）	合计 （元）
知情同意书 签署	50.00						50.00

续表

费用项	访视1（元）	访视2（元）	访视3（元）	访视4（元）	访视5（元）	访视6（元）	合计（元）
入排标准审查	50.00						50.00
人口学资料审查	50.00						50.00
生命体征检测	100.00	100.00	100.00	100.00	100.00	100.00	600.00
血液收集和检测	350.00		350.00			350.00	1050.00
尿液收集和检测	115.00		115.00			115.00	345.00
心电图检查	45.00					45.00	90.00
关节MRI检查	654.00					654.00	1308.00
肿瘤样本检查	362.00					362.00	724.00
生存质量量表评价	100.00	100.00	100.00	100.00	100.00	100.00	600.00
不良事件评价		100.00	100.00	100.00	100.00	100.00	500.00
中央随机操作	200.00	100.00	100.00	100.00	100.00	100.00	700.00
受试者日志收集和审阅		100.00	100.00	100.00	100.00	100.00	500.00
CRF审阅	100.00	100.00	100.00	100.00	100.00	100.00	600.00
CRF和日志数据录入	50.00	100.00	100.00	100.00	100.00	100.00	550.00

续表

费用项	访视1（元）	访视2（元）	访视3（元）	访视4（元）	访视5（元）	访视6（元）	合计（元）
试验用药管理		100.00	100.00	100.00	100.00	100.00	500.00
受试者补助	100.00	200.00	200.00	200.00	200.00	200.00	1100.00
管理费（20%）	465.20	200.00	293.00	200.00	200.00	505.20	1863.40
合计（元）	2791.20	1200.00	1758.00	1200.00	1200.00	3031.20	11180.40

通过本例，可以计算出受试者筛选失败的费用为2791.20元，筛选成功并完成试验需要11180.40元，中途脱落假设预计为完成试验费用的一半则为11180.40/2＝5590.20元。假设试验样本量为240，筛选成功比例为60%，试验期间脱落率为20%。则可以得到项目总的临床研究经费为357.69万元。

临床试验研究直接费用预算示例见表2-6-6。

表2-6-6　某试验临床研究的直接费用预算

	人数	单价（元）	合计（万元）
招募数	500	—	—
筛选失败数	200	2791.20	55.82
入组数	300	—	—
脱落数	60	5590.20	33.54
完成试验数	240	11180.40	268.33
合计（万元）			357.69

除了与受试者直接有关的费用以外，在临床研究机构还涉及伦理审查、招募广告、文件管理等费用。例如，在上述临床试验项目中，有5个医院参与，则可以计算出间接费用为2.75万元（表2-6-7）。

表 2-6-7 某试验临床研究的间接费用预算

	单价（万元）	数量	合计（万元）
伦理审查（组长单位）	0.25	1	0.25
伦理审查（其他单位）	0.15	4	0.60
中心药房	0.10	5	0.50
招募广告	0.05	5	0.25
其他	0.10	5	0.50
管理费（20%）	0.13	5	0.65
合计（万元）	0.78		2.75

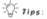

Tips:

院士、首席研究员、
享受国务院津贴专家、
国际或国内高级别奖
励获得者虽然都属于
正高级，但他们的业
绩和影响力更为行业
所认可。

（2）专家咨询费

在临床试验项目的方案设计阶段、项目中期阶段和结束阶段需要频繁地召开各类会议并请专家给予指导。通常情况下，高校、研究机构和医院的专家可以依据其职称来决定专家咨询的费用标准，企业专家可以按其职位或行业影响力来决定（表 2-6-8）。

表 2-6-8 高校、研究机构和医院等专家职称表

级别	高校	研究机构	执业医师	执业药师
正高级	教授	研究员	主任医师	主任药师
副高级	副教授	副研究员	副主任医师	副主任药师
中级	讲师	助理研究员	主治医师	主管药师
初级	助教	实习研究员	住院医师	药士

在预算专家咨询费时，可以根据项目的需要长期聘用或临时聘用专家，根据聘用方式的不同来制作预算（表 2-6-9）。

表 2-6-9 某临床试验项目专家咨询费预算表

咨询方式	专家类别	级别	人数	单价（元/人日）	天数	合计（万元）
研究方案初稿讨论会	肺癌领域专家	高级	3	2000.00	2	1.20

续表

咨询方式	专家类别	级别	人数	单价 （元/人日）	天数	合计 （万元）
研究方案 初稿讨论会	统计学专家	高级	1	2000.00	2	0.40
研究方案 初稿讨论会	伦理学专家	高级	1	2000.00	2	0.40
研究方案 初稿讨论会	药学专家	高级	1	2000.00	2	0.40
研究方案定稿会	肺癌领域专家	高级	2	2000.00	1	0.40
研究方案定稿会	统计学专家	高级	2	2000.00	1	0.40
项目中期数据 安全监查会	肺癌领域专家	高级	1	2000.00	1	0.20
项目中期数据 安全监查会	统计学专家	高级	1	2000.00	1	0.20
项目中期数据 安全监查会	伦理学专家	高级	1	2000.00	1	0.20
项目中期数据 安全监查会	药学专家	高级	1	2000.00	1	0.20
数据盲态审核会	肺癌领域专家	高级	1	2000.00	1	0.20
数据盲态审核会	统计学专家	高级	1	2000.00	1	0.20
数据盲态审核会	统计学专家	中级	1	2000.00	1	0.20
项目执行时 每月定期咨询	肺癌领域专家	中级	1	1000.00	36	3.60
合计						8.20

（3）CRO 合作经费

CRO 合作经费预算需要申办方与 CRO 共同配合才能完成，通常这个过程需要经过招标流程。对于如何进行招标本节不再详述，请参考项目合同管理的相关章节内容。但在最终确定的 CRO 报价中，应该明确 CRO 所提供的服务内容和预算依据。

例如，在一项由 20 家研究机构参与的临床试验项目中，某 CRO 公司承担了项目的数据管理、统计分析和监查工作，其预算见表 2-6-10。

表 2-6-10　某临床试验项目 CRO 人员费用预算表

服务内容	人员	次数	工时/次	单价（元/小时）	合计（万元）	说明
项目准备						
项目资料准备	项目经理助理	1	40	300.00	1.20	
参与启动会议	项目经理	1	16	650.00	1.04	
参与启动会议	监查员	1	16	300.00	0.48	
数据管理						
CRF 审核	数据管理经理	1	40	500.00	2.00	
数据管理计划设计	数据管理员	1	120	300.00	3.60	
数据清理	数据管理员	72	50	300.00	108.00	每月 2 次
参加数据审核会	数据管理经理	1	16	500.00	0.80	
数据管理报告	数据管理经理	2	16	500.00	1.60	
数据管理报告	数据管理员	2	16	300.00	0.96	
统计分析						
统计方案设计	统计师	1	160	500.00	8.00	
统计分析	统计师	2	240	500.00	24.00	
统计分析	程序员	2	720	300.00	43.20	
参加数据审核会	统计师	1	16	500.00	0.80	
监查						
机构资格审查	监查员	15	8	300.00	3.60	15 家医院
机构启动访视	监查员	20	8	300.00	4.80	20 家医院
常规监查访视	监查员	200	16	300.00	96.00	每家医院10 次
机构关闭访视	监查员	20	16	300.00	9.60	20 家医院

续表

服务内容	人员	次数	工时/次	单价（元/小时）	合计（万元）	说明
项目管理						
管理试验项目	项目经理	1	200	650.00	13.00	
管理试验项目	项目经理助理	1	300	300.00	9.00	
文件管理	研究助理	1	100	300.00	3.00	
合计					334.68	

除了上述人员费用以外，CRO 还涉及资料印刷和差旅等费用，这部分费用可以直接从申办方处实报实销，也可以打包在 CRO 费用中（表 2-6-11）。

表 2-6-11 某临床试验项目 CRO 间接费用预算表

预算项	数量	单位	单价（元）	合计（万元）
受试招募材料印制	300	册	100.00	3.00
试验文件翻译费	10000	字	20.00	20.00
文件物资等邮寄	72	次	50.00	0.36
启动会差旅	3	人次	5000.00	1.50
机构资格审查差旅	15	人次	5000.00	7.50
机构启动访视差旅	20	人次	5000.00	10.00
常规访视差旅	200	人次	5000.00	100.00
机构关闭差旅	20	人次	5000.00	10.00
合计				152.36

（4）试验用药购置和管理费用

试验用药相关费用包括包装、标签、储存、管理和运输等环节发生的费用。例如，对于一项 240 例受试者的临床试验，按脱落率 20% 计算，需要准备 300 人份的药品；试验组与对照组 1∶1 分配；受试者需要用药 24 周即需要用药 168 天，每天 3 次，每次 2 片；所有药品每 4 周一个小包装，每人份 4 个大包装，可以形成以下预算（表 2-6-12）。

表 2-6-12　某试验用药购置费预算

类别	人数	用量 （片/日）	天	总量 （片）	单价 （元）	合计 （万元）
试验药	150	6	168	151200	0.50	7.56
安慰剂	150	6	168	151200	0.25	3.78
合计						11.34

在临床试验过程中，上述案例涉及的药品标签和运送相关预算见表 2-6-13。

表 2-6-13　某试验的药品标签和运送相关预算

费用项	数量1	单位1	数量2	单位2	单价 （元）	合计 （万元）
小包装标签印刷	300	人份	24	张	0.50	0.36
大包装标签印刷	300	人份	4	张	1.00	0.12
标签粘贴	300	人份	28	张	1.00	0.84
药物运送	20	家	4	次	500.00	4.00
药物存储	20	家	1	仓库	2000.00	4.00
药物回收	20	家	4	次	200.00	1.60
药物销毁	1	次	1	次	2000.00	0.20
合计						11.12

（5）会议费

在临床试验项目中，一般会涉及多次会议，但最重要的会议便是研究者启动会。假设一个临床试验项目需要召开 2 天的启动会，则涉及的费用预算见表 2-6-14。

表 2-6-14　研究者启动会会议费预算

费用项	数量1	单位1	数量2	单位2	单价 （元）	合计 （万元）
场租	1	间	2	天	7500.00	1.50

续表

费用项	数量1	单位1	数量2	单位2	单价 （元）	合计 （万元）
音响和投影设备	1	套	2	天	2000.00	0.40
背景板制作安装	1	套	1	次	2000.00	0.20
摄影摄像	2	人	2	天	2000.00	0.80
机票（研究者）	40	人	1	次	2000.00	8.00
高铁票（会务人员）	10	人	1	次	1000.00	1.00
住宿费	50	人	3	天	480.00	7.20
餐饮费	100	人次	2	天	200.00	4.00
其他杂费					5000.00	0.50
合计						23.60

6.2.5　制作项目财务预算表

经过上述估算和预算流程后，预算团队应按照临床试验项目的预算科目进行汇总并形成临床试验项目的具体预算文件和成本基线。

（1）项目整体财务预算

在项目整体财务预算表中，列出各预算分类与明细，以便组织为项目准备资金（表2-6-15）。

表2-6-15　临床试验项目整体财务预算表

项目名称		项目编号	
申办方		项目经理	
文档修订历史			

序号	版本	日期	编写人	编写/修订说明
1				
2				
3				

一、概述

简要说明整体财务预算情况。

续表

二、预算汇总

预算分类	总预算（万元）	年度预算（万元）			
		2016	2017	2018	2019
1. 临床研究费用					
2. 中心实验室或中心影像费					
3. 试验用药品或产品费					
...					

三、预算明细

1. 临床研究费用（　　万元）

预算子类	依据/规格/型号/品牌	单价	数量	金额	说明
1.1　机构办管理费					
费用项1					
费用项2					
1.2　伦理审查费					
费用项1					
费用项2					
1.3　研究者费					
项目项1					
...					

💡 *Tips*:

读者可根据实际情况对本表进行修改。例如，物资采购以品牌和型号确定费用项，资料印刷可以纸张规格和是否彩印作为明确依据。

2. 中心实验室或中心影像费（　　万元）

预算子类	依据/规格/型号/品牌	单价	数量	金额	说明
2.1　生物样本检测费					
费用项1					
费用项2					
...					

续表

3. 试验用药品或产品费

预算子类	依据/规格/型号/品牌	单价	数量	金额	说明
...					

四、年度预算

2016 年度 （　　　万元）

1. 临床研究费用 （　　　万元）

预算子类	依据/规格/型号/品牌	单价	数量	金额	说明
1.1　机构办管理费					
费用项 1					
费用项 2					
...					

2. 中心实验室或中心影像费 （　　　万元）

...

2017 年度 （　　　万元）

1. 临床研究费用 （　　　万元）

预算子类	依据/规格/型号/品牌	单价	数量	金额	说明
1.1　机构办管理费					
费用项 1					
费用项 2					
...					

2. 中心实验室或中心影像费 （　　　万元）

预算子类	依据/规格/型号/品牌	单价	数量	金额	说明
2.1　生物样本检测费					
费用项 1					

Tips:

年度预算是对总体预算明细的年度分解。可以在预算明细部分说明年度预算，也可以将年度预算单列。但将年度预算单列更有利于项目或企业的年度财务核算。

续表

预算子类	依据/规格/型号/品牌	单价	数量	金额	说明
费用项 2					
……					
2018 年度（　　万元）					
……					

批准签字

	姓名	签字	日期
申办方代表			
项目经理			

（2）成本基线

虽然在项目预算表中可以按年度划分预算，但相对来说还是较为粗放，而成本基线可以将预算与项目范围和进度计划相结合，形成结合时间段的项目成本预算，便于在项目执行期间监控项目的成本。

制定临床试验项目的成本基线时，可以采取如下步骤。

①识别成本条目

临床试验项目的基线重点在于项目支出，考虑到临床试验项目的特点，支出项主要包括采购和运输项目所需的设备和物资、研究机构和 CRO 等。同时，临床试验项目人员的差旅费用和人员工资也是成本基线的重要组成部分。

②设置成本基线标准

这一步是要建立成本与时间之间的关系，本步骤最重要的任务就是确定成本条目的触发事件和支付时间间隔。例如，研究机构的研究费用按月结算，那么触发时间可以为日历上的月末时间，且付款间隔可以安排在 3～5 个工作日。如果是采购设备和物资等，其触发时间则在物品交付时点，或合同规定时点，或发票交付时点，时间间隔按需要设定。

③按阶段分配成本条目

进行这一步比较简单的方法就是将 WBS 中的工作包或任务作为

成本基线的条目，并将成本预算分配到每年的 12 个月中。如果一个工作包在执行过程中会跨越多个月份，则应结合上一条中付款触发条件来按月份分配。

④按时间段进行成本求和

这一步较为简单，就是按月份将各月中所有成本条目的预算进行求和（表2-6-16）。

表 2-6-16　按时间段进行成本求和示例

工作包/任务	1月	2月	3月	4月	5月	6月	7月	8月	9月	10月	11月	12月	...	合计（万元）
1.1　研究方案和相关文档准备	5	2												
1.2　伦理审批		1	1	1										
1.3　监管机构审批				1										
2.1　试验用药采购					10									
2.2　试验设备、物资采购					20									
2.3　病例观察和院内检验检查						10	10	15	15	20	20	15		
2.4　中心实验室和影像						5	5	6	6	8	8	6		
3.1　数据库构建			10	8										
3.2　数据库运行					10				10			10		
3.3　数据管理						20				20		10		
4.1　监查						5	5	5	5	5	5	5		
4.2　稽查						10				10		5		
5.1　统计分析												15		
5.2　研究报告												20		
6.1　试验关闭														
6.2　文件归档														
6.3　项目收尾工作														
合计（万元）	5	3	11	10	40	50	20	26	36	63	33	86		

⑤绘制成本曲线

成本曲线（图2-6-1）是各月份的成本累积曲线，通常显示为一条S型曲线，其X轴代表月份，Y轴代表项目累积预算。

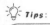

Tips:

当申办方的流动资金不充裕时，使用成本基线的好处就在于可让决策层知道临床试验项目按阶段的投资额，而不用在一开始就准备好项目所需的全部资金。

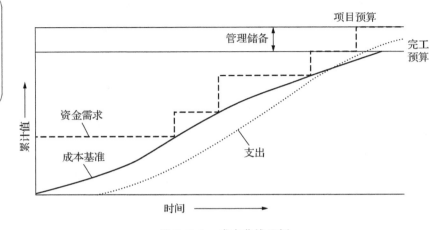

图2-6-1　成本曲线示例

122

7 临床试验项目团队和沟通计划

俗话说"一个好汉三个帮，一个篱笆三个桩"，临床试验项目是由多学科人员组成的复杂团队，而且临床试验项目团队有时没有明显的边界，因此预先对团队的人员组成、分工和沟通交流机制进行周详的计划就显得尤其重要。

7.1 项目团队管理概述

在 *PMBOK GUIDE* 中并没有项目团队（图 2-7-1）的具体定义，但从项目的定义可以看出项目团队是不同于一般的群体或组织，它是为实现项目目标而建立的一种按照团队模式开展项目工作的临时组织。项目团队可以由一个或多个职能部门或组织组成。如果从整个项目管理过程来看，可以发现项目团队应该包括被指派为负责项目可交付成果和项目目标的全职或兼职的人员。项目团队要负责理解应该完成的工作，甚至还需要将所指派的工作列出更详细的计划，同时要求在一定的预算、时间和质量标准范围内完成这些工作。

7.1.1 项目团队的基本特征

项目团队一般具备以下 5 个基本特征。

（1）项目团队必须具有一定的目的

项目团队是为了完成一个项目而组建的临时组织，因此项目团队必须为实现项目目标而任命。

（2）项目团队是一个临时组织

项目团队是为项目而生的，随着项目的结束而终止其使命并被解散，因此它是一个临时组织。

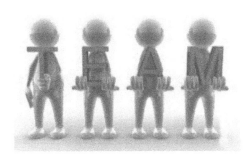

图 2-7-1 项目团队

（3）项目团队成员的业务背景多样

项目团队的组建是以完成项目任务为目标，因此必定涉及不同业务背景的成员共同在团队里工作的现象。

（4）项目团队成员可灵活增减

在项目生命周期内，项目团队成员数量可根据项目任务需要而临时增加或减少。在项目开始时不必建立一个囊括所有可能任务的团队，而是根据当前任务的需要进行聘用，并随着一些任务的结束而变更团队成员岗位或辞退项目团队成员。

（5）项目经理负责团队的运作

项目经理是项目团队的灵魂人物，他负责整个项目团队的日常运作。项目经理的工作不仅包括对项目任务工作的分派、监督和变更，还需鼓励团队成员合作并进行团队建设工作。

7.1.2 项目团队结构设计的基本原则

项目团队要以服务于项目为最终目的，因此在项目团队结构设计时应该注意如下原则。

（1）服务于项目目标

项目团队的结构设计应为项目目标服务，团队内部的功能划分和岗位设计都应以实现项目目标为衡量标准。同时，应尽量避免人为地将任务和责任进行条块分割，从而降低各部门之间或岗位之间的目标一致性。

（2）管理幅度适当

在项目团队结构设计中，任何一个管理岗位的直接管理对象规模或幅度必须适当，这样才能保证沟通渠道通畅且有效。对于项目团队来说，无论管理者的能力有多大，经验有多丰富，也不可能直接与所有下属沟通。因此，团队的层次结构划分必须合理，任何一名管理人员的直接下属数量必须与该管理者的能力、经验和体力等匹配。但同时也要注意项目团队的层级不能无限增长，否则会导致上下层信息传递效率低下。

💡 *Tips:*

通常情况下，一个管理者的直接下属为7~10人效率最高。

（3）权利分配适当

项目团队结构设计必须涉及权利的分配，过度的集权或过度的分权都不利于团队保持高强的战斗力。过度集权是把项目中大部分决策权都掌握在项目经理手中，此举会使项目经理陷入大量的日常琐事中而无暇顾及项目规划、与关键利益相关者的沟通与协调等。过度分权则意味着把相当部分的决策权下放给中层或下层管理人员，虽然分权会提高团队执行任务的灵活性和提升决策的效率，但当中层或下层管理者的能力无法与其权力适应时就会造成项目失控甚至危害项目的成功。因此，在进行权力分配时，需要从管理层的能力、下属的能力、项目的规模和技术、项目的生命周期阶段等因素综合考虑。

（4）项目团队规模适当

项目团队的规模要与项目的任务范围和财务预算相适应。在团队招募人员时，要充分考虑项目的任务范围，并根据范围来确定人数，且项目任务会随着时间变化而变化，项目团队成员会被释放并安排新的任务。同时，还需要考虑项目中的人力资源预算是否足够支撑团队成员的人力成本。在成本有限的情况下，必须权衡团队成员数量与项目任务间的约束关系。

（5）循序渐进原则

项目所需要的所有人员没有必要一次性到位，在创建项目团队时应优先保证第一阶段的需求。实际上，没有人能够精确地测算出一个项目到底需要多少人，任何时候都只能得到一个粗略的估算。另外，随着项目的进展，成员对项目任务的了解也越来越深入，工作效率也会不断提高，因而人力的需求也可以进一步调整和优化。

7.1.3　项目团队的组建方法

在组建项目团队时可以使用如下方法。

（1）预分派

预分派的含义是在项目未立项或项目计划阶段就将特定的人员或团队分配到该项目中。例如，如果项目经理是在项目章程中任命的，那么项目经理就是被预分派至项目团队。除此之外，参与项目立项调研或项目竞标和谈判的人员通常也属于预分派成员。另外，对于项目中需要的特殊技能人才也可以提前进行预分派。

（2）组织内部协商

项目团队成员多数是从组织内部职能部门或其他项目组调动进入的，因此项目团队的组建必须与组织的职能部门或其他项目组进行协商，以便得到本项目所需的成员。在以协商方式得到人才时，职能部门的经理往往有较大的话语权，如果出现多个项目争抢人才时，职能部门的经理通常会将出色的人才分配到有利于本职能部门发展的项目中。

（3）组织外部招聘

当项目的实施组织缺乏完成项目所需的内部人才时，需要从外部获得所需人才，组织外部招聘可以采用组织直接雇佣或人力资源派遣方式。通常情况下，直接雇佣方式需要组织的人力资源部门负责招聘和选拔工作，项目团队需要为人才招聘提出要求，但这种方式需要考虑项目结束时人才如何遣散。相较于人力招聘，人力资源派遣方式就较为灵活，项目团队可以根据项目需要通过派遣公司得到专业人才，人才的工作由项目团队安排，但与这些人才有关的人力资源管理工作则由派遣公司负责。

7.1.4 项目团队建设的 5 个阶段

有一种关于团队发展的模型叫塔克曼阶梯理论，它将团队建设分为 5 个阶段：形成阶段、震荡阶段、规范阶段、成熟阶段和解散阶段。

（1）形成阶段

在本阶段，项目组成员刚刚开始在一起工作，总体上有积极的愿望，急于开始工作，但对自己的职责及其他成员的角色都不是很了解，他们会有很多的疑问，并通过不断摸索以确定何种行为能够被接受。

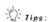

项目的重要岗位应优先考虑组织内部资深人员，因为其相互比较了解，团队成员间更易于合作，同时能保证项目有良好的开端。

临床试验项目中的SMO和CRC就可以理解为以人力派遣方式进入项目工作。

项目经理应花大量的时间进行团队的指导和构建工作，向项目组成员宣传项目目标，并为他们描绘未来的美好前景及项目成功所能带来的效益，公布项目的工作范围、质量标准、预算和进度计划的标准和限制，使每个成员对项目目标有全面深入的了解，建立起共同的愿景，还要明确每个项目团队成员的角色、主要任务和要求，帮助他们更好地理解所承担的任务。项目经理应与项目团队成员共同讨论项目团队的组成、工作方式、管理方式、方针政策，以便取得一致的意见，保证今后工作顺利开展。

（2）震荡阶段

随着项目工作的开展，项目成员的个性差异会逐渐暴露，项目本身的问题也会浮出水面。项目成员可能会发现现实与理想的差异，面临繁重的任务或目前解决不了的困难都会使成员之间关系紧张，从而引发团队内部的激烈冲突，降低团队士气并可能引发离职。

在这一阶段，项目经理应多与团队成员沟通，允许成员充分表达不满或他们所关注的问题，关注成员的工作与心理辅导，努力解决问题和化解矛盾，鼓励团队成员共同面对困难、共同决策、共同解决问题，创造一个理解和支持的环境。

（3）规范阶段

当团队成员经过震荡阶段并克服各种困难后会逐渐冷静下来，成员之间开始表现出彼此的理解、关心和友爱，亲密的团队关系开始形成，团队开始表现出凝聚力。另外，团队成员通过一段时间的工作，开始熟悉工作程序和标准的操作方法，对组织的各类制度也逐步熟悉和适应并严格遵守。

在这一阶段，项目经理可以减少指导性工作，多给予团队成员支持和帮助，鼓励成员个性发挥和培育团队文化。尤其是培养成员对团队的认同感、归属感，努力营造出相互协作、互相帮助、互相关爱、努力奉献的精神氛围。

（4）成熟阶段

经过长期磨合，在这一阶段团队的结构完全功能化并得到认可，内部致力于从相互了解和理解到共同完成当前工作。团队成员一方面积极工作，为实现项目目标而努力；另一方面能够开放、坦诚及时地进行沟通，互相帮助，共同解决工作中遇到的困难和问题，创造出更高的工作效率和满意度。

在这一阶段，项目经理可以授予团队成员更大的权力，以便让他们发挥更大的潜力。可从整体把握项目计划的执行情况，集中精力了解掌握有关成本、进度、工作范围的具体完成情况，以保证项目目标得以实现。同时应做好对团队成员的培训工作，帮助他们获得职业上的成长和发展，对团队工作绩效做出客观的评价，并采取适当的方式给予激励。

（5）解散阶段

随着项目目标的达成，团队也进入到了解散阶段。在这一阶段，团队成员可能因为面临离开曾经战斗过的团队而产生焦虑，同时也可能会对未来感到担忧。这种情绪的波动可能导致团队工作效率降低。

在本阶段，组织内部应该为项目团队成员的未来去向做出清晰的安排，例如，让现有项目团队成员加入新的项目，以减少团队成员的后顾之忧。同时，项目经理要做好团队成员的思想引导，提高成员对现有项目的责任心，使团队成员能够在项目收尾阶段坚持岗位，完美地结束项目。

7.2　临床试验项目团队组成及职责

7.2.1　临床试验项目团队的整体构成

由于临床试验项目涉及的领域较为广泛，其团队成员不可能只来自于一个部门或小组。在通常情况下，临床试验项目团队是一个由多部门或小组成员代表组成的跨部门综合团队（图2-7-2）。每个小组都应当有自己的目的、负责人、成员和主要任务指标等。当然，在组织里不同的工作小组的名称或组建形式可能并不相同，组织应根据自己的工作章程和环境建立符合自身SOP要求的临床试验项目综合团队。

在GCP中给出了通常情况下临床试验项目团队应该具备的成员名称及其职责的描述。临床试验项目团队应该包括如下成员组成。

申办者：临床主管、项目经理、项目助理监查员、项目医师、稽查员、药政事务组、财务事务组、合同事务组、药物供应事务组、安

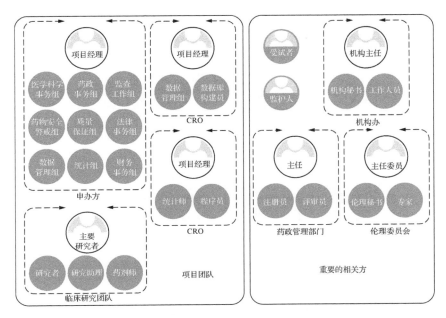

图 2-7-2　临床试验项目团队的整体构成

全监督人员、统计师、数据管理组、销售代表等。

　　临床研究组织：人员组成与申办者基本相似，它是申办方的法定
代表，负责发行申办者的职责和义务。

　　研究机构：研究者、研究协调员、受试者、附属研究者、药剂师
（非必需）、药政事务组（非必须）、合同管理人员等。

　　伦理审查委员会：伦理秘书、专家等。

　　药政当局：负责注册、审评等各类人员。

　　其他：中心实验室、独立的安全监查委员会等。

7.2.2　申办方及相关组织

　　根据 GCP 的规定，申办方是整个临床试验的最终责任人，诸如
合同研究组织等第三方机构均由申办方统一管理，因此本节将对申办
方和相关组织的职责一并介绍。下面是对临床试验项目团队的核心成
员（图 2-7-3）进行介绍。

　　（1）项目经理

　　在进行临床试验项目的过程中，高效率的临床团队是取得高质量

🔅 *Tips*:

严格来说，药政当局、
独立的伦理委员会和
安全监查委员会不属
于临床试验项目团队，
而属于项目相关方。

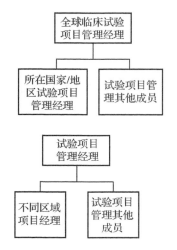

图 2-7-3　临床试验项目团队的核心成员

临床试验结果的重要前提之一。项目经理是临床试验项目的核心，其负责临床试验项目的计划、协调、管理和推动其顺利进行和完成。组建项目团队也是项目经理主要任务之一，项目经理的成功与否完全建立在团队成员的选择及其成员对临床试验项目是否积极参与和贡献程度之上。鼓励团队人员分工合作并监督，必要时向主管人员或部门汇报项目的进展情况。同时，项目经理还会负责或参与制订项目预算，并根据项目进展情况核算项目预算与工作任务的执行情况。

对于跨国合作的临床试验项目或超大型临床试验项目，可以设立多名项目经理。总项目经理负责整个临床试验的管理，但可以根据项目实施的国家或地区分别设立国家/地区项目经理，或国内区域项目经理。

①申办方总项目经理

无论是大型跨国临床试验项目还是在单一国家/地区组织的小型临床试验项目，申办方总项目经理都是整个临床试验项目总负责人，其责任主要包括如下。

●组织并完成临床试验研究方案和项目管理计划，在临床试验项目全过程中监督和控制项目团队依照临床试验计划完成所有任务

●根据项目需要，策划、主持和协调项目的申办方启动会、研究

者启动会、CRO 启动会，以及项目执行过程中的研讨会和结束期间的总结会等各类会议

• 出席由申办方管理部门、研究机构、CRO 公司等召开的项目工作会议，听取各方对临床试验项目的想法或要求，向相关人员汇报项目进展情况，沟通并促进项目执行

• 主持项目组会议，掌握项目的最新进展情况，针对出现的问题进行讨论并提出对策

• 针对项目执行过程中的重大问题提出决策建议，提交申办方管理层或项目办公室决策层

• 与职能部门保持联系，与团队成员沟通日常工作情况，负责团队成员的项目业绩考核

• 与财务部门保持联系，监控项目的实际花费并调整预算平衡

②国家/地区/区域项目经理

当临床试验在多国进行时，通常会在其所在各国的当地任命项目经理。如果只在一个国家进行，但项目规模较大，可以任命多个区域项目经理。这些国家、地区或区域项目经理的主要职责包括如下。

• 组织和协调所在国家、地区或区域的所有临床试验项目活动，包括研究机构选择、当地研究项目预算、向伦理审查委员会申请临床试验方案的批准、研究项目进程的管理和监督等

• 向申办方总项目经理汇报当前国家、地区或区域项目执行的情况、遇到的挑战等，以供总项目经理决策

• 代表所在国家、地区或截获出席总项目管理组相关会议

（2）项目管理组

临床试验项目管理组是辅助项目经理完成临床试验的工作组，项目管理组由项目经理负责，团队成员包括主要研究者、资深药政事务人员、质量管理负责人、数据管理经理和工作人员。如果临床试验项目部分工作外包给合同研究组织或中心实验室等第三方，则这些第三方组织的项目经理应当成为申办者临床研究项目管理团队的成员之一。

项目管理组的工作内容比较繁杂，包括建立临床试验项目的管理程序、标准操作规程、文件管理系统、员工培训等。同时，项目管理组负责根据项目整体计划进行分解，制定出阶段性计划和具体目标，

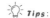

Tips:

临床试验项目经理的主要工作内容表现为沟通，通过与项目所有相关者沟通掌握项目整体情况并进行决策。

Tips:

国家、地区或区域项目经理的主要工作与总项目经理基本一致，唯一的区别是向上汇报的人为总项目经理。

并确保试验项目的启动、进行和结束过程都遵循 GCP、药监部门发布的相关规范和相关法规要求。项目管理组还负责制订团队的培训计划，并对所有成员进行培训。参与研究者手册、实验室操作手册、药房管理手册、文档管理手册等程序的制定。对所有参与研究的研究机构和合同研究组织人员提供针对试验方案、研究者手册、受试者保护和研究相关程序的培训等。

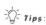

Tips:

项目管理工作组要注重临床试验项目的整合管理，积极与各专业工作组协调沟通，从整体促进临床试验项目进展。

由申办方成立的项目管理工作组除了要完成申办方团队的管理工作外，还要负责协调合同研究组织、中心实验室、电子化系统供应商等第三方项目团队。必要时，项目管理工作组应邀请各专业化工作组、资深管理人员和各类专家共同参与决策。

①制定项目管理程序

项目管理组负责为整个项目制定各类标准化程序手册和 SOP，使临床试验项目符合 GCP 标准。这些程序包括研究机构选择程序、研究机构是否合格鉴别程序、试验过程监督程序、主要研究人员及其职责、临床研究行为规范、项目管理工具、文档管理标准和工具、培训计划、方案违规记录和豁免程序等。

②合同研究组织等第三方组织的管理和监督

项目管理组应总体负责合同研究组织、中心化实验室等第三方组织的管理，包括定期召开各方会议、监督工作进展、接受项目工作汇报和报告、沟通协调并解决各方问题等，以确保参与临床试验项目的各单位所从事的工作和质量符合申办方及 GCP 的要求。

③构建项目文档管理规范和程序

临床试验项目的主文档管理标准和程序应该由项目管理组来主导建立，该主文档必须按照法规要求制订，并由项目管理组负责收集和管理，在项目进行过程中随时进行档案的收集和维护，明确文档管理的责任人，制订文档管理人员的操作规范，以方便药品监督管理部门、伦理委员会和申办方稽查。临床试验主文档包括与试验项目管理和监督有关的文件、研究机构相关文件和合同财务等文件，且前两者应能随时提供给药品监督管理部门稽查。

④制订培训计划和实施培训

项目管理组负责制订临床试验整体的培训计划，例如，对所有人员的 GCP 知识培训、受试者权益保护知识培训、药物安全性监督职责培训、临床研究方案培训等。同时，在项目执行过程中，项目管理组必须按照这些培训计划开展培训活动，在必要情况下可以邀请其他专业化小组人员参与。

⑤辅助项目相关专业化工作手册制作

在临床试验中涉及实验室操作、供应管理操作、实验设备操作、检测物质供应、实验样本采集程序、样本储存要求、样本运输程序、药房管理程序、药物配置方法、研究药物收讫、储藏、分发、清点计量、退还和销毁等程序。上述程序既涉及专业化操作，又涉及符合临床试验项目的整体管理，因此项目管理组应该参与到这些专业化的工作手册制订中去。

（3）医学科学事务组

临床试验项目是一项科研项目，建立科学事务组的目的是为申办方的临床研究战略和科学方向提供帮助，为临床研究计划的制定和执行提供科学指导和监督。科学事务组一般由申办方的临床主管或科学主管负责，团队成员包括医学或科学部门负责人、医学专家、药学家、统计师、资深临床项目经理、资深药政事务人员等资深专家和管理人员构成。

在临床试验项目的启动阶段，科学事务组负责制订研究者手册、试验方案、统计分析计划等临床试验重要文件，并进行审评和批准。科学事务组的主要工作如下。

①制订研究方案

研究方案包括试验项目的目的、背景、方案设计、试验方法、数据或指标的采集方法、统计方法和其他试验项目有关的重要事宜。研究方案也需要报送药政管理部门、伦理委员会和各级药政管理机构进行审阅和批准，只有通过上述过程才能启动临床研究。在临床研究过程中，研究方案是指导研究者明确研究目的，并依照方案规定进行临床研究的过程。

②制订研究者手册

研究者手册也是临床试验中非常重要的文件，它是指导研究者执行研究方案的详细说明文件，与研究方案一样也需要提交给药政管理部门、伦理委员会等审阅和批准。

③制订受试者保护程序

在制订研究手册的同时，医学事务组还应制定符合 GCP 中对受试者保护要求的操作规范和执行程序。制定受试者权益保护的原则、隐私信息管理的要求、弱势群体保护原则、知情同意书的撰写要求、知情同意书的管理、受试者异常检测结果的知情权、紧急情况下的处置程序、严重不良事件报告和管理程序等。

④制定受试者招募和依从性管理程序

医学科学事务组还应考虑制定受试者的招募和依从性管理程序，包括制定受试者招募广告、广告发布媒体选择、广告发布方式、老人及儿童等特殊人群招募策略、受试者依从性管理策略等。

（4）药政事务组

药政事务组负责指导临床研究计划活动的药政规范，并负责向各级药政管理部门、临床试验管理部门和伦理委员会等进行沟通。药政事务组通常由药政部门负责人、资深药政管理经理、资深科学家、临床部门负责人和其他必要的相关事务的负责人员等组成。

药政事务组的任务包括撰写新药研究申请文件、向药政管理部门递交申请、回复药政管理部门的信函或问题、保持与药政管理部门的沟通等工作，确保在药品审评过程中与药政管理部门及时、无误地沟通。同时，药政事务组在工作中也需要得到其他工作组或专家的支持，以确保与药政管理部门的沟通正确且合规。药政事务组的主要工作如下。

①新药申请

在临床试验项目启动阶段，药政事务组负责准备新药临床试验申请所需要的各类文件和材料，并代表申办方向药监管理部门按规定流程提交新药研究申请。如果是跨国多中心临床试验，药政事务组必须按各国的要求分别进行申请材料的递交。

②安全监督和报告

在临床研究过程中，药政事务组应监督试验过程中出现的任何严重不良事件，并在规定时间内按照规定流程向药品监督管理部门、伦理委员会、申办方、主要研究者进行报告。

③临床研究过程报告

在临床研究过程中或临床研究结束阶段，也需要按照规定向药品监督管理部门提交报告。在临床研究结束时，需要向药政管理部门提交完整的临床研究报告和新药申请相关的必备文件，以及在必要时向药政管理部门提交补充报告。

（5）数据管理组

数据管理组主要负责临床试验过程中所有数据的采集、管理、转移、存储等工作，以及数据的计算机化系统管理工作，从而保障临床研究过程所有数据的完整性。数据管理组通常由数据管理部门负责人、资深临床项目经理、数据管理员、IT技术员和其他相关人员组成。

在临床启动前，数据管理组负责完成数据管理计划书、病例报告表、带注释的病例报告表、病例报告表填写指南、数据库构建和传输协议等。还要完成临床病例报告表的数据库构建、测试和上线，数据迁移程序构建、测试和上线等。在临床研究过程中，数据管理组负责按照数据管理计划进行试验数据的清理和数据库锁定等。数据管理组在工作时，需要与其他工作组相互配合，尤其是与数据工作比较密切的统计小组或成员。

①制订数据管理计划

数据管理计划是临床试验中数据管理工作的指导性文件，其内容包括数据如何采集、备份、清洗、质疑、疑问澄清、数据安全性、数据备份、数据锁定等规定。数据管理组要负责制订数据管理计划，并对该计划进行审阅和批准。同时，也负责对涉及数据管理的人员进行培训。在试验进行过程中，还应根据试验实际情况对数据管理计划进行补充或更新。

②设计病例报告表

数据管理组负责根据临床研究方案和病例报告表初稿等材料进行病例报告表的设计，包括受试者的人口学情况、入选和排除标准、既往病史、合并用药、疗效评价方式、主要和次要终点指标、不良和严重不良事件报告、研究结束刻录、提前退出记录、研究者评注和研究者签名等数据项。

③制订病例报告完成指南

数据管理组负责完成病例执行表填写指南的制定，以指导研究者准确地完成病例报告表填写，防止出现数据记录错误，确保数据的质量。

④制订病例报告表注释

数据管理组需要根据病例报告表中的每个数据项制订数据注释，其目的是帮助构建数据库和指导统计人员理解最终临床数据与病例报告表的对应关系。在制订病例报告表注释时，需要确定各个变量的名称、标签、类型、格式、长度、值域、备选项和说明等，同时还需要说明不同变量间的逻辑关系。

⑤电子采集系统选择建议和数据库构建

目前市场上有各类的电子数据采集系统，数据管理组需要根据申办方的要求在特定的电子数据采集系统上构建数据库。但在这个过程中，数据管理组也可以提供自己的建议，包括不同电子数据采集系统的特点和优势等，以供申办方参考。在待定的电子数据采集中，数据管理组需要根据确定的病例报告表完成数据库的构建，即完成电子病例报告表的开发工作，这其中既包括构建电子表单，也包括构建电子表单内或表单间的逻辑核查程序。在此过程中，还要负责进行数据库的测试、用户接受性测试和线上发布等工作。在临床试验过程中，还需要根据最新情况决定是否进行电子化病例报告表修改或实施修改程序。

⑥数据管理和清理

在试验进行过程中，数据管理组应按照数据管理计划和 SOP 对试验数据的录入、清理、稽查和锁定等工作负责。对关键数据、主要和次要终点指标通常需要进行 100% 的稽查，其他数据也应当以一定的比例予以稽查，以监测数据的系统错误、随机错误的概率，并保证整体数据的准确性。同时，数据管理组须向试验管理部门提供试验数据录入情况和数据质量评估报告。

⑦外部数据导入

针对第三方数据，数据管理组要负责对外部数据进行分析并制订详细计划。在导入过程中，详细记录其操作过程，并做好应急预案，确保数据正确导入。在数据导入后，要对导入结果进行验证，以确保数据导入结果与预期一致。

⑧数据导出

在临床研究结束后，临床试验数据通常需要导出给统计分析人员以便完成数据分析。数据管理组需要制订数据导出计划和详细方案，包括数据导出的范围、内容、文件格式等。在正式执行数据导出时，需要将导出过程详细记录。在数据导出后，还需要将导出的数据与电子化系统中的数据进行一致性核对并记录。

⑨数据库锁定和解锁

在临床试验结束后，由数据管理组负责进行数据库的锁定，数据管理组要负责将系统中的用户账户移除或取消其数据编辑功能。如果在数据库锁定后出现重新解锁的情况，需要由相关人员审批并由数据管理组人员具体操作执行。无论是数据库锁定还是解锁，都必须按照事先建立的标准操作规程执行，并在操作过程中详细记录。

（6）统计组

统计组主要负责临床试验过程中统计计划的制订和实施，确保临床试验的随机分组、统计分析过程和结果正确，从而保障临床研究结果的科学性。统计组通常由统计部门负责人、统计设计师、统计程序员和其他相关人员组成。

在试验准备阶段，统计组应参与临床研究方案的制订，负责其中统计分析计划的制订。依据临床研究方案计算样本量、设计药品编盲表等，并在临床阶段结束后完成统计分析并撰写统计分析报告等。

①制订统计分析计划

统计分析计划主要包括试验的样本量、随机方法、数据分析方法及统计分析结果报告图表的标准和要求。其中还包括试验的主要和次要终点指标，以及如何对这些指标进行分析和报告的详细说明。同时，还要指明统计所应使用的软件或编程语言、统计程序的质量保障措施，以及统计结果的质量验证方法。统计分析计划与临床试验结果密切相关，需要在临床试验结束后递交给药政管理部门，它关系到干预措施疗效的证明。

②样本量计算和随机方法设计

在临床试验项目启动阶段，统计组按照统计分析计划计算出项目样本量，并根据病种、研究领域和研究机构等实际情况估算受试者招募数量，根据可能的脱落率计算最小入组人数。依据试验方案设计选择合适的随机化方法并编程，生成随机数据表，指导数据库建设人员构建随机化分组计算机系统，参与随机分级模拟测试以确保分组结果正确。

③药品分组与编盲表设计

统计组人员还应该帮助建立药品分组与编盲表的设计，可利用统计分析程序建立编盲表，并帮助供应管理组设计药品包装标签和供应管理模式。指导数据构建人员建立药品供应管理计算机系统，参与药品分组测试以确保随机分组与药品分发的正确。

④数据分析与报告

统计组应依照研究方案规定进行统计分析，包括中期分析或结束阶段的统计分析。在实施统计分析时，应采用必要的措施保障程序的编写质量和统计结果的正确。例如，可以由 2 名程序员共同编写程序和进行统计分析，当出现两者结果不一致时由第 3 名程序员和资深统计师参与确认统计结果。最后，由统计组完成统计分析结果的报告撰写。如有必要，应根据最新情况对统计分析计划、统计程序进行更新和调整，但所有过程必须记录在案。

⑤辅助临床研究结果报告撰写

在临床试验最后阶段需要撰写临床研究报告，由于统计组是数据分析报告的直接责任人，其结果与临床研究结果报告关系密切，因此统计组应辅助医学撰写人员完成临床研究结果报告撰写。包括帮助整理统计分析结果中的图或表，帮助解释统计分析结果及其与医学含义间的关系等。

（7）药物安全监督管理组

药物安全监督管理组负责建立药物警戒系统，并负责报告临床试验过程中出现的任何不良事件，定期审阅临床试验数据及重新评估受试者的风险程度。药物安全监督管理组由药物安全部门负责人、药物安全管理专家、医学专家、资深临床人员等构成。

药物安全监督管理组负责构建药物安全监督管理制度、标准操作程序和进行严重不良事件的跟踪、管理和报告。

①制定药物安全监督程序

药物安全监督管理组应依照 GCP 建立与研究项目有关的安全监督规范程序，包括严重不良事件的种类和评估方法，文件记录格式，报送给药品监督部门、伦理委员会和研究机构的方式方法，跟踪严重不良事件的方式方法，文件记录程序。

②实施数据安全监督

药物安全监督管理组按照 GCP 规定和项目建立的标准工作程序定期审阅临床试验数据，并不断评估受试者的风险和受益，根据评估结果向申办方提出有关受试者是否安全和是否继续参加临床试验的建议，并对试验的有效性和科学性提出建议。

③管理药物安全数据库

安全数据库需要记录所有严重不良事件报告数据，并按照 SOP 进行事件追踪、数据质疑、数据核查、医学评估、后续报告和数据归类编码等工作。药物安全监督管理组负责建立、记录和维护严重不良事件数据库。向各类用户分配安全数据库的使用权限，对所有安全性数据进行审核和认证后输入数据库。负责对安全数据库中所有数据进行数据质疑、数据变更和数据控制等操作。利用标准化术语字典对安全数据库中的数据进行编码和归类，对模糊数据提出质疑。在试验结束和数据库锁定前，对安全数据与临床数据进行一致性的核对，并将所有过程和结果记录在案。

（8）质量保证组

质量保证组主要的责任是通过独立的稽查活动来确保参与试验的各方行为和项目执行过程符合预定的规范。质量保证组一般是由药政依从性部门承担，也可以是外聘的质量保证团队，其成员包括质量保证人员、稽查员和其他相关人员等。

①制订项目质量保证计划

质量保证组负责制订整个临床试验项目的质量保证计划，在该计划中应明确所有试验操作过程的行为规范，指明临床试验项目进行过程中临床质量稽查的类别、次数和频率等。说明稽查工作包含的内容，例如，数据库认证计划和报告的审查、试验项目主档案的管理、临床试验行为规范和程序的依从性等。

②制定合同研究组织等的质量保证计划

对于合同研究组织和其他临床试验项目的服务或产品提供商而言，质量保证组也要制订对应的质量保证计划。包括对第三方的资格审核，制定相应服务或产品的质量管理体系来确保临床试验项目进行过程中的行为符合其体系和申办方要求等。

③独立的稽查和报告

质量保证组需要按照其质量保证计划对临床试验的各个参与方进行稽查，稽查员在完成稽查后需要提交稽查报告，并就稽查过程中发现的问题进行总结并指明修正问题的时间期限和行动要求等。

（9）监查工作组

监查工作组负责制订临床试验监查计划并予以实施，以保证临床研究质量。监查工作组通常由申办方专门成立的监查团队组成，包括临床人员、质量保证人员、药政事务人员、监查员和其他必要的相关人员。如果监查工作外包给合同研究组织，合同研究组织的项目经理则为监查工作组的成员之一。监查工作组的核心成员是监查员，其主要工作是监督和报告临床试验的进程和审核数据，监查员也是申办方和研究者之间的沟通桥梁。

监查工作组的责任是确保临床试验符合试验方案、标准操作规程、GCP 和药政法规等。监查工作组的主要对象是研究机构和研究者，主要责任包括制订监查计划，其内容包括监查目的、频率和访问时间，同时制定监查访报告规范。监查工作组还负责在临床试验前进行研究机构资格评价性监查、研究机构启动时监查、常规监查和结束试验时监查等，可见其任务涵盖临床研究的全过程。在此期间，监查工作组也需要帮助其他工作组制定知情同意书和受试者招募策略，并协助递交伦理委员会审批。

①制订监查计划

监查工作组负责制订临床监查计划，在计划中明确每次研究机构监查访问的目的和频率、源文件核查程序、解决数据疑问的程序，以及研究机构在知情同意书、受试者权益保护、伦理委员会审批、实验室检测程序、研究药物清点计量和管理、药政文件审核、研究文件审核和不良事件报告等程序上是否符合 GCP 规定等。

②筛选研究机构

在研究机构选择阶段，监查组需要对备选的研究机构进行资格审查，通过与研究机构相关负责人和研究者的交流，判断该研究机构是否符合试验方案要求。对于符合要求的研究机构，协调签署研究合作协议，并帮助完成研究机构启动。

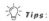

Tips:
对第三方的稽查结果还可以影响到申办方与服务或产品提供方的合作协议执行评估，甚至可能影响到协议条件的变更。

Tips:
根据GCP规定，监查组是确保临床试验过程合规的直接责任人。

③监督和管理试验过程

监查组的监查范围几乎涵盖临床研究全过程。包括检查研究者进行试验项目的程序和行为是否符合 GCP、药监部门和试验方案的要求。

检查研究者使用的是最新的研究者手册、临床病例研究报告、最新的已被独立伦理审查委员会批准的临床试验知情同意书，以及其他相关的试验指南、报表、申请和批准文件等。

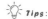

确保研究者按照 GCP 和试验方案的要求进行临床试验，在所有药政部门和中心或当地独立伦理审查委员会所要求的批准都已获得后，每位受试者加入临床试验项目之前都需要经过严格的知情同意过程，且知情同意程序需要规范进行并符合伦理。

检查研究药物的分发和管理程序是否合规且正确执行，受试者药物服用的数量是否准确，研究记录和源文件是否保留和准确，疗效评价和数据收集程序的正确与否等。

核实研究机构的人员、设备和资源，包括实验室、诊疗室、仪器和人员资格都满足临床试验项目的要求，并保证特定的试验程序由授权的人员完成，确保中心实验室的文件齐全并存档。所有试验文件的变更都应由授权的研究机构人员签署和注明变更日期。

核对研究机构试验药物供应是否充足，储存是否适当，分发、保留和退还步骤是否正确，对所有试验药物的监查应记录在案，保证临床试验项目的其他物品的齐全和充足。

检查受试者招募的目标人群和首次筛选程序中所用的试验项目的背景介绍是否准确，以及研究机构所用的知情同意程序是否准确，弱势群体是否得到保护，性别是否平等，受试者权益保护等原则在招募过程中是否得到很好贯彻，所有受试者使用的材料是否获得伦理委员会的批准。

核查受试者的招募和试验数据，对疑问数据提出质疑并核对原始文件，以确保数据的真实性、完整性、一致性和准确性。检查所有不良事件是否都按照 GCP 和临床安全数据管理指南的要求及时报告，核查严重不良事件的监督和报告是否及时完成。

④完成监查报告

在每次针对研究机构的监查后，监查组应当完成监查报告，包括有关监查中发现的重大事件、违规行为，以及所采取的相应矫正措施。

⑤研究者培训和工作矫正

必要时监查组应对研究机构人员进行培训或再培训，以确保研究人员正确理解了研究方案和各类规范，在监查过程中发现研究者的行为偏差也应当告知并指出应采取的矫正措施。如果是在监查后提出矫正措施，监查组应该在下次监查时审阅和跟踪监查报告中提出的工作矫正内容的完成情况。

⑥协助伦理部门申请和药监部门申请

如有必要，监查组可协助研究机构完成伦理委员会和药监部门申请程序，包括提供必要的试验方案、研究者手册、知情同意书、受试者招募材料和工具、受试者疗效评价工具、研究者简历、必需的药监部门申请表格等。

（10）法律事务组

法律事务组主要负责与研究机构、合同研究组织和其他各类服务或产品提供商进行符合公平合理等法律原则的合同谈判和签署。法律事务组一般由法律事务部负责，成员包括资深法律顾问、商务人员、项目经理、合同管理人员、法律和风险管理专家等。

法律事务组要负责研究机构的承担临床试验项目的合同或协议在临床试验项目启动前完成协商、签署批准和生效。协议或合同中明确了各方的责任和义务，承担的工作事项和安排，意外保护要求条款和财务补偿条款等。除了负责与所有相关方签署合同或协议以外，法律事务组还应保证在研究药物发放到研究机构之前和招募受试者之前获得有效的临床试验保险合同和协议。为了保证受试者的权益和安全，在任何受试者被招募之前，临床试验保险协议必须生效。

（11）财务事务组

财务事务组主要负责管理临床试验项目过程中所有与财务付讫、收讫和项目经费平衡有关的事务。财务组由一般财务管理部门负责，包括会计师、项目经理、现金出纳等人员。

在研究计划阶段，财务组应对项目预算提出建议。在合同执行阶段应根据合同中有关研究费用按时拨付。同时，对整个临床试验项目的经费进行实时监控，确保项目费用得到正确且合理的支付。

7.2.3 临床研究机构

临床研究机构是临床试验项目最重要的参与方，负责临床试验项目中医学事务的具体执行。研究机构中最重要的人员就是研究者，研究者可以是个人也可以是集体。如果研究者是一个集体，通常其团队负责人称主要研究者。研究者负责具体执行临床试验项目，负责试验中所有与医学相关的决策，并且负责保护受试者的权利、健康和安全。按照 GCP 的要求，研究者的职责如下。

①组织团队和资源

作为临床试验的主要研究者，应有能力组织符合条件的研究者团队参与临床试验，以及具备动用医疗机构、设施、设备等来完成试验的能力。要确保所有参与试验的研究者有充足的时间来完成临床试验相关任务，以及预计数量的受试者招募。

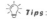
Tips:

通常情况下，研究者需要获得GCP培训证书才能从事新药临床试验。

②确保受试者充分知情

作为受试者的直接沟通对象，研究者要确保受试者对研究方案、自身权益等充分知情。在执行知情告知的过程中，应使用简洁和非技术性的语言使受试者或其法定代表人能充分理解知情同意书所述内容，并将知情过程详细记录在案。不强迫或引诱受试者参与或继续参与临床试验。当知情同意书出现重大更新时，应再次执行受试者知情同意的过程。

③得到充分的培训

研究者应得到充分的培训，以完全理解临床试验方案、研究者手册等所讲述的内容。充分了解试验用药的剂型、性质、用途、作用机制、稳定性、特殊的制备、储存、管理和服用，以及药物回收等规定并严格执行。

④严格执行研究方案

研究者团队应严格遵守 GCP 规范和临床试验方案来执行临床试验相关任务。一般情况下，未经申办方和伦理审查委员会的书面批准，研究者不应偏离或改变试验方案。在受试者会受到伤害等紧急情况下，为了保护受试者免受伤害，研究者可以偏离试验方案，但应将所有过程记录在案并及时呈报给申办方。

⑤按照规定向伦理和药监管理部门报告

研究者应确保临床试验已获得伦理委员会和药监管理部门批准后，再开始开展临床试验项目中相关临床活动，并且按照规定定期向独立伦理委员会和药品监督管理部门提交临床试验的书面进展报告。在临床试验执行过程中，当发现有显著影响受试者风险的因素或临床试验项目有显著的进展变化时，都应及时向申办方、伦理委员会和药品监督管理部门提交书面报告。

⑥严格执行不良事件报告制度

研究者应严格执行 GCP 规定的不良事件报告制度。任何不良事件、严重不良事件或非预期的严重不良事件，都应在规定的时间内以规定的形式向申办方、伦理委员会或药监管理部门报告。研究者还应确保发生不良事件的受试者得到及时合理的医治。

7.2.4 临床试验项目团队构建模板

无论是申办方、研究机构还是 CRO 公司，临床试验项目团队的组织都是随着项目的开展而不断进行的。在项目开始前应招聘项目启动相关的岗位人员，随着项目的进展应招聘项目执行过程中的岗位人员。项目中所有人员需求计划应该在项目启动前完成，但在项目进行过程中也可以根据实际情况进行调整。下面介绍几种临床试验项目团队构建中常用的表格。

（1）项目人员需求总表

通过临床试验项目所有工作任务的分解，基本可以预测出项目团队的规模。项目经理应根据项目任务规模和任务分解制订项目总体人员需求计划，并且该计划需要得到该项目的主管副总和人力资源管理部门的批准（表 2-7-1）。

表 2-7-1　临床试验项目人员需求总表模板

项目名称	ABC 项目	项目编号	ABC-001
申办方	×药业	项目经理	××
文档修订历史			

序号	版本	日期	编写人	编写/修订说明
1	1.0	2018－5－21	××	

续表

序号	版本	日期	编写人	编写/修订说明
2				
3				

一、概述

对项目背景和整体人力资源需求情况进行说明。

二、岗位需求明细

角色	需求人数	招募方式	能力要求	到岗日期
项目管理组				
医学科学事务组				
药政事务组				
数据管理组				
统计组				
药物安全监督管理组				
质量保证组				
监查工作组				
法律事务组				
财务事务组				
…				

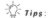 Tips:

临床试验项目的人员尽可能从组织内部招聘，在内部人员不足或缺乏项目所需要的高技术人才时，可以考虑外部招聘。

三、项目团队组织结构设计

说明项目的人员组成及其结构关系，可以给出项目的组织结构图。

四、人力资源日历

说明各个角色在项目资源日历上的安排。

五、培训需求

说明各个角色在进入项目前或进入项目后需要开展的培训。

六、绩效规定

说明各个角色在项目中工作绩效的核定方式。

七、安全规定

说明各个角色在项目中应该遵从的安全规范。

Tips:

通过人力资源日历可以让项目经理明确什么时候需要什么岗位的人员，以及特定人员在特定时刻的可用性。

续表

八、其他

批准签字

	姓名	签字	日期
主管副总			
项目经理			
人力资源经理			

（2）项目人员需求明细表

根据项目人员需求总表进行分解，对不同部门、小组和岗位人员的具体条件给予详细说明，便于人力资源部门根据人力需求开始人员招聘工作（表 2-7-2）。

表 2-7-2　临床试验项目人员需求明细表模板

项目名称		项目编号	
申办方		项目经理	
工作组或部门		需求人数	
岗位		到岗日期	
申请原因	□计划内招聘　□计划外招聘　□储备人员　□临时用工 □其他（请说明）：		
岗位要求			
岗位职责			
学历			
专业			
工作经历			
技能			
个人特点			
外语能力			
其他			

Tips:

为了防止临床试验项目关键岗位人员流失造成的不良影响，可以在人员招聘时设定该岗位的储备人才。

续表

批准签字			
	姓名	签字	日期
项目主管			
项目经理			
人力资源经理			

（3）项目人员任职条件审核表

临床试验项目团队招聘工作通常应该由人力资源部门和项目团队共同负责，人力资源部门负责常规流程，项目组负责专业能力考察。人员考察的标准应该与岗位设定相符，通过对应聘人员的综合判断来决定是否聘用（表2-7-3）。

表2-7-3　临床试验项目人员任职条件审核表模板

项目名称		项目编号	
申办方		项目经理	
人员情况			
姓名		性别	
现任岗位		任职日期	
审核情况			

	分值	标准要求	审核情况	得分
岗位职责				
学历				
专业				
工作经历				
技能				
个人特点				
语言				
其他				
总分	100			

续表

审核结果	☐优秀（90~100）	☐良好（76~89）
	☐合格（60~75）	☐不合格（0~59）

签字

	姓名	签字	日期
审核专员			
项目经理			

（4）项目人员登记表

对于成功聘用并进入项目组的成员，应对其个人简历情况进行登记备案，方便需要时核查或出现特殊情况时能够与相关人员进行联系（表2-7-4）。

表2-7-4 临床试验项目人员登记表模板

姓名		性别	
政治面貌		民族	
籍贯		出生日期	
最后学历		最后学位	
身份证号		家庭住址	
联系电话		电子邮箱	
入职日期		工作岗位	

教育经历

		学校、专业、学位	证明人
年　月~	年　月		
年　月~	年　月		
年　月~	年　月		
年　月~	年　月		
年　月~	年　月		

Tips:

也可以使用个人简历作为项目成员的个人信息登记表并进行存档。

续表

工作经历			
		企业、部门、岗位	证明人
年　月～	年　月		
年　月～	年　月		
年　月～	年　月		
年　月～	年　月		
年　月～	年　月		

家庭成员			
姓名	与本人关系	年龄	工作单位

本人承诺：以上所填内容全部属实，如有虚报或不实之处，自愿接受公司处罚。

本人签字：

年　月　日

（5）项目人员岗位说明书

为了让项目成员明白其岗位的职责、任职条件、所需培训、绩效考核等内容，有必要制订详细的岗位说明书（表2-7-5）。

表2-7-5　临床试验项目人员岗位说明书模板

项目名称		项目编号	
申办方		项目经理	
岗位说明			
岗位名称		所属部门	
岗位职责			
任职资格			
工作标准			

续表

培训要求	
考核说明	
绩效规定	
安全准则	
其他	

（6）项目人员岗位调整表

为了保护员工的个人利益，在临床试验项目进行过程中发生项目人员岗位变动时，既需要征求员工本人的意愿也需要符合项目的人员需求计划，当这两者都满足时才进行岗位变更（表2-7-6）。

表2-7-6　临床试验项目人员岗位调整表模板

项目名称		项目编号			
申办方		项目经理			
岗位调整情况					
姓名		性别			
现任岗位		任职日期			
调整后岗位		到岗日期			
调整原因					
签字					
	姓名	处理意见	签字	日期	
项目经理					
人力资源经理					

7.3　临床试验项目沟通管理计划

7.3.1　项目相关方识别

项目相关方也称为项目干系人（project stakeholder），是指在项目中积极参与项目实施，或影响项目顺利实施，或在项目完成后其利益可能受积极或消极影响的个人或组织。因此需要在临床试验项目执行的全过程进行积极的识别和沟通。

（1）项目相关方分类

项目相关方可以是项目组内部成员，也可以是项目组外的人员或组织。例如，在临床试验项目中，项目执行团队就是临床试验项目的重要相关方之一。而项目所在组织的领导层、药品监督管理部门、受试者等虽然不是项目的执行团队成员，但他们也会因为临床试验项目的成功而受益，因此他们也是项目的相关方。

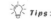

Tips:

项目管理团队应尽可能识别出所有与临床试验项目有关的相关方。

项目相关方可以是与项目直接相关的，也可能是间接相关的人员或组织。例如，临床试验中的项目团队、申办方、CRO 公司、药品监督管理部门、受试者等，他们与临床试验项目团队关系非常密切，他们的行为可以直接影响项目的实施。而受试者家属、项目团队成员的家属、申办方或 CRO 公司的同业竞争者等虽然与项目执行无直接关系，但他们的行为可能间接影响项目的实施。如成年受试者虽然可以自行决定是否参与临床试验，但也要经常做好与家属的沟通工作，以便其支持受试者全程参与临床试验。

项目相关方可以是积极影响项目或是消极影响的人或组织。临床试验项目团队、申办方管理层、CRO 公司管理层等，他们有些是直接参与项目，有些是间接参与项目，但他们都将积极地影响项目的实施，并希望项目最终获得成功。也可能存在一些人或组织是临床试验项目的消极影响者，例如，申办方中存在关系冲突的不同高层人员、竞标失败的 CRO 公司、因消极原因从项目团队离职的人员、各类竞争对手等都可能成为项目的消极影响者。

项目相关方可以是从项目获得受益的，也可以是因项目而受损的人或组织。前文所述的项目积极影响者通常也是项目的直接受益者，他们会通过投入资金、时间、劳动、关切等各种手段来保证项目成功，并因项目成功而直接或间接受益。同样，还有一些不与项目直接相关的人或组织也可能是项目的受益者，如试验药上市后的适应患者群，虽然临床试验与他们并不直接相关，但当试验成功后会给他们带来新的希望。但是，临床试验项目的成功也意味着一些人的利益可能受损，他们因而会成为项目的消极影响者，如一个新药的研发成功可能意味着原有某种药品失去市场，与原有药品相关的生产商、渠道商、销售商等相关方的利益则会因临床试验的成功而受损。

（2）项目相关方登记册

为了明确所有项目相关方对临床试验项目的期望或影响，项目管理团队必须识别出与临床试验项目有关的所有相关方，并登记成册（表2-7-7）。

表2-7-7　临床试验项目相关方登记册模板

项目名称					项目编号				
申办方					项目经理				
序号	姓名	单位	职位	角色或分类	联系电话	邮箱	影响力	需求或期望	备注
1									
2									
3									

在项目相关方登记册中，应尽可能详细地记录其个人或组织的信息。如果无法获取相关方的个人信息，可以使用其公司名称和职位等信息代替。

在识别所有项目相关方并进行登记时，可以同时对进行分类，分析影响力和需求期望等。分类方式可以根据项目实际情况决定。例如，在临床试验项目中，可以将项目相关方分为项目支持者、中立者或反对者。影响力可以分为高、中、低，如申办方的高级管理层、主要研究者、药政管理部门、伦理委员会等都可以设定为高影响力者。此外，还应该分析所有相关方对项目的需求或期望，如申办方的高层管理者或股东期望及时获得项目进展情况，潜在的受试者希望获得临床试验项目的招募信息等。

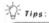

Tips：

明确临床试验项目中所有相关方的需求与期望后才能使管理团队制定更合适的沟通策略。

7.3.2　项目相关方分析

在临床试验项目中，并不是所有的相关方都需要项目团队进行随时沟通和管理，而是根据不同相关方的分类、影响力、需求等进行综合分析和判断后才能制订出个性化的沟通策略。项目管理中常用的相关方分析模型包括"权力 – 利益"方格、"权力 – 影响"方格、"影响 – 作用"方格、相关方立方体和凸显模型。

（1）"权力 – 利益"方格

"权力 – 利益"方格（图 2-7-4）是将所有项目相关方根据其权力的大小和项目对其利益影响的高低进行划分而成的一个矩阵，矩阵的两个维度分别为权力和利益。将临床试验相关方登记册中的所有个人或组织标记在这个矩阵中合适的位置后，针对矩阵中不同区域的相关方制订出不同的管理策略。

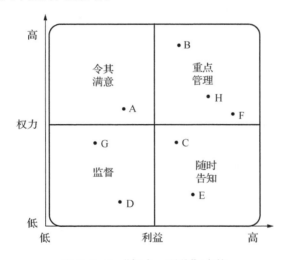

图 2-7-4 "权力 – 利益"方格

为了管理方便，通常仅将矩阵划分为 4 个区域，这 4 个区域分别如下。

①高权力 – 低利益

高权力 – 低利益的相关方是指其虽然有较大的权力，但与本项目没有太强的利益关系。对这类相关方应该争取其对项目的支持并令其满意。例如，申办方的销售副总分管企业现有药品的销售，但研发部门并不归其管理，新药是否研发成功对其影响不大，因此其也不会对当前新药临床试验有过多关注。但是，如果因特殊原因使该副总在申办方高层会议上表示出对临床试验项目的疑虑，将可能对项目产品产生消极影响，因此项目经理有必要与其沟通并令其满意。

②高权力 – 高利益

高权力 – 高利益的相关方是指其既有较大的影响本项目的权力，又与本项目有较强的利益关系。这类相关方是重点管理目标，需要及时报告项目进展情况。例如，申办方中主管研发的副总、医疗机构中的临床试验机构办主任、伦理委员会主委等都属于高权力高利益的相关方。临床试验项目经理一定要及时向这类相关方汇报项目进展情况，以及按照 GCP 规范和申办方规章进行及时的汇报、沟通和交流。

③低权力 – 高利益

低权力 – 高利益的相关方虽然对本项目影响力较弱，但与本项目有较强的利益关系。这类相关方虽然权力较低，但如果项目组低估了其利益则可能出现危害项目成功的情况，因此应该随时告知他们有关本项目的一些消息。例如，临床试验项目中的受试者及其家属就属于这类相关方。虽然他们并无权力影响临床试验项目的开展，但如果在项目进行过程中忽略其诉求可能会为临床试验项目带来灾难性后果。

④低权力 – 低利益

低权力 – 低利益的相关方对本项目影响力较弱，同时与本项目也没有什么利益关系。对这类相关方在日常中花较少的精力进行监督，即可防止其出现对项目的消极影响。例如，那些没有参加临床试验的员工、研究者、患者或普通公众，他们不会对临床项目产生直接影响，因此项目团队在日常工作中应对其友善一些，以争取他们的支持并降低敌意。

（2）"权力 – 影响""影响 – 作用"方格和相关方立方体

与"权力 – 利益"方格类似，"权力 – 影响"方格是以项目相关方的职权或对项目权力的大小与其是否主动参与或影响项目这两个维度来对所有相关方进行分类的一种方法。而"影响 – 作用"方格则是将相关方按其是否主动参与或影响项目和其改变或执行项目的能力两个维度来对所有相关方进行分类的一种方法。这3种分类模式具有相似性，项目经理或管理团队都应该重点关注第二象限的相关方。

相关方立方体（图2-7-5）是对上述3种方格的一种改良，即把权力、利益、影响等各因素放在一个立体空间中，以便项目经理可以综合所有因素来为不同相关方制订合适的沟通策略。

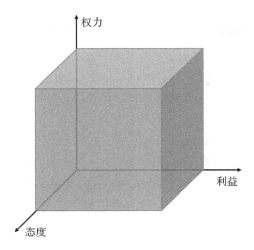

图 2-7-5 相关方立方体

（3）凸显模型

凸显模型是根据项目相关方的权力、紧迫性和合法性这 3 个维度对相关方进行分类的一种方法。权力代表该相关方对职位的高低或对项目影响力的大小，紧迫性代表当该相关方对项目存在诉求时的时间响应紧急程度，合法性表明该相关方参与或干预项目的适当性高低。当把项目这 3 个维度进行相交时，便可将所有相关方划分为 8 个区域（图 2-7-6）。

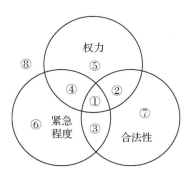

图 2-7-6 相关方划分区域

①关键的相关方

该区域代表项目的关键利益相关方，他们拥有影响项目的权力和合法性，且需要及时响应其需求。例如，临床试验项目经理的直接顶头上司，项目经理应集中精力关注这些利益相关方。

②重要的相关方

这类相关方既有权力也有影响项目的合法性，但没有时间上的紧迫性。例如临床试验项目中的药监管理部门，项目经理应该积极关注他们的期望。

③依赖关系的相关方

这类相关方对项目没有真正的权力，但在项目中有紧急和合法的权益。这些相关方虽然没有权力，但他们可能会依靠其他"强大"的相关方来维护自身权益。例如，受试者个人无法影响项目的成败，但如果其向伦理委员会投诉将对项目产生重大影响，因此项目经理也要对其进行良好的管理。

④危险的相关方

这些相关方虽然具有权力和紧迫性，但实际上没有影响项目的合法性。这些相关方由于权力较大，如果他们将自己的想法强加于项目，将会对项目产生重大的不利影响。因此，项目经理可以让他们适当参与或使其满意。

⑤潜在的相关方

这些相关方拥有权力，但没有参与项目的合法性与紧迫性。项目经理要认识他们，因为一旦他们拥有了影响项目的合法性就会对项目产生重大影响。例如被解雇的员工，如果他们向团队提起法律诉讼将对项目产生重大影响。

⑥苛刻的相关方

此类相关方虽然对项目有迫切需求，但实际上没有参与项目的合法性和权力。他们总是认为自己的需求应该得到立即关注，但项目经理如果在他们身上花费过多的时间和精力实际上并不会得到太多的项目成果。例如经常要求在管理制度以外进行额外加薪的员工。

⑦酌情管理的相关方

这类相关方没有权力也不紧迫，但他们对项目的关注是合法的。因此项目经理可以定期与其沟通，以便使他们满意。例如购买申办方股票的小股民，虽然可以关注一个临床试验项目，但却没有太多能力去影响项目，也不会迫切关注项目的进展情况或结果。

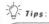 Tips:

对于一个项目来说，相关方的分类不是一成不变的。随着项目的进展，积极的相关方可以变成消极的影响者，权力、合法性、紧急度都可能发生变化，因此需要随时更新现有相关方状态和识别新的相关方。

⑧非利益相关者

他们不是项目的利益相关方，对项目成败没有任何影响也没有权力影响项目，因此项目经理也不必关注他们。

7.3.3 项目沟通计划

沟通管理是产生、收集、分发、储存、检索和最终处置项目信息所需的过程。在临床试验项目进行的过程中，沟通是项目经理最重要的工作之一，他需要花很多时间与申办方、研究者、CRO 公司、团队成员等进行沟通，同时不同的相关方之间也会发起沟通。本节将就临床试验项目沟通管理过程中的相关计划进行介绍。

（1）沟通范围

临床试验项目通常要 3 个方面的沟通。

①组织内部沟通

临床试验项目是由申办方发起，首先就涉及与申办方各部门的沟通，尤其是在矩阵式管理模式中，组织内部的沟通渠道将更多。同样，医疗机构、CRO 公司、中心实验室等在执行申办方委托的任务时，也涉及与自身组织内部的各部门沟通。

②组织间沟通

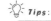

Tips:

高级管理人员往往花费80%的时间以不同的形式进行沟通，普通管理者约花50%的时间用于传播信息。

对于临床试验项目而言，参与的组织非常多，除申办方自身以外，还包括药政管理部门、伦理委员会、数据安全监查委员会、机构管理办公室、临床执行科室、CRO 公司等。因此，申办方项目经理和项目管理团队要保证与这些组织间的沟通通畅。

③项目组内部沟通

作为项目的执行团队，项目组内部顺畅的沟通是保证项目成功执行的前提。项目经理需要向项目组成员传达信息，而项目组成员需要接受信息并反馈，从而减少整个信息传递过程中的信息误差。

（2）沟通模型

任何个人或群体借助语言、文字、动作、表情等的沟通都可以用一个模型来表达，这就是沟通模型。该模型主要包含 8 个要素，即发送方、编码、媒介、接收方、解码、噪音、确认收到和反馈。

①发送方

发送方提供用于交流的信息，在沟通过程中处于信息传递的主动地位，是整个沟通的起点。

②编码

编码是发送方将信息以接收方能够正确接收并识别的方式表达出来的过程。由于项目中沟通的主体是人，所以信息的表示形式可以是语言、文字、图形、动作或表情等。

③媒介

媒介是信息的传递方式，可以是口头语言交流，也可以是书面文字、图像、视频等交流。例如，通过语言、电话、传真、电子邮件、互联网聊天工具、报告、协议等。

④接收方

接收方是信息送达的对象，在沟通过程中处于被动地位。人们往往借助听觉、视觉、触觉等的方式感知信息。

⑤解码

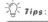

Tips:

编码和解码过程类似于电报传输中的加密和解密过程，双方如果要进行信息的准确传递，就必须遵循一定的规则才能让接收者准确理解发送方的信息。

解码是接收方把送达的信息经过"翻译"，变成自身可理解信息的过程，是编码的逆过程。当然，在实际的沟通中，由于信息双方不同的主观意识和经验背景，接收方解码后获得的信息不一定就是发送方的本意。

⑥噪音

对信息的传递有可能造成干扰的一切因素均可称作噪音。在实际沟通过程中，噪音的影响无处不在，也难以彻底消除。例如，发送方与接收方有不同的文化背景、主体情绪、个人价值观和伦理道德观、模棱两可的语言、认知水平的高低等都会成为噪音，从而影响接收方对信息的正确理解。

⑦确认收到

在接收方收到信息时，应告知发送方已收到信息，即确认已收到。但这并不一定意味着接收方同意或已经正确理解信息的内容，仅表示已收到信息而已。

Tips:

确认收到通常是一种礼貌行为，是对发送方的实时回应。

⑧反馈

反馈是接收方接收并翻译信息后，向发送方求证理解是否正确的过程，它是沟通过程的最后一个环节。反馈使沟通过程变成一个闭合循环的过程，也使得信息传递双方在发送方和接收方两个角色之间进行不断切换，是双方实现准确信息交换目的的重要环节。在实际沟通过程中，信息接收方应积极向发送方做出反馈，另一方面，发送方也应该主动向接收方获取反馈，以达到最终的信息传递目的。

（3）沟通方式

在临床试验项目日常执行过程中，可以根据不同的沟通需求按以下3种方式进行沟通。

①单向沟通

单向沟通是把信息以通知的方式告知相关人员，一般情况下不需要反馈。例如，发布项目有关的通知、要求、制度、命令、通报等情况。

②双向沟通

双向沟通通常是指沟通双方进行互动式信息传达，使双方都有发表意见的机会和权利，可以充分表达自己的意见和建议，并期望最终能对沟通结果达成一致。例如，项目工作绩效考核沟通、工作方案执行沟通等。

③网状沟通

网状沟通是一种多方参与的沟通方式，参与的各方代表不同的主体，并就项目相关事情进行充分的意见表达。例如，临床试验项目的执行方案论证会就是由申办方、研究机构、各 CRO 公司、行业专家等共同讨论并达成一致意见。

（4）沟通计划

制订沟通计划是为了使临床试验项目在执行过程中得到各相关方的理解和支持，项目经理要做好沟通，以确保所有项目相关方能在需要的时候获取所需信息，同时也促使相关方更好地履行各自的责任（表2-7-8）。

表2-7-8　临床试验项目沟通计划模板

项目名称		项目编号	
申办方		项目经理	
文档修订历史			

序号	版本	日期	编写人	编写/修订说明
1				

续表

序号	版本	日期	编写人	编写/修订说明
2				
3				

一、概述

简要说明项目背景和沟通计划，包括沟通的方式、目的、内容和相关方等。

二、沟通方法

说明项目中各类沟通使用的方法，如例会、评审会、日常站会等，以及沟通涉及的保密制度、会议纪要规则、沟通的工具等。

三、沟通计划

	相关方	沟通内容	沟通形式	沟通频率	责任人
1					
2					
3					

　　为了使每次沟通更富有成效，建议参与沟通的相关方都做好与自身有关的记录。但是，作为项目经理或沟通的发起人应该对每次沟通形成完整的沟通书面记录。尤其是在会议等以语言为主的沟通方式中，形成沟通记录并分发给参与沟通的相关方，以确保各相关方都能够正确地理解沟通的内容（表2-7-9）。

表2-7-9　临床试验项目沟通记录表模板

项目名称		项目编号	
申办方		项目经理	

一、基本情况

时间	
地点	
沟通方式	

续表

二、材料

	材料名称	形式	发放人	存档人	说明
1					
2					
3					

三、参与方

	单位	姓名	所在部门	角色	联系方式
1					
2					
3					

四、沟通要点

记录沟通过程中的重要信息，如领导提出的要求、专家的指导意见、任务安排和时间节点等。

8 质量和风险管理计划

GCP 即 good clinical practice，从字面直译是"良好的临床实践"，在我国称为"药物临床试验质量管理规范"，其核心就在于"质量"二字。由此可见临床试验的质量管理是多么的重要，而风险正是影响项目质量管理的重要因素之一。

8.1 临床试验质量管理

8.1.1 质量的基本概念

在 ISO 9001：2015 质量管理体系标准和我国 GB/T 19000—2016 国家标准中明确了质量的定义，即质量是客体的一组固有特性满足要求的程度。由此可见，质量是衡量客体"固有特性"和"要求"差异程度的方法，即：

$$质量 = \frac{固有特性}{要求}$$

如果一个物品或服务的"固有特性"达到甚至超过人们对它的"要求"，质量就越高，反之质量就越低。

（1）关于"固有特性"

对于不同的客体，其固有特性会有差异。例如，一个茶杯的特性可以是釉面是否光洁、色彩是否鲜艳、形状是否规则等；宾馆服务的特性可以是地面整洁度、空气是否有异味、物品摆放是否整齐等；航班的特性可以是机舱的温度、空乘的态度、机票的价格、起降是否准时等。这些特性有些是客体本身所固有的（如茶杯的形状和颜色），有些是人为赋予的（如机票价格和起降时间）。

同样，临床试验项目作为一个客体也应该有其固有特性。我国的

GCP 2020 中提到："临床试验的质量管理体系应当覆盖临床试验的全过程，重点是受试者保护、试验结果可靠，以及遵守相关法律法规。"可见，受试者的保护措施、试验的结果和法律法规的遵从都是衡量临床试验项目质量非常重要的"固有特性"。

（2）关于"要求"

要求是指"明示的、通常隐含的或必须履行的需求或期望"。"明示的"要求很容易理解，是指那些通过文字或图示等方法明确规定的要求，例如，一袋方便面的重量和各类物质的含量。"通常隐含的"是指组织、顾客和其他相关方的惯例或一般做法，所考虑的需求或期望是不言而喻的，例如，一双鞋子一定是左脚和右脚对称的。"必须履行的"是指法律法规要求的或有强制性标准要求的，组织在产品的实现过程中必须执行这类标准。

从申办方角度来看，临床试验项目本身不是一个具体的产品或服务，而是为完成特定目标的一次性努力。从临床研究机构或 CRO 公司来看，为一个临床试验所承担的部分工作可以是一项服务。因此，在临床试验项目实施过程中，既涉及各参与人员的行为，又涉及各类物资或物品，还涉及各类有形或无形的工作产出。从药监部门来看，前两者应该是临床试验项目本身所关注的质量点，而临床试验项目产出的研究方案、数据、报告，以及受试者的权益保护结果和法律法规遵从结果将是其衡量项目质量"要求"的重点。

（3）关于"差异"

如果客体的"固有特性"与"要求"之间存在差异，尤其是"固有特性"低于"要求"中的规定，则表示存在质量问题。而质量管理本身就是要促使客体"固有特性"等于甚至高于"要求"中的规定。例如，某机场要求其起飞航班准点率达到 70% 的国际平均水平，而通过数据统计发现该机场 2018 年起飞准点率仅为 48.5%，表示该机场的管理服务质量有待提高。

在临床试验项目中也一样，如果我们规定试验所有数据项的错误率要低于 5%，当质量核查人员从所有受试者中抽出部分样本并进行全部数据核查后发现错误率高于 5%，则说明临床试验项目的数据质量存在问题，甚至需要提高抽样比例或对全部数据进行 100% 核查以便发现所有数据质量问题。

8.1.2 质量保证和质量控制

质量保证（Quality Assurance，QA）和质量控制（Quality Control，QC）是我们经常使用到的两个概念，他们都是质量管理中的内容。

（1）质量保证

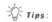
在 ISO 8402：1994 中对质量保证的定义是"为了提供足够的信任表明实体能够满足质量要求，而在质量管理体系中实施并根据需要进行证实的全部有计划和有系统的活动"。美国 FDA 和欧洲 EMA 对质量保证是这样描述的：质量保证是药品生产质量管理规范（GMP）质量管理体系的一部分，GMP 只关心与生产和检验有关的所有事务，与 GMP 无关而与产品质量有关的事务就属于质量保证。

质量保证包括内部质量保证和外部质量保证。内部质量保证是为使组织内部管理层确信其产品或服务的质量满足规定要求所进行的活动，包括对质量体系的评价与审核，以及对质量成绩的评定。外部质量保证是为使客户确信供方的产品或服务的质量满足规定要求所进行的活动。供方须向客户方提供其质量体系满足合同要求的各种证据，证据包括质量保证手册、质量计划、质量记录及各种工作程序。

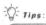
为了达到上述目的，组织通常会建立其质量保证体系（Quality Assurance System，QAS），其目的是通过一定的制度、规章、方法、程序和机构等把质量保证活动加以系统化、标准化及制度化。由此可见，质量保证不仅仅保证最终产品的质量，而且通过一套体系来使企业生产甚至企业管理全过程系统化、标准化和制度化，因为任何一个环节出现问题都可能影响最终产品或服务质量。

例如，在临床试验项目中，GCP 所关心的质量主要是受试者保护、研究结果可靠和遵守法律法规。而申办方是否制订了所有参与临床试验项目员工的企业内部培训制度并不包括在 GCP 之内，但未经培训的员工可能会影响到最终临床试验项目的质量。因此，申办方有必要建立相应的培训制度，使所有参与临床试验项目的员工都预先接受有关临床试验的法律法规、医学、伦理、项目管理、人际沟通等相关知识的培训，因为拥有这些知识可以间接地提高项目质量。同样的，对于一个 CRO 公司而言，如果其建立了严格的内部员工培训制度，将增强申办方对其能够高质量完成临床试验外包任务的信心。

（2）质量控制

质量控制是为使产品或服务达到质量要求而采取的技术措施和管理措施方面的活动。也就是说，质量控制是为了通过监视质量形成过程，消除质量环上所有阶段引起的不合格或不满意效果的因素。通过质量控制活动，可以识别出造成工作低效或产品质量低劣的原因，并采取措施来消除这些原因。由此可见，质量控制是直接针对项目活动或项目成果，发现他们存在的质量问题或缺陷，并采取措施消除的过程。

项目质量控制是指对于项目质量实施情况的监督和管理，其工作内容包括项目质量实际情况的度量，项目质量实际情况与项目质量标准的比较，项目质量误差与问题的确认，项目质量问题的原因分析，采取纠偏措施以消除项目质量差距与问题等一系列活动。这类项目质量管理活动是一项贯穿项目全过程的项目质量管理工作。

例如，对于一个药品生产企业来说，质量控制就是指按照规定的方法和规程对原辅料、包装材料、中间品和成品进行取样、检验和复核，以保证这些物料和产品的成分、含量、纯度和其他性状符合已经确定的质量标准。同样，对于一个临床试验项目，它的最终产品之一是完整准确的临床观察数据，因此我们会在项目执行过程中采用现场监查手段，对临床数据进行溯源，以发现数据中存在的质量问题并提出解决办法。

（3）两者关系

质量保证和质量控制都是质量管理（Quality Management，QM）体系中的内容，它们有联系也有区别（图2-8-1）。

两者联系：项目的质量保证与质量控制的目的是一致的，都是确保项目质量能够达到客户的需要，因此在所开展的工作中，二者有交叉和重叠，只是方法和工作方式不同。

两者区别：项目的质量保证是一种从项目的质量管理组织、程序、方法和资源等方面为项目质量保驾护航的工作，而项目的质量控制是直接对项目质量进行把关的工作；质量保证是一种预防性、提高性和保障性的质量管理活动，而项目的质量控制是一种过程性、纠偏性和把关性的质量管理活动；虽然项目的质量控制也分为事前、事中

> 💡 Tips：
>
> 质量保证偏重于出现质量问题前的预防措施，是一种"未雨绸缪"的手段。质量控制偏重于出现质量问题后的补救措施，是一种"亡羊补牢"的手段。

165

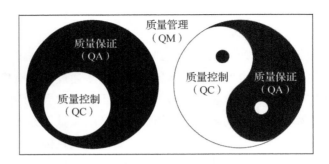

图 2-8-1　质量保证与质量控制的关系

和项目完成阶段的控制，但是质量控制中的事前控制主要是对影响项目质量因素的控制，而不是从质量保证的角度开展保障项目各方面要素的控制。

在有关质量管理的讨论中，有人认为质量保证包含质量控制，但也有人认为两者相互依存、各有侧重，无论是哪种观点，都表明了质量保证和质量控制密不可分（表 2-8-1）。

表 2-8-1　质量保证和质量控制的关系

质量保证	质量控制
一种管理质量的技术	一种验证质量的方法
旨在确保达到质量要求的过程	旨在满足质量要求的过程
目的是防止缺陷	目的是识别和改善缺陷
不涉及执行程序	始终涉及执行程序
所有团队成员均参与	仅质量控制团队负责
按计划进行的流程	执行计划过程的动作
确保做对了事	确保所做的结果符合预期
定义了满足客户要求所遵循的标准和方法	确保在工作时遵守标准
是创建可交付成果的过程	是验证可交付成果的过程
贯穿整个项目生命周期	只发生在质量测试阶段

8.1.3　全面质量管理

20 世纪 50 年代末，美国通用电气公司的费根堡姆（Armand

V. Feigenbaum）（图2-8-2）在戴明（W. Edwards Deming）和朱兰（Joseph M. Juran）等有关质量管理思想的基础上提出了"全面质量管理（Total Quality Management，TQM）"的概念，他认为全面质量管理是为了能够在最经济的水平上，并在考虑到充分满足客户要求的条件下进行生产和提供服务，把企业各部门在研制质量、维持质量和提高质量的活动中构成为一体的一种有效体系。

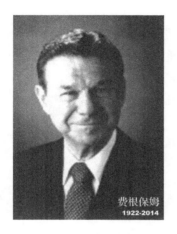

图2-8-2　费根堡姆

（1）全面质量管理的方法

全面质量管理的基本方法可以概括为1个过程、4个阶段、8个步骤和数理统计方法。

①1个过程

费根堡姆认为一个组织应该以质量为中心，也就是说质量管理的对象应该是企业管理的全过程。

②4个阶段

费根堡姆结合戴明提出的PDCA循环，认为整个质量管理过程可以分为计划（Plan）、执行（Do）、检查（Check）、处理（Act）4个阶段，并不断循环。

在计划阶段，主要任务是分析现状并找出存在的质量问题；分析产生质量问题的各种原因或影响因素；找出影响质量的主要因素；针对影响质量的主要因素，提出计划，制订措施。

在执行阶段，根据已知的信息，设计具体的方法、方案和计划布局；再根据设计和布局，进行具体运作，实现计划中的内容。

在检查阶段，检查计划的实施情况，总结执行计划的结果，并分清哪些对了，哪些错了，明确效果，找出问题。

在处理阶段，对总结检查的结果进行处理，对成功的经验加以肯定，并予以标准化；对于失败的教训也要总结，引起重视。对于没有解决的问题，应提交到下一个 PDCA 循环中去解决。

以上 4 个阶段不是运行一次就结束，而是周而复始的进行，一个循环完了，解决一些问题，未解决的问题进入下一个循环，以此阶梯式上升（图 2-8-3）。

图 2-8-3　质量管理的四个阶段

③8 个步骤

为了正确地应用 PDCA 循环来解决和改进质量问题，全面质量管理将 PDCA 循环中的 4 个阶段具体细化为 8 个步骤。

步骤一：分析现状，找出问题。通过对企业现状的把握，结合发现问题的意识和能力，为解决问题奠定基础。

步骤二：分析产生问题的原因。在找到问题后还需要分析问题背后的产生原因，可以通过头脑风暴法、鱼骨图等方法把导致问题产生的所有原因都找出来。

步骤三：主要原因确认。区分主要原因和次要原因是最有效解决问题的关键。在各种复杂的因素中，抓住主要矛盾是高效解决质量问题的法宝。

步骤四：拟定措施，制订计划。针对具体问题制订具体方案且要有可操作性，应包括5W1H这6个要素：为什么制定该措施（Why），达到什么目标（What），在何处执行（Where），由谁负责完成（Who），什么时间完成（When），如何完成（How）。

步骤五：执行措施，执行计划。按照计划和措施严格执行以解决问题，高效的执行力是组织实现目标的重要一环。

步骤六：检查验证，评估效果。通过检查让员工能够真正地重视问题并解决问题。

步骤七：标准化，固定成绩。对于好的经验，企业应该将其标准化，这是积累和沉淀的最好方法，也是企业治理水平不断提升的基础。

步骤八：处理遗留问题。所有问题不可能在一个PDCA循环中全部解决，遗留的问题会自动转进下一个PDCA循环，如此周而复始，螺旋上升。

④数理统计方法

在应用PDCA 4个阶段、8个步骤来解决质量问题时，需要收集和整理大量的书籍资料，并用科学的方法进行系统的分析。最常用的7种统计方法是排列图、因果图、直方图、分层法、相关图、控制图及统计分析表。这套方法以数理统计为理论基础，不仅科学可靠，而且比较直观。

（2）全面质量管理的特点

全面质量管理的特点主要体现在全员参加、全过程控制、管理对象的全面性、管理方法的全面性和经济效益的全面性等几个方面。

①全员参加

质量管理不是少数专职人员的事，而是组织内各部门各层级全体人员共同参加的活动。但这种活动也不能各自为政地进行，而是"为实现共同的目的进行有系统地管理"。也就是说，必须加强组织内各职能和业务部门之间的横向合作，使质量管理活动成为全员都参加的"有机"组织的系统性活动。

对于临床试验项目来说，全面质量管理的概念已经不再局限于申办方内部，也应该包括临床研究机构、CRO公司等项目的供应商。只有将这种思想传达到所有参与项目的组织和个人，才能真正实现临床试验项目的全面质量管理。

> **Tips:**
>
> 为什么要检查？因为大多数下属会把精力放在两类事情上：关键绩效指标（KPI）规定的事情和领导吩咐的事情。

②全过程控制

无论是产品还是服务，质量首先在设计过程中形成，并通过生产或执行过程制造出来，最后通过销售和服务传递到用户手中。质量管理的概念已经不仅涉及产品或服务的生产和检验环节，而是向前延伸到市场调研、设计、采购、生产准备等过程，向后延伸到包装、运送、使用、售前和售后服务等各个环节，向上延伸到经营管理，向下延伸到辅助生产过程，从而形成一个从市场调查、设计、生产、销售直至售后服务的全生命周期的质量管理过程。

Tips:

质量管理专家戴明说过："产品质量是设计、制造出来的，而不是检验出来的。"

正如近年来临床试验行业所关注的质量源于设计（Quality by Design，QbD）概念，临床试验项目质量的高低已不仅仅是对最终研究结果的质量判定，而是从临床研究方案制订、项目管理计划制订就已经开始。并且这种质量管理思路还要贯穿于整个临床试验项目生命周期的全过程。

③管理对象的全面性

全面质量管理的对象是广义的质量，它不仅包括最终产品或服务质量，还包括在产品或服务产生过程中的所有工作质量，因为只有将工作质量提高，才能最终提高产品和服务质量。除此之外，管理对象的全面性另一个含义是对影响产品和服务质量的因素进行全面控制。

在临床试验项目中，影响最终研究质量的因素很多，概括起来包括人员、仪器设备、软件系统、药品、材料、检查检验手段、工作环境等各方面，只有对这些因素进行全面控制，才能提高临床研究结果和临床研究项目本身的质量。

④管理方法的全面性

虽然数理统计方法在质量管理的各个阶段都是最有效的工具，但由于影响产品质量的因素非常复杂，既有物质的因素又有人员的因素，既有技术的因素又有管理的因素。因此，要做好全面质量管理，也就不能单靠数理统计技术，而应该根据不同的情况、针对不同的因素，灵活运用各种现代化管理方法和手段，将众多的影响因素系统地控制起来，实现统筹和全面管理。

例如，在新药临床试验中，使用随机、盲法和对照本身就是提高试验质量的一种方法。在试验管理过程中，使用逻辑核查程序实现数据错误实时检查反馈，使用双录入避免引入人工转录错误，使用三盲避免评价者偏倚等，甚至利用大数据分析和人工智能技术进行质量问题探测等。以上手段都是全面提高临床试验项目质量的管理技术。

⑤经济效益的全面性

经济效益的全面性是除保证企业通过向市场提供产品或服务取得最大经济效益外，还从社会角度和其产品全生命周期角度来考虑经济效益问题。也就是说，要以社会的经济效益最大化为目的，使供应链上的生产者、储运公司、销售公司、用户和产品销毁处理者都能取得最大效益。

对于药品生产企业来说，经济效益的全面性不仅是追求药品上市后的销售收入，还要考虑上游原材料供应商和下游药店、医疗机构、患者等的效益。对于临床试验项目而言，包括申办方、CRO、医疗机构等都涉及经济效益，同时还要考虑为受试者和未来受众患者人群带来的社会效益。

8.1.4　质量管理计划

质量管理计划是规划项目在执行过程中如何执行组织的质量政策，以确保项目达到组织要求。

（1）项目质量管理计划

项目质量管理计划主要说明项目管理组织为实施其制定的质量方针和质量目标而进行的职责、权限分配，质量检验、报告、审核，质量管理文件编辑的管理行动（表2-8-2）。

表2-8-2　临床试验项目质量管理计划模板

项目名称		项目编号	
申办方		项目经理	
文档修订历史			

序号	版本	日期	编写人	编写/修订说明
1				
2				
3				

Tips: 质量管理计划应符合组织整体的质量政策。

171

续表

一、概述

对项目背景和质量需求情况进行说明。

二、组织质量政策

列出项目在质量管理方面的政策或规定，可以列出详细的质量政策或规定文件清单。对于重要的或和项目直接相关的质量政策或规定可以直接进行引用。

三、质量管理团队

角色	职责
质量保证组	
监查工作组	
…	

四、项目质量指标

指标	具体要求	检测或评价方法	说明

五、项目质量保证方法

说明管理项目质量过程的方法，包括质量审计、时点和内容。

六、项目质量控制方法

说明评价项目交付成果的质量特性和方法。

七、质量改进方法

说明项目持续提升过程工作质量和改进成果质量的方法。

八、其他

批准签字			
	姓名	签字	日期
项目经理			
质量管理经理			

（2）项目质量检查表

在临床试验项目管理中，需要编制项目质量检查表来检查项目过程产出的产品或服务的质量。质量管理人员根据质量检查表上的项目逐个检查项目产出，以确保项目质量稳定。项目质量检查表可以作为质量管理计划的一部分（表2-8-3）。

表2-8-3 临床试验项目质量检查表通用模板

检查部门		检查日期	
检查依据		检查方法	

一、项目质量检查纪录

序号	检查对象	检查要点	检查过程	检查人	检查结果
1					□合格　□不合格
2					□合格　□不合格
3					□合格　□不合格

二、检查结果统计

共检查_____项，其中合格_____项，不合格_____项。

三、检查结论

列出检查的重点问题并分析原因

四、改进建议

针对上述问题提出质量改进建议

五、检查小组成员签字

组长：请签名并注明签名日期

成员：请签名并注明签名日期

> Tips:
> 项目经理可根据不同检查对象的特点制定个性化的质量检查表。

在临床试验项目实际执行过程中，需要检查的对象千差万别，项目管理团队应该根据不同的检查对象编制合适的质量检查表。例如，临床试验项目采购的药品、器械、物资等都有其独特的性能，项目组可以依据这些产品本身的质量规定进行检查。但是对于服务类成果则需要根据实际情况来制订相应的检测指标，如电子化系统提供商构建的数据库系统可以通过内部测试和外部测试（用户接受性测试）来确定质量，数据质量可以通过数据管理团队数据验证计划细则来确定其质量。

8.1.5 常用质量管理工具

上节中的质量检查单也属于质量检查工具的一种，除此之外这里再介绍5种与质量问题分析和统计相关的质量管理工具。

(1) 因果图

Tips：

因果图和帕累托图可用于分析临床试验项目中的执行和管理问题。

因果图是一种分解技术，用于寻找造成非预期结果的根本原因。因其由日本管理大师石川馨先生所发明，故称为石川图，其形状似鱼骨架所以又称为鱼骨图。在使用因果图时，应该将问题放于鱼头处，利用骨干和鱼刺进行问题原因逐层分解。

例如，一个临床试验项目原计划于今年5月1日正式开始进入临床，但直到8月份才完成临床前准备工作。为此，申办方和项目组对该项目进度严重延后的原因进行了分析。最终归纳为4类主要问题，包括组织内部制度问题、工作流程问题、人员问题和外部供应商问题，每类问题又分为多项具体原因。在流程方面，各研究中心伦理递交时间和审理进度不一致，同时申办方工作人员对于伦理递交和新药申请递交流程关系不清楚。在制度方面，申办方内部缺乏清晰的新药指导时间计划，同时内部审批流程复杂和缓慢。在人员方面，申办方现有人手不足，且因缺乏培训导致经验不足。在物资方面，试验用品供应商现有库存不足，且在准备阶段因沟通不足导致试验用品标签印刷错误而返工（图2-8-4）。

(2) 帕累托图

Tips：

帕累托图与帕累托法则一脉相承，即二八原理，该法则认为，相对来说数量较少的原因往往会造成绝大多数的问题或缺陷。

帕累托图（Pareto Chart）是以意大利经济学家V. Pareto的名字而命名的，是用于将出现的质量问题和质量改进项目按照重要程度依次排列而采用的一种图表。帕累托图又叫排列图、主次图，是按照事件发生频率高低为顺序绘制的直方图，用来分析有多少结果由已确认类型或范畴的原因所造成。

帕累托图（图2-8-5）通常采用双直角坐标系表示，左侧纵坐标表示频数，右边纵坐标表示频率。分析线表示累积频率，横坐标表示影响质量的各项因素，并按影响程度的大小（即出现频数多少）从左到右降序排列，通过对排列图的观察分析可以抓住影响质量的主

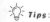

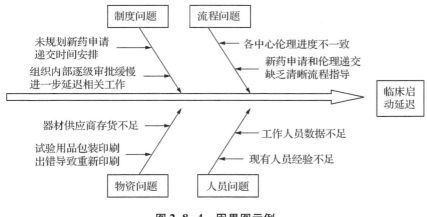

图 2-8-4　因果图示例

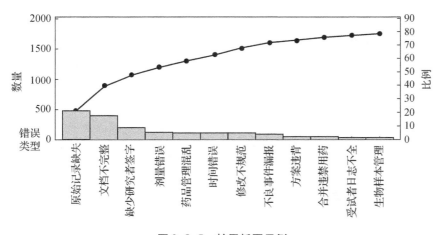

图 2-8-5　帕累托图示例

要因素。

（3）直方图

直方图也叫质量分布图，它是将收集到的质量数据进行分组整理，绘制成频数分布的直方图，用以描述质量分布状态的一种分析方法。直方图是用横坐标标注质量特性值，纵坐标标注频数或频率值，各组的频数或频率的大小用直方柱的高度表示。从直方图可以直观地看出产品质量特性的分布形态，便于判断过程是否处于控制状态，以便决定是否采取相应的措施。直方图从分布类型上来说，可以分为正

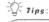

Tips:

直方图、散布图和控制图可用于临床试验数据本身的质量问题分析。

175

常型和异常型，异常型又分为双峰型、锯齿型、偏态型、平台型和孤岛型。

①正常型

正常型（图2-8-6）是指整体形状左右对称的图形，此时过程处于稳定状态（统计控制状态）。

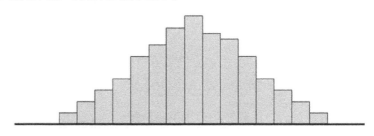

图 2-8-6　正常型直方图

②双峰型

直方图出现两个顶峰（图2-8-7）。主要是由观测值来自两个总体，两个分布的数据混合在一起造成的，此时数据应加以分层。

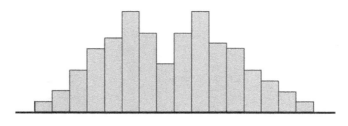

图 2-8-7　双峰型直方图

③锯齿型

直方图呈现凹凸不平现象（图2-8-8）。这是由于做直方图时数据分组太多，测量仪器误差过大或观测数据不准确等造成的，此时应重新收集和整理数据。

④偏态型

直方图的顶峰偏向左侧或右侧（图2-8-9）。当下限值受到限制（如原料杂质成分接近于0）直方图容易发生左偏，而当上限值受到限制时（如合格率接近100%）直方图呈现偏右形态。

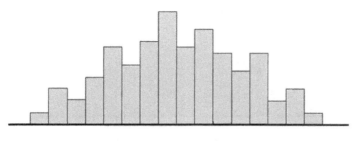

图 2-8-8　锯齿型直方图

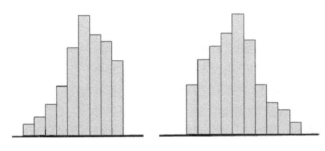

图 2-8-9　偏态型直方图

⑤平台型

直方图顶峰不明显，呈平顶型（图 2-8-10）。主要原因是多个总体混合在一起，或者是生产过程中某种缓慢的倾向在起作用（如工具磨损、操作者疲劳等）。

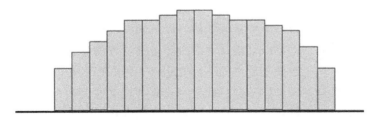

图 2-8-10　平台型直方图

⑥孤岛型

在直方图旁边有一个独立的"小岛"出现（图 2-8-11）。主要原因是生产过程中出现异常情况，如原材料发生变化或操作者突然变

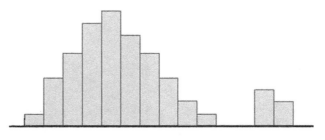

图 2-8-11　孤岛型直方图

换成不熟练的人。

（4）散布图

散布图又称相关图，在质量控制中用来显示两种质量数据之间的关系。在质量问题的原因分析中，常会接触到各个质量因素之间的关系，这些变量之间的关系往往难以进行解析描述，不能由一个（或几个）变量的数值精确地求出另一个变量的数值，因此称为非确定性关系（或相关关系）。散布图就是将两个非确定性关系变量的数据对应列出，标记在坐标图上，来观察它们之间关系的图表。

质量数据之间的关系多属相关关系，一般有 3 种类型：一是质量特性和影响因素之间的关系；二是质量特性和质量特性之间的关系；三是影响因素和影响因素之间的关系。可以用 X 表示影响因素，Y 表示质量特性值，通过绘制散布图来计算 X 和 Y 之间的相关系数等，分析研究两个变量之间是否存在相关关系，以及这种关系密切程度如何，进而对相关程度密切的两个变量，通过对其中一个变量的观察控制，去估计控制另一个变量的数值，以达到保证产品质量的目的。

通常情况下，可以直接观察散布图上数据点的分布情况来推测变量间的相关性。如果变量之间不存在相互关系，那么在散点图上就会表现为随机分布的离散的点；如果存在某种相关性，那么大部分的数据点就会相对密集并以某种趋势呈现。数据的相关关系主要分为如下几点。

①正线性相关

正线性相关（图 2-8-12）指两个变量值变动方向相同，一个变量由大到小或由小到大变化时，另一个变量随之由大到小或由小到大变化。即其数据曲线的切线斜率始终大于零。如身高与体重，身高越

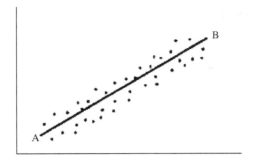

图 2-8-12　正线性相关

高，体重就越重。

②负线性相关

负线性相关（图 2-8-13）指两个变量值变动方向相同，一个变量由大到小或由小到大变化时，另一个变量随之由小到大或由大到小变化。即其数据曲线的切线斜率始终小于零。如海拔越高，空气中的含氧量就越低。

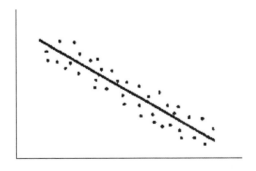

图 2-8-13　负线性相关

③非线性相关

非线性相关（图 2-8-14）指两个变量不成线性关系，而是成曲线或抛物线关系。如年龄和身高的关系通常呈现为一条抛物线，在青少年时期身高随着年龄快速增长，进入成年以后这种增长趋势逐渐变缓甚至变为平稳。

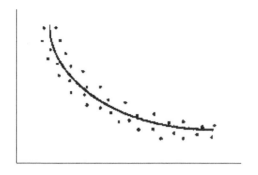

图 2-8-14　非线性相关

④不相关

不相关（图 2-8-15）指两个变量之间没有线性关系，从散布图上看两个变量的分布为团状。

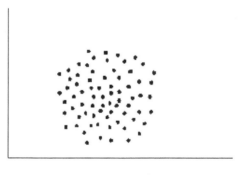

图 2-8-15　不相关

（5）控制图

控制图（图 2-8-16）是用于分析和判断过程是否处于稳定状态所使用的带有控制界限的图，是具有区分正常波动和异常波动的功能图表，是现场质量管理中重要的统计工具。

控制图中有 3 条平行于横轴的直线：中心线（Central Line，CL）、上控制限（Upper Control Limit，UCL）和下控制限（Lower Control Limit，LCL），并有按时间顺序抽取的样本统计量数值的描点序列。UCL、CL、LCL 统称为控制限（Control Limit），通常控制界限设定在 ±3 标准差的位置。中心线是所控制的统计量的平均值，上下

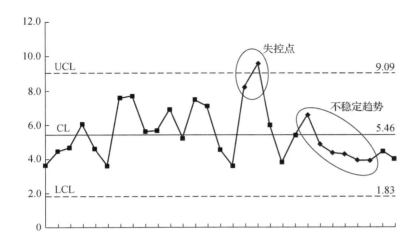

图 2-8-16 控制图

控制界限与中心线相距数倍标准差。若控制图中的描点落在 UCL 与 LCL 之外或描点在 UCL 和 LCL 之间的排列不随机，则表明过程异常。

运用控制图的目的之一就是通过观察控制图上产品质量特性值的分布状况，分析和判断生产过程是否发生了异常，一旦发现异常就要及时采取必要的措施加以消除，使生产过程恢复稳定状态。也可以应用控制图来使生产过程达到统计控制的状态。产品质量特性值的分布是一种统计分布。因此，绘制控制图需要应用概率论的相关理论和知识。

正常情况下，质量特性值遵从正态分布且不会超过控制界限。当控制图中的每一个数据点均落在控制界限内且控制界限内数据点排列无异常情况，则认为生产过程处于统计控制状态。

当控制图中数据点排列出现了"链""趋势""周期性变动""接近控制界限"等情况则为异常情况。

①链

当数据点连续出现在中心线一侧则称为链。例如，出现连续 7 点或更多点在中心线同一侧，连续 11 点中至少有 10 点在中心线同一侧，连续 14 点中至少有 12 点在中心线同一侧，连续 17 点中至少有 14 点在中心线同一侧，连续 20 点中至少有 16 点在中心线同一侧。

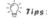 Tips:

这里就是常说的七点规则或十一点规则。

②趋势或倾向

当数据点出现连续上升或连续下降的现象，如连续 7 点或更多点单调上升或下降。

③周期性变动

数据点的排列显示周期性变化的现象。

④接近控制界限

太多的数据点接近中心线。例如，连续 3 点中至少有 2 点落在 20 与 30 界限，连续 7 点中至少有 3 点落在 20 与 30 界限。

8.2　临床试验风险管理

8.2.1　风险的基本概念

在 ICH-GCP E6（R2）和我国的 GCP（2020）中，提出了一个全新的概念，即"基于风险的质量管理"。要求在临床试验项目执行过程中，识别那些可能影响临床试验关键环节和数据的风险，并对超过容忍度的风险进行控制甚至是采取补救措施。风险这个概念本身是指某种特定的危险事件（事故或意外事件）发生的可能性。

（1）风险的特点

从风险的定义可以看出，风险具备以下两个特点。

①风险具有不确定性

风险的不确定性主要表现在发生的原因、计量和后果 3 个方面。原因的确定性是指在项目中，由于人们对于项目相关知识的认识不足，不清楚发生风险与项目目的、范围、内容等之间的关系。计量的不确定性是指在项目工作中，由于缺少必要的信息、尺度或准则，从而导致对风险的原因或后果很难进行精确的测定。后果的不确定性是指人们无法精确描述事件的后果及其发生的概率，因此也就难以制订良好的策略来进行干预。

正如在临床试验中不良事件的发生，无论是申办方还是研究者都无法预先确定其是否发生，或什么时候发生，或发生后会造成什么样的严重后果。也正是因为如此，我们在临床试验中才会强调风险管理的重要性。

Tips：

虽然有一种观点认为风险包括正面风险（即机遇）和负面风险（即威胁），但我们更习惯于将风险定义为威胁。

②风险会造成损失或损害

风险是指当人们从事项目活动时的确有可能蒙受的损失或损害，因此必须提高警惕。同时，也告诫人们在面对这些不利后果时，需要积极地面对和处理。也就是说，项目中虽然存在风险，但并不意味着我们就不去努力推进项目工作，而是更应该以积极的心态去面对风险，并做好充分的准备。

例如，在临床试验中，非常强调对受试者的保护，以避免因参与临床试验而出现的伤害。在临床试验中，受试者最常见的风险就是不良事件的发生。因为这些不良事件不但可能造成社会和经济损失，更重要的是会造成受试者身体和心理的损害。

（2）风险的属性

风险具有随机性、相对性和可变性。

①随机性

风险事件的发生和其后果具有偶然性，也就是说风险事件是否发生、何时发生、发生之后会造成什么后果具有偶然性。如果将这些偶然性事件都观察和记录下来，可以发现它是符合统计学中的随机性质。对于临床试验项目而言，无论是受试者不良事件的发生，还是项目实施过程中问题的产生，或是数据中质量问题的发生，都具有一定的偶然性。也就是说在这样的事件发生之前无法精确预测，只有当它们发生后，才能观测到。

②相对性

风险总是相对于项目活动主体而言的，同样的风险对于不同的主体有不同的影响。同样的风险，对于承受能力较高者不会产生重大影响，但对于承受能力较低者可能是致命的打击。例如，在临床试验中，电子化系统宕机的可能性一般来说微乎其微。但如果电子化系统的提供商拥有足够的资源，在日常运营中就已经考虑了这种突发情况，因而采用了双线互备等机制，那么一台系统宕机对其影响则不足为虑。但对于一家资源较少的企业来说，这种风险可能是致命的打击。

③可变性

风险的可变性表现在性质可变、后果可变和可出现新风险3个方面。性质可变意味着以前的风险在现在可能已经不成为风险，这是随着科技的发展或人们对于事件认识的加深，已经可以掌控甚至消除某些风险。在这种情况下风险后果必然也会变化，也就是说同样的风险在几年前可能会出现严重后果，但现在已经部分甚至完全可控。风险具有可出现新风险的意思是当人们为了应对或回避风险而采取行动时，一些新的风险可能就会出现，如当出现项目进展延误时我们必须增加人手，意味着额外支出的增加。

（3）风险的来源

按照来源风险可以分为自然风险和人为风险。自然风险是由于自然力的作用，造成财产或人员伤亡的风险。例如，因洪水或地震导致的工程损害、材料和器材损失。人为风险是指由于人的活动而带来的风险，例如，因行为、经济、技术、政治等导致项目失败。在临床试验项目中，更多的表现为行为或组织风险。

行为风险主要是指由于人或组织在过失、疏忽、侥幸、恶意等不当行为造成的财产损毁或人员伤亡。例如，《世界新闻报》2004年曾经发表一篇报道，一名19岁的大学生为了筹集学费参与了一项新型抗抑郁药的临床试验。在试验过程中，这名受试者不断增加服药剂量，在达到最高剂量后，开始逐渐减少服药量，直至完全停止用药。而在其停药后，发生了上吊自杀事件。在这起事件中，人为因素和管理疏忽可能是发生风险的关键原因。

组织风险其实与人为风险密切相关，组织风险主要是指项目中各方关系不协调或其他不确定因素导致的风险。当项目中各相关方利益不一致、对项目的理解不同、态度或行为不同等情况下往往会产生冲突。例如，一个项目往往会与组织中各职能部门打交道，如果各职能部门对项目的看法不一致而出现扯皮推诿就会严重影响项目的进展。

（4）风险的类型

在项目管理理论中，项目风险被分为3种类型：已知－已知风险、已知－未知风险和未知－未知风险。

①已知－已知风险

已知－已知风险中存在两个"已知"，前者表示该风险已经被识别出来，后者表示人们已经知道该风险发生的原因、概率和后果。例如，临床试验中可能发生数据录入错误风险是我们事先知道的，并且也知道该事件的后果，因此我们可以采用双录入方式加以应对。

Tips:

风险应对需要成本，因此在进行项目成本规划时应预留风险应对所需资金。

184

②已知－未知风险

已知－未知风险表示虽然人们已经识别出风险，但对于风险发生的原因和概率等尚不清楚。例如，临床试验中的一些不良事件，研究人员在方案设计时就已经知道可能会发生某些不良事件，但并不知道该事件的原因或概率。正如上文中 19 岁大学生参加新型抗抑郁药的临床试验发生自杀事件一样，虽然研究人员可能事先识别出会发生抑郁事件，但却不能估计其严重后果。

③未知－未知风险

未知－未知风险表示人们不了解可能发生什么风险，因此也不了解发生的概率和影响的严重性。例如，美国总统小布什在演讲时被扔鞋。

（5）风险容忍度

在 ICH-GCP E6（R2）和我国 GCP（2020）中，基于风险的质量管理专门提到了风险容忍度的概念。风险容忍度也叫风险忍耐度，它是指在组织目标实现过程中对差异的可接受程度，是企业在风险偏好的基础上设定的对相关目标实现过程中所出现的差异的可容忍限度。

风险容忍度较大，说明组织承受风险的能力较强，反之则较弱。在容忍度范围内的小风险可以采取通常应对措施。内部审计人员可以根据本组织的经营环境、经营规范、资本结构等确定风险容忍度，并在风险事件来临时采取不同的措施加以应对。

对于临床试验项目来说，内部审计人员应结合项目组内外环境，找出所有会给项目带来威胁的风险，并从中确定几个最主要的风险，再对这几个关键风险进行容忍度的量化分析，确定可以接受的风险范围。

8.2.2 风险管理计划

项目风险管理计划是整个项目管理计划非常重要的组织部分，用于制定风险识别、风险分析、风险应对策略。确定项目中风险管理相关人员的职责，为项目的风险管理提供完整的行动纲领。

风险管理计划需要项目团队和项目相关方共同参与制订，尤其是项目经理、主要团队成员、重要的相关方、风险管控负责人等。

Tips:

未知风险一旦发生就成为了已知风险，下一次就可以预先识别出来。

（1）风险整体管理计划

在项目的风险管理计划中，要说明项目进行风险管理的主要方法、角色和职责，并对项目风险分类、程度、概率等进行预先定义（表2-8-4）。

表2-8-4　临床试验项目风险管理计划通用模板

项目名称		项目编号	
申办方		项目经理	

文档修订历史

序号	版本	日期	编写人	编写/修订说明
1				
2				
3				

一、概述

对项目背景和项目整体风险管理相关情况进行说明。

二、风险管理方法

说明项目中风险识别、跟踪、应对等相关的技术和方法。

三、角色和职责

说明负责风险管理的人员名单及其具体职责。

四、风险分类

说明对识别后的风险分类管理的方法。

五、风险概率定义

尺度	概率值
低	
中低	
中	
中高	
高	

续表

六、风险影响定义	
尺度	具体影响
低	
中低	
中	
中高	
高	

七、风险跟踪和审计

说明风险是如何被发现、记录和跟踪的，以及在项目中需要多长时间进行一次风险审计活动和审计的内容。

八、风险响应计划

说明各个角色对风险的接受程度，以及对不同风险可能采取的应对策略和措施。

九、其他

（2）风险分解结构

风险分解结构（RBS）用于对项目风险进行层级化分类，这样便于项目团队能够掌握全部风险的来源，对于识别风险和归类非常有帮助。实际上，对于不同的项目，风险可以分解为不同的层级，其展现方式既可以是表格形式，也可以是树形图方式。表2-8-5给出一个4级结构的风险分析结构模板。

（3）风险登记册

风险登记册是项目风险识别后的产物，但在风险管理计划中制订风险登记册时，预先说明其规格，以便在风险识别时使用。在风险登记册中，应说明不同风险的分类、名称、概率、影响等信息。不仅如此，还应该明确指定应对风险的策略、措施和责任人，并提出风险应对后的跟踪要求（表2-8-6）。

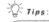 *Tips*:

项目管理理论中，RBS也是资源分解结构（Resource Breakdown Structure）的缩写。

表2-8-5 临床试验项目风险分解结构通用模板

0级	1级	2级	3级
项目风险	方案设计	试验用药	贴标签
			盲法
			发药
			其他
		受试者	招募
			随机分组
			随访
			其他
	数据管理	…	…
			…
		…	…
			…

表2-8-6 临床试验项目风险登记册简表通用模板

编号	名称	发生概率	风险影响	风险级别	应对策略	预防措施	应急措施	责任人	追踪要求
1									
2									
3									
4									
5									
6									
7									
8									
…									

在临床试验项目管理中，可能不仅需要记录风险的基本信息，还需要将风险的识别过程、触发条件、响应和应急计划等信息全面记录。

因此本文在此给出一个更为全面的风险登记册模板（表2-8-7）。

表 2-8-7　临床试验项目风险登记册详表通用模板

项目名称		项目编号	
项目经理		风险管理经理	
风险编号		风险名称	
发生概率	%	影响程度	□高　□中　□低
风险值		优先级	□高　□中　□低
风险分类	□内部　□外部	风险状态	□活跃　□不活跃　□关闭
责任人		识别人	
发生日期		关闭日期	
风险描述			
受影响的工作范围			
触发条件			
问题后果	对项目工作范围、时间、成本、质量等各方面的影响		
规避措施	当风险发生概率增加时应采取的措施		
次生风险	利用应对措施处理风险时产生的新风险		
残余风险	利用应对措施处理风险后残余的风险		
应急计划	特殊事件发生时的紧急措施		
弹回计划	应对措施失败时的后备计划		

8.2.3　风险识别和分析

　　风险管理的第一步就是要识别项目中可能存在的风险，以便在项目执行过程中项目团队能够恰当地应对已识别的风险。对于已识别的风险应该进行分析，以便对不同风险进行优先组排序，从而为后续风险应对提供基础。

　　（1）风险识别

　　风险识别就是要确定风险的来源、产生条件，并描述该风险的特征及对项目产生的影响。风险识别过程应该多方参与，包括项目经理、项目成员、专家和相关方等。在临床试验项目计划阶段，应对项目过程中所有可能出现的风险进行识别，并且在项目进行过程中也需要不断持续此过程。对于识别出的风险应记录在专门的风险登记册中。

正面列举一些临床试验项目中常见的风险如下。

①试验用药风险

- 试验用药或物品是否为已上市产品
- 试验用药是否存在不良反应
- 试验用药是否与已知药物有相互作用
- 普通给药还是仅限急重症时使用
- 直接给药还是与相关设施设备相关联
- 是否需要根据参数（如体重、肾功能）换算剂量给药
- 是否需要配合特定稀释剂或材料
- 如果涉及设备，是否允许中断或重启

②方案的复杂性

- 临床操作过程有无超出常规医疗/护理的额外程序
- 试验的复杂性是否会使受试者拒绝加入试验
- 临床试验是否分成了多个子试验
- 试验样本量是否较大
- 研究中心数量是否较多

③盲法设计

- 盲法是如何实施的，有无具体操作手册，如果服用了错误的药物如何处理
  - 试验用药与模拟剂的颜色、气味、尺寸是否有差异
  - 有无意外的破盲风险（如实验检查结果、AE）

④供应链

- 药物保持期是否影响及时充足的供应
- 运输和储存是否存在温度、光照或湿度限制
- 机构药房库存是否支持大量受试者招募
- 是否存在多个研究使用相同的药物供应

⑤执行过程的复杂程度

- 有多少任务外包给第三方公司（如 CRO）

Tips:

临床试验项目中的风险远远不止本文所述，读者可以参照本文内容和示例自行分析。

- 各外包公司的经验如何
- 是否使用中央实验室
- 是否涉及各类学术/技术委员会

⑥受试者人群

- 疾病严重程度
- 是否为弱势群体（儿童、囚犯、精神病患者）
- 对于可能生育的女性是否有特殊考虑
- 入排标准的细致程度（中心实验室可否进行细致的判断）
- 对特定地区/种族/民族背景的样本量是否有要求/限制

⑦技术、设备与数据收集

- 是否使用新的技术或设备来获取数据（EDC、ePRO）
- 人工数据收集还是电子收集，有无电子源数据（eSource）
- 从数据录入到集中核查的时间间隔
- 是否需要多次数据锁定（DMC、中期分析）
- 是否需要从多个系统进行数据集成

⑧终点指标

- 如何收集主要终点和次要终点指标（如第三方实验室或 ePRO 等，是否存在偏差、培训或设备校准）
- 失访或退出试验时如何收集终点指标数据

⑨地域/国别

- 是否有多个国家参与
- 是否必须纳入/排除特定国家/地区
- 方案是否符合当地法律法规
- 是否存在血样等生物标志物出境

（2）风险分析

风险分析包括定性分析和定量分析。定性分析相对比较主观，主要是由人来评估风险的影响，但也较为容易。定量分析通常适用于大型复杂项目，需要利用专门的风险分析软件来支持，同时需要专业的风险分析模式和人员。在临床试验项目管理中，通常不涉及定量风险分析，因此本节主要介绍定性风险分析。

在实施定性风险分析时，主要识别项目风险的发生概率、风险发生时对项目目标的相应影响及其他因素，来评估已识别单个项目风险的优先级。实施定性风险分析能够确定不同风险的相对优先级和识别出每个风险的责任人，以便由他们负责规划风险应对措施。

在进行风险分析时，要预先定义出概率和影响，该工作可以在风险管理计划阶段进行，并在风险分析阶段进行完善。有了风险概率和影响定义的基础，就可以对所有已识别的风险进行分析。不同的项目有不同的风险概率和影响定义，项目团队应该根据临床试验项目的实际情况来制定风险概率和影响的定义，或者根据组织既往的经验或标准来制定。

①风险概率定义

通常情况下风险概率的尺度不宜定制过多，可以使用三级或五级来进行风险概率的定义。在定义风险概率时，除了给出其定义尺度以外，还应该给出具体的概率值。表 2-8-8 给出一个五级风险概率定义的示例。

Tips:

在整个项目生命周期中要定期开展实施定性风险分析过程。

表 2-8-8 临床试验项目风险概率定义示例

概率尺度	概率值
很高	71% ~ 100%
高	51% ~ 70%
中	31% ~ 50%
低	11% ~ 30%
很低	0 ~ 10%

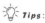

Tips:

注意在项目实际操作中区分风险发生的频率与概率的区别。频率是风险事件发生的实际次数，概率指经大量重复实验后该风险事件的统计值。但在实际应用中，可以用频率来近似地表示概率。

例如，临床试验项目无法按照预计时间计划进行临床启动、无法完成受试者招募、无法按期锁定数据库等都是项目中常见的问题。因此，我们可以在项目计划阶段定义出导致这些问题的风险事件及其概率（表 2-8-9）。

Tips:

当风险事件还未发生时我们定义其为风险，但当风险已经发生时就成为了问题。引起风险的原因或条件是风险因素或风险指标。

表 2-8-9 临床试验项目延误风险因素及其概率示例

风险因素	出现概率
伦理委员会审阅和批准延迟	60%
与研究机构的合同协商和批准延迟	50%
法律审阅周期延长	30%

风险因素	出现概率
试验方案设计和修正延迟	10%
某研究者在本试验上的精力不足	20%
某研究机构符合条件的受试者少于预期	30%

②风险影响定义

风险影响是指当风险事件发生后，如果不对其采取任何应对措施可能对项目目标造成危害。其危害可以从进度、成本、质量等各个不同的角度进行联合定义，也可以分别定义。表2-8-10给出一个5级风险影响定义的示例。

表2-8-10　临床试验项目风险影响定义示例

影响尺度	后果		
	对进度的影响	对成本的影响	对质量的影响
很高	项目延期6个月及以上	费用增加20%及以上	项目失败或大部分工作需要推翻重来
高	项目延期3~6个月	费用增加10%~20%	申办方无法接受项目研究结果
中	项目延期1~3个月	费用增加5%~10%	申办方可以接受研究结果，但需要付出巨大的努力改进
低	项目延期1周到1个月	费用增加<5%	申办方可以接受研究结果
很低	项目延期1周及以下	费用增加不明显	对研究结果几乎不影响

同样，我们通过对上例中导致临床试验项目延误的一些风险来进行影响分析，并列出可能出现的后果（表2-8-11）。

表2-8-11　临床试验项目延误风险因素及其影响示例

风险因素	影响	说明
伦理委员会审阅和批准延迟	低	该研究机构伦理审批的固定周期为2周

续表

风险因素	影响	说明
与研究机构的合同协商和批准延迟	中	合同谈判涉及研究机构中的相关方较多
法律审阅周期延长	低	法务审核为申办方或其他组织内部流程，较为可控
试验方案设计和修正延迟	很高	方案如果需要修正将会延误项目整体进度
某研究者在本试验上的精力不足	高	某研究者为领域专家，相关事务较多
某研究机构符合条件的受试者少于预期	中	某研究机构主院区距离城区较远，可能影响受试者数量

③风险概率和影响矩阵

尽管我们定义了风险的概率和影响，但它们从两个不同的维度来表述风险。对于一个具体的风险事件，其高概率并不等于高影响。因此，将风险概率和影响两个指标进行组合来评估具体风险事件将更有实际意义。

风险概率和影响矩阵是将概率和影响的尺度进行量化，并将两个量化值相乘后得到一个综合评价指标，以判断风险属于较小、中等还是较大的一种方法。当有了风险概率和影响矩阵后，项目经理和风险管理团队就应该把主要精力放在那些风险值较高的风险上（表2-8-12）。

表2-8-12　临床试验项目风险概率影响矩阵示例

概率		影响				
		很低	低	中	高	很高
		0.05	0.1	0.2	0.4	0.8
很高	0.9	0.05	0.09	0.18	0.36	0.72
高	0.7	0.04	0.07	0.14	0.28	0.56
中	0.5	0.03	0.05	0.10	0.20	0.40
低	0.3	0.02	0.03	0.06	0.12	0.24
很低	0.1	0.01	0.01	0.02	0.04	0.08
风险值＝概率×影响						

当我们对上述导致项目延误风险的影响因素进行综合分析后发现，项目团队应该花更多的精力在研究机构的合同协商谈判事件上，其次需要关注各研究机构伦理审批、某研究者精力不足和某研究机构受试者不足问题上（表2-8-13）。

表2-8-13　临床试验项目延误风险综合分析示例

风险因素	出现概率	影响	风险值
伦理委员会审阅和批准延迟	0.60	0.10	0.06
与研究机构的合同协商和批准延迟	0.50	0.20	0.10
法律审阅周期延长	0.30	0.10	0.03
试验方案设计和修正延迟	0.10	0.40	0.04
某研究者在本试验上的精力不足	0.20	0.40	0.08
某研究机构符合条件的受试者少于预期	0.30	0.20	0.06

8.2.4　风险应对计划

风险应对计划是指为项目风险制订可选方案、选择应对策略并商定应对行动。有效和适当的风险应对可以最小化单个风险并降低整体项目的风险敞口。一旦完成对风险的识别和分析，风险责任人就应该编制风险应对计划，同时还要考虑风险应对可能带来的剩余风险、次生风险等问题。在风险应对计划中，既要考虑风险本身对项目带来的严重影响程度，也要考虑项目本身资源的配备，以便制订合理的风险应对计划。

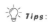
Tips:
风险应对意味着额外的资源消耗，因此在项目计划阶段应为风险应对准备适当的预算。

（1）应对策略

风险应对策略主要是针对已识别的风险提前制定一些措施来规避、减轻甚至接受风险本身。也就是说，这些策略是在风险事件还未发生时所制订的。在项目管理理论中，有5种常见的风险应对策略。

①风险规避

风险规避是指项目团队采取行动来消除威胁，或保护项目免受威胁的影响。本策略适用于那些发生概率较高，且具有严重负面影响的高优先级威胁。使用规避策略可能涉及变更项目管理计划某些内容甚至改变项目目标。规避措施可能包括消除威胁的原因、延长进度计划、改变项目策略或缩小项目范围。有些风险可以通过澄清需求、获取信息、改善沟通或取得专有技能来加以规避。

例如，一项临床试验项目原计划验证某种新药在缩短成人和儿童感冒周期的效果，因此该试验方案设计中以受试者年龄作为分层因素，并在受试者入组前和试验一周后分别进行抽血做血常规。但是，经过项目组和专家讨论后认为，对儿童进行两次抽血将是项目的重大风险，可能导致无法在规定时间段内招募到足够的儿童受试者。最终，申办方将该项目拆分为两个独立项目，分别进行成人和儿童试验。

从该案例可以看出，如果在一个项目中同时进行成人和儿童试验，将比进行两个项目要省钱和省时间。但也就意味着当儿童受试者无法按期完成招募将导致整体项目有延期的风险。为此，申办方采用规避策略缩小项目范围，从而保证项目部分目标完成。

②风险转移

风险转移是转移风险的后果给第三方，通过合同的约定，由保证策略或供应商担保。采用转移策略通常需要向承担威胁的一方支付风险转移费用。风险转移可能需要通过一系列行动才得以实现，包括但不限于购买保险、使用履约保函、使用担保书、使用保证书等。

在临床试验中，购买受试者意外责任险正是风险转移的一种策略。我国 GCP 2020 版第三十九条，明确提出申办者应当向研究者和临床试验机构提供与临床试验相关的法律上、经济上的保险或保证，并与临床试验的风险性质和风险程度相适应。

临床试验保险是当前临床试验风险转移和保障受试者权益的重要手段，也是国际的通行模式。临床试验保险不但使不良事件发生后受试者能够获得及时的经济赔偿和医疗救治，也可以减轻申办方经济负担，化解经济纠纷，同时减少申办方、研究者不必要的纠纷。

③风险减轻

风险减轻是指采取措施来降低威胁发生的概率和（或）影响，以便减少不利的风险事件的后果和可能性到一个可以接受的范围。在风险应对策略中，提前采取减轻措施通常比威胁出现后尝试进行弥补更加有效。

实际上，临床试验项目中采用的双录入技术就是风险减轻手段。

可以试想，假设两个数据录入人员在录入数据中的出错率均为5%，但当两人同时录入时，同一数据出错的根据即为5%×5%＝0.25%。也就是说数据的错误率可以从5%下降到0.25%，整整下降了20倍。当然，使用第三方评价、edit check，选择实力更可靠的研究机构和供应商、配备机动人员等手段都属于风险减轻策略。

④风险接受

风险接受是指承认威胁的存在，但不主动采取措施。此策略可用于低优先级威胁，也可用于无法以任何其他方式加以有效地应对的威胁。风险接受可以是主动接受，也可以是被动接受。主动接受策略是建立应急储备，包括预留时间、资金或资源以应对出现的威胁；被动接受策略则不主动采取行动，而只是定期对威胁进行审查，确保其并未发生重大改变。

如果临床试验中的一些审批流程是申办方无法控制的，那最适合的方式就是接受。例如，向人类遗传办公室和药监部门递交新药临床试验申请材料和审批材料，向伦理委员会递交材料等。这些流程都在申办方的可控范围之外，项目团队只能接受。

⑤综合策略

在实际情况中，对于任何一项风险都不可能只采用一种策略，而是可以将多种策略同时应用于一类风险。同时，一种策略也可以同时应用多个风险，即把一些类似的或相关的风险集中起来考虑。

例如，在上文中列举到有关新药试验注册材料递交和伦理审批材料递交流程。虽然这些流程是申办方项目团队无法控制的，但可以采取接受策略，而且如果在材料递交之前采用适当的风险减轻策略就可以减小风险发生的可能性。也就是说，项目团队可以在材料递交之前邀请行业专家对材料进行把关，那么就会提高审批材料成功的可能性。

（2）风险分析和应对计划

对于已经识别出的风险，可以利用前文所述的风险登记册和风险应对策略来制订具体的风险分析和应对计划。针对每一个风险，都应该分析可能发生的原因、鉴别方法、应对和应急措施等。下面给出一个临床试验项目中风险分析和应对计划案例，表中省略了部分风险登记册中内容（表2-8-14）。

表 2-8-14 临床试验项目风险登记册通用模板

编号	名称	责任人	原因	概率	影响	预防措施	应急计划
R01	项目启动延迟	张三	1. 研究机构伦理审查批复未不同 2. 合作协议谈判进度落后	高	高	1. 加强研究机构前期调研，确认其能力和合格性 2. 加强启动中各环节的跟踪，随时解决问题	1. 增加 5 个备用研究机构 2. 增加项目启动团队力量
R02	筛选失败率高	李四	1. 研究机构选择不佳，缺少合格的受试者 2. 研究人员培训不足，对入排标准理解不到位	中	高	1. 向各研究机构提供受试人组标准手册 2. 加强受试者培训，使之掌握试验方案和招募技巧	1. 在项目启动第 2 个月末评估各筛选失败率，如超过 20% 则需要对研究者进行重新培训 2. 在项目启动 2 个月内追踪所有筛选失败个案，并分析其具体原因和制定修正措施
R03	招募速度落后	王五	1. 研究人员缺乏招募技巧 2. 受试者补偿费用过低 3. 方案设计不合理	中	高	1. 加强研究者培训 2. 完善受试者招募宣传手册 3. 调整受试者补偿结构，增加交通补助和误工补助	1. 在项目启动 4 个月末评估各研究机构招募进度，关闭招募率低的研究机构 2. 启动后备研究机构加入试验项目 3. 增加招募率高的研究机构的可招募人数

8.3 基于风险的质量管理体系

8.3.1 GCP 中对质量和风险管理的要求

在 ICH-GCP E6（R2）和我国 GCP（2020）中，都专门提到了基于风险的质量管理（Risk-Based Quality Management，RBQM）（图 2-8-17）概念。

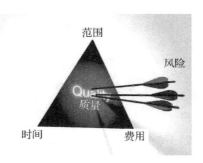

图 2-8-17　基于风险的质量管理

（1）GCP 的要求

在我国 GCP（2020）中第三十条至三十二条明确提到了临床试验质量和风险的有关要求（表 2-8-15）。

表 2-8-15　我国 GCP（2020）中有关临床试验项目质量和风险的条目

第三十条　申办者应当建立临床试验的质量管理体系。

申办者的临床试验的质量管理体系应当涵盖临床试验的全过程，包括临床试验的设计、实施、记录、评估、结果报告和文件归档。质量管理包括有效的试验方案设计、收集数据的方法及流程、对于临床试验中做出决策所必须的信息采集。

临床试验质量保证和质量控制的方法应当与临床试验内在的风险和所采集信息的重要性相符。申办者应当保证临床试验各个环节的可操作性，试验流程和数据采集避免过于复杂。试验方案、病例报告表及其他相关文件应当清晰、简洁和前后一致。

Tips：
RBQM意味着风险将直接影响项目质量。

申办者应当履行管理职责。根据临床试验需要可建立临床试验的研究和管理团队，以指导、监督临床试验实施。研究和管理团队内部的工作应当及时沟通。在药品监督管理部门检查时，研究和管理团队均应当派员参加。

第三十一条 申办者基于风险进行质量管理。

（一）试验方案制定时应当明确保护受试者权益和安全以及保证临床试验结果可靠的关键环节和数据。

（二）应当识别影响到临床试验关键环节和数据的风险。该风险应当从两个层面考虑：系统层面，如设施设备、标准操作规程、计算机化系统、人员、供应商；临床试验层面，如试验药物、试验设计、数据收集和记录、知情同意过程。

（三）风险评估应当考虑在现有风险控制下发生差错的可能性；该差错对保护受试者权益和安全，以及数据可靠性的影响；该差错被监测到的程度。

（四）应当识别可减少或者可被接受的风险。减少风险的控制措施应当体现在试验方案的设计和实施、监查计划、各方职责明确的合同、标准操作规程的依从性，以及各类培训。

预先设定质量风险的容忍度时，应当考虑变量的医学和统计学特点及统计设计，以鉴别影响受试者安全和数据可靠的系统性问题。出现超出质量风险的容忍度的情况时，应当评估是否需要采取进一步的措施。

（五）临床试验期间，质量管理应当有记录，并及时与相关各方沟通，促使风险评估和质量持续改进。

（六）申办者应当结合临床试验期间的新知识和经验，定期评估风险控制措施，以确保现行的质量管理的有效性和适用性。

（七）申办者应当在临床试验报告中说明所采用的质量管理方法，并概述严重偏离质量风险的容忍度的事件和补救措施。

第三十二条 申办者的质量保证和质量控制应当符合以下要求：

（一）申办者负责制定、实施和及时更新有关临床试验质量保证和质量控制系统的标准操作规程，确保临床试验的实施、数据的产生、记录和报告均遵守试验方案、本规范和相关法律法规的要求。

（二）临床试验和实验室检测的全过程均需严格按照质量管理标准操作规程进行。数据处理的每个阶段均有质量控制，以保证所有数据是可靠的，数据处理过程是正确的。

（三）申办者应当与研究者和临床试验机构等所有参加临床试验的相关单位签订合同，明确各方职责。

（四）申办者与各相关单位签订的合同中应当注明申办者的监查和稽查、药品监督管理部门的检查可直接去到试验现场，查阅源数据、源文件和报告。

（2）GCP 对质量和风险管理要点

通过对 GCP 中有关质量和风险的分析，我们可以得出如下要点。

①全过程质量

在我国既往的 GCP 版本中，对质量的强调主要在于数据质量。而最新版本中质量的范围还包括了临床试验的设计、实施、记录、评估、结果报告和文件归档全环节，当然也会包括临床试验数据的质量。从中可以看出，质量管理的范围不仅扩大到临床试验项目的产出（可交付成果），同时还涵盖了项目实施过程。

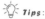

②项目整体风险

在既往 GCP 版本中，风险这一概念主要针对受试者，即强调受试者参与临床试验的风险和受益。但在最新的 GCP 中，风险不仅包括受试者的风险，还包括关键环节和数据的风险。其实受试者保护本身就属于临床试验的关键环节。也就是说，临床试验项目本身也需要申办方从风险管理角度进行全面审视。

③质量风险容忍度

由于风险本身的特点和项目对风险的承受能力有所区别，并不是所有风险都需要进行干预，也就是说临床试验项目是可以接受部分质量风险的。但 GCP 中也提到"在设定质量风险的容忍度时应当考虑变量的医学和统计学特点及统计设计，以鉴别影响受试者安全和数据可靠的系统性问题"。也就是说，对于那些非常重要的数据和环节必须设置较低的容忍度，必须加强质量监督。但对于临床试验项目中非关键环节，可以设置较高容忍度。

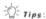

④定期评估和持续改进

在新版 GCP 中引入了管理学中强调的"定期评估和持续改进"的概念。正如本章第一节中提到的，一项制度如果没有跟踪的评估就很难落实，因为大多数人只关注那些会被检查的事。同时，制度本身也会随着时间的流逝、环境的变化、人员的变动等各种因素的影响而逐渐脱离实际，同时制度制定时也可能没有考虑周全。在这种情况下，临床试验项目中的质量和风险管理制度就可能与实际工作脱节，因此必须进行定期评估和改进。

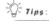

⑤基于风险的质量管理过程

通过新版 GCP 第三十一条描述，说明了基于风险的质量管理全过程。即首先需要进行风险识别，然后对识别到的风险进行评估，最后采用合理的措施来减少风险、接受风险或采取补救措施，同时在整个过程中不断完善和提高风险及质量管理能力。

8.3.2　临床试验质量管理体系

在本章第一节已经讲述了全面质量管理的含义和特点，其主要体现在全员参加、全过程控制、对象的全面性、方法的全面性和经济效益的全面性这几个方面。然而对于临床试验项目来讲，全面质量管理体系究竟意味着什么呢？

美国 FDA、欧盟 EMA 和 TransCelerate 等组织认为临床试验项目质量管理体系（图 2-8-18）应该包括多个方面。

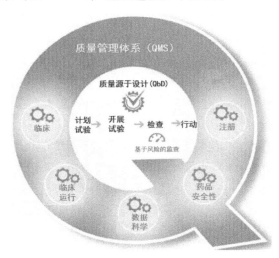

图 2-8-18　临床试验质量管理体系

（1）质量源于设计

质量源于设计（Quality by Design，QbD）是相对于"质量是检验出来的"而提出的概念。

①药品生命周期中的 QbD

在最初的生产制造类企业中（包括制药企业），产品质量是否合格通常由企业的质量控制部门来检验。也就是说，在生产工艺固定的前提下，质量的把关主要体现在最终的产品检验环节。一旦发现产品质量不合格，就需要重新修改生产工艺或生产环节。如果不合格产品已经流入市场，就会给企业带来更大的损失。对于药品生产企业而言，如果仅在产品生产末端环节进行质量控制则为时已晚，因此有人提出了质量来源于良好的设计。

对于药品全生命周期来说，设计阶段正好对应药品的临床前和临床试验阶段。也就是说，对于药品的设计和研发阶段，要进行严谨的优化、筛选、验证等环节。只有在临床前和临床试验过程中进行充分的把关，才可以提高最终药品的质量。

②临床试验生命周期中的 QbD

通过上述内容可以看出，目前对于 QbD 的理解还是偏重药品这个产品生命周期本身。实际上，虽然药品临床试验只是药品全生命周期上的一环，但如果仅从临床试验项目来看，也有其项目生命周期，从而也就有临床试验项目生命周期中的设计环节，并可以在该环节中套用 QbD 的概念。

临床试验也有其设计阶段，这个阶段既包括研究方案的设计，也包括项目管理计划的制订。正如本文上节所述，临床研究的质量既包括项目可交付成果的质量，也包括项目管理本身的质量。因此，基于风险的质量管理则意味着既需要良好的临床试验方案设计，又需要良好的项目管理计划。只有这样才符合临床试验项目本身的 QbD 理念。

（2）PDCA

在本章第一节已经提到全面质量管理中的 PDCA 循环，同时，还针对 PDCA 制定了 8 个步骤，包括分析现状找出问题，分析产生问题的原因，主要原因确认，拟定措施、制订计划，执行措施、执行计划，检查验证、评估效果，标准化、固定成绩，处理遗留问题。上述 4 个阶段和 8 个步骤都是周而复始螺旋上升的过程。

针对临床试验项目来说，项目中任何一个阶段、子项目、任务或环节都可以使用 PDCA 这种模式进行要求和管理。这也正符合我国 GCP（2020）中对临床试验项目管理提出的"定期评估和持续改进"的要求。

（3）RBM

在 GCP（2020）中，将 RBM 放在了临床试验项目质量管理中非常重要的位置。但就监查本身而言，无论是传统的监查方式还是基于风险的监查方式，其目的都是为了保证受试者权益、保证试验记录与报告的数据准确完整无误、保证试验遵循已批准的方案和有关法规进行。

 Tips:

RBM更符合帕累托法则即二八原理，即应将80%的资源来解决20%的核心质量问题。

但RBM与传统监查的区别在于，将项目资源放在那些更重要的或更为严重的威胁项目质量的环节和数据上。同时，结合数理统计和数据挖掘等手段，使项目团队更易于发现威胁项目质量的风险。从整体上来看，通过更少的资源可以达到更高的临床试验项目质量。有关RBM将在下一节具体介绍。

（4）其他

 Tips:

临床试验项目全流程可参考本书范围管理计划相关章节。

除了上述3个核心质量关注点以外，还包括对临床操作过程、临床运行过程、数据科学、药品安全和注册等涉及临床试验的全部环节进行质量管理。

8.3.3　基于风险的监查

在GCP中，监查工作始终是保证临床研究质量的最重要环节。其目的是保证受试者权益、保证试验记录与报告的数据准确完整无误、保证试验进行遵循已批准的方案和有关法规。但当提出RBM概念后，其形式已经从现场监查变为多种形式相结合的模式。

（1）3种监查方式

传统的监查活动主要是指现场监查（On-site Monitoring），但当提出了RBM概念后，监查的形式就包括了现场监查、远程监查（Off-site Monitoring）和中心化监查（Centralized Monitoring）3种方式。

①现场监查

现场监查模式主要是监查员到研究中心现场进行开中心和关中心拜访，对源数据、入排操作、知情同意、严重不良事件和方案背离等方面进行核查的过程，以保证临床研究过程的质量。

②远程监查

Tips:

可以认为中心化监查包括远程监查，也可以认为远程监查是中心化监查的表现形式。

远程监查主要是指监查团队通过远程对项目质量情况进行评估，并通过电话、网络、邮件等形式与研究人员进行远程沟通的过程。

③中心化监查

中心化监查主要是指对已经收到的数据进行远程评估。其主要过

程是通过数据管理员和统计分析人员对已收集到的临床试验数据进行
分析，如离群值、异常值和一些异常的数据趋势等问题，以便为有针
对性的现场监查提供数据支撑。

（2）RBM 的含义

RBM（图 2-8-19）实际上是将风险管理和 3 种监查模式结合的
临床试验质量管理模式。

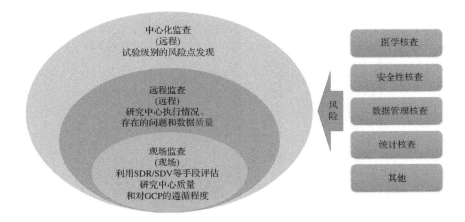

图 2-8-19　临床试验中心 RBM

RBM 核心理念在于首先由远程人员对已经提交到中心数据库中
的数据进行医学、安全性等核查，其次由数据管理人员和统计分析人
员对关键数据和关键流程进行分析。从这个过程中发现临床试验中存
在的风险点和问题，并由监查人员带着问题去研究中心现场进行质量
核查工作。由此可见，利用 RBM 模式可将传统需要现场监查的任务
大幅压缩，压至 50% 甚至更高。传统监查模式与基于风险的监查模
式对比见图 2-8-20。

（3）中心化监查的主要内容

在基于风险的监查模式中，中心化监查成为了 RBM 所有工作中
的核心内容。按照 ICH-GCP E6 R2 中的要求，中心化监查应该着重
关注以下内容。

● 鉴别缺失值、不一致数据、离群值、未预期的变异性缺乏、方
案偏离

 Tips:

RBM 意味着临床试
验项目必须以完善的
电子化系统支撑作为
前提。

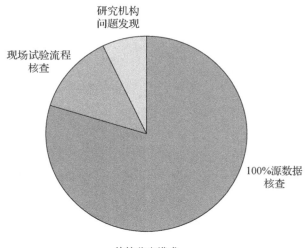

传统监查模式

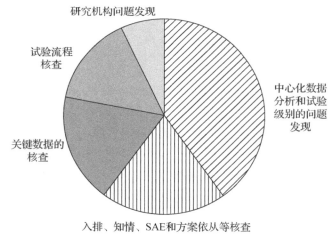

基于风险的监查模式

图 2-8-20　监查模式对比

- 查看数据的趋势，如范围、一致性、中心内及中心间的变异性
- 对从中心收集和报告的数据的系统性错误或严重错误，以及可能的数据造假进行评估
- 分析中心特点和总体的表现

● 选择中心和程序，进行有因的现场监查

（4）RBM 的主要流程

正如 GCP 中所述，在临床试验项目中实施 RBM 的基本流程如下。

①识别关键流程和数据

通常情况下，临床试验项目中的关键流程包括知情同意、入选排除标准实施、药物发放和回收、严重不良事件的上报和管理、受试者中途退出等流程。而关键数据包括筛选指标、安全性评估指标、严重不良事件数据、主要和次要终点指标等。

②风险识别和评估

对于已识别的关键流程的数据进行风险识别、分析、分类和确定影响，制订项目的风险管理计划，分析和确定不同风险发生的潜在原因，针对各风险建立相应的风险识别指标和报警参数等，并在试验进行过程中定期对风险进行监测、分析和预警。

③制订监查计划和实施

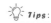

Tips:
风险评估方法参见
8.2.3节相关内容。

在风险评估的基础上制订具有针对性的监查计划，该计划取决于风险的类型、频率、程度等，以及试验设计的复杂程度、终点的类型、研究人群的复杂性、地理因素、研究者及申办者经验、EDC、试验药物的相对安全性、试验阶段分期、数据量等。

第三部分

执　行

9 临床试验项目进度和范围管理

在临床试验项目执行中，管理者最关注的就是项目是否按照计划执行，而项目的工作范围与进度常常相互影响，计划外的工作通常会导致进度延迟，而进度延迟也可以通过范围调整加以纠正。因此，在临床试验过程中需要对进度和范围进行综合管理。

9.1 项目进度监测

9.1.1 项目进度记录与上报

在临床试验项目管理工作中，需要用多种方法来进行进度的监测、检查和报告。项目进展报告是记录监测检查的结果、项目进度现状和发展趋势等有关内容的最简单的书面形式报告。但制作项目进展报告首先需要对项目整体执行情况有清晰的了解，因此制作项目进展报告可以依赖于项目团队的定期汇报和工作检查结果。

（1）项目成员工作日志

针对每个团队成员，可以使用项目成员工作日志来清晰地记录日常工作情况，这也为项目周报、月报等提供最基础的数据来源。项目团队成员根据自身的职责和工作安排进行日常工作记录。例如，数据管理人员可以记录项目中数据管理计划撰写情况、数据库的构建情况、数据清理情况等，而监查员则可以记录监查计划撰写情况、研究中心访视情况等。项目组成员在进行日常工作记录时，应尽可能与项目范围管理计划中的任务安排相对应，以便自我工作管理和上级对任务执行情况的核查（表3-9-1）。

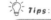 Tips:

在填写项目成员工作日志时，应尽可能使用量化指标来描述完成情况。

表 3-9-1 临床试验项目成员工作日志模板

项目名称		项目编号	
姓名		所在部门	
工作日志			
日期	主要工作任务	完成情况	工作分析
工作总结			

Tips:

在工作中遇到问题非常正常，一个良好的做法是自己先考虑可能的解决方案，然后再与同事或上级商议解决。

（2）项目工作周报

项目成员工作日志可以作为团队成员自身工作的记录，不需要上报给项目经理，但需要将其内容整理后填入项目工作周报。在项目工作周报中，应对本周工作任务进行归纳总结，如果存在问题应给出解决方案或建议。报告人的上级应该根据本周工作情况给出建议或意见（表3-9-2）。

表 3-9-2 临床试验项目工作周报模板

项目名称		项目编号			
报告人		所在部门		报告日期	
本周工作进展					
编号	工作任务		完成情况		
问题分析					
编号	存在问题		解决方案和建议		

续表

下周工作安排

上级意见

签字：

日期：

（3）项目工作月报

在项目工作周报的基础上，项目各小组负责人或项目经理应形成项目工作月报。在项目工作月报中，应记录本月任务的完成情况和分析本月工作中存在的问题，以便管理人员清晰地了解项目全貌（表3-9-3）。

表3-9-3 临床试验项目工作月报模板

项目名称		项目编号		
报告人		所在部门		报告日期	

主要工作进展		
编号	工作任务	完成情况

主要问题分析		
编号	存在问题	解决方案和建议

下月工作安排

 Tips:

在项目工作月报中，工作任务的描述应比周报更加宏观。

续表

上级意见

签字：

日期：

9.1.2 项目进度检查与考核

在项目进度管理中，除了由下级向上级进行工作汇报以外，还应该包括上级对下级的工作检查。实际上，工作汇报和工作检查有时候很难完全分开，通常相互交织在一起。但工作汇报主要在于对自身工作的进展情况进行总结，而检查则侧重于查看项目工作是否按照既定计划完成。

Tips:

通常情况下，项目经理会更关注那些滞后的工作，因为这些工作会对项目进度产生重大影响。但是，如果某些提前完成的工作影响到了申办方的现金流，也应该给予关注。引起项目进度提前或滞后的原因可能是多方面的，包括因项目范围或资源的变更引起的进度差异，或者因进度计划不合理导致的进度差异。

（1）项目进度核查

在临床试验项目管理中，项目经理或各小组负责人有责任定期对本团队或小组成员工作情况进行检查，并对照项目进度计划来发现是否存在任务遗漏或延迟（表3-9-4）。

表3-9-4　临床试验项目进度核查表模板

项目名称			项目编号	
检查人			检查日期	

项目工作进展

任务编号	任务名称	责任人	计划开始时间	实际开始时间	计划完成时间	实际完成时间	总时差	任务完成情况	备注

（2）项目里程碑核查

里程碑是项目阶段性工作是否完成的重要指标，项目各小组负责人或项目经理在进行工作检查时要仔细核对里程碑的完成情况，如果里程碑未达到则应仔细分析其原因（表3-9-5）。

表3-9-5　临床试验项目里程碑核查表模板

项目名称		项目编号			
检查人		所在部门		检查日期	

里程碑达成情况

里程碑编号	里程碑名称	责任人	计划完成日期	是否完成	实际完成时间	未完成原因
				□是　□否		
				□是　□否		
				□是　□否		

（3）项目进度偏差分析表

通过对项目进度报告的核查，可以发现项目中所有的进度偏差。但更重要的是要对偏差发生的原因进行分析，以便为实施进度偏差控制提供支持（表3-9-6）。

表3-9-6　临床试验项目进度偏差分析表模板

项目名称		项目编号			
填表人		所在部门		填表日期	

项目偏差情况

编号	偏差描述	严重程度	原因分析	影响程度	影响描述	恢复或调整措施

 Tips:

严重程度和影响程度可以使用高、中、低定性描述，也可以由项目制订统一标准。

9.2 项目进度分析工具

9.2.1 进度跟踪

进度跟踪实际是在进度计划基础上对进度计划中所有活动进行跟踪并得到其执行情况的数据。其中包括任务清单、计划开始和结束时间、重要的里程碑等。在此基础上，可以根据项目的实际执行情况记录各个任务的实际开始和结束时间，以帮助项目中所有任务进度进行跟踪。

（1）任务完成情况跟踪

在进行项目进度跟踪时，首先需要根据项目进度计划中的任务清单进行逐项检查，并记录其实际执行情况。例如，表 3-9-7 显示了一个临床试验项目的进度规划，其中包括所有任务的编号、名称、前置任务、计划开始和结束日期、计划工期，以及实际开始和结束时间和实际工期等。

表 3-9-7 实际是临床试验项目的 WBS，在项目执行过程中应对所有任务的实际开始、结束时间及执行工期在该表中进行标记。对于正在执行过程中的任务，可以只记录开始时间并根据实际情况标记该任务的完成百分比。

（2）进度跟踪甘特图

在进度规划阶段我们已经使用到甘特图来对项目中的各任务进行时间规划，对于进度跟踪数据也可以使用甘特图（图 3-9-1）进行直观展示。

对于不同的软件其绘制的甘特图有所不同。例如，图 3-9-1 是利用 Excel 绘制的任务跟踪甘特图，在图中可以对每项任务的各种状态进行标记，包括计划开始时间和工期、实际开始时间和工期、任务完成百分比等。在本图中，开始时间使用数值表示，当天相对于项目启动时的间隔天数，当然也可以直接使用日期来表示。当实际开始时间与计划开始时间不一致或实际工期与计划工期不一致时，该任务对应的横条将以特殊颜色予以警示，以便引起项目经理关注。

Tips:

任务完成百分比数据最好是通过定量方式计算获得。如果任务无法定量计算，也可以由该任务的负责人进行估算得到。

XX临床试验项目规划器

在右侧进度条显示出显示的时间，底层蓝色图例供如下所示。

周期实际出显示：　1　　计划工期　　实际开始时间　　完成百分比　　实际（超出计划）　　完成（超出计划）百分比

活动	计划开始时间	计划工期	实际开始时间	实际工期	完成百分比
1.试验项目实施战略	1	5	1	4	50%
1.1.进行整体项目管理和支持	1	6	1	6	100%
1.2建议CRO(如果需要的话)	2	4	2	5	35%
1.3建议研究机构可行性研究的国家名单	4	8	4	6	10%
1.4批准研究机构可行性研究国家名单	4	2	4	8	85%
1.5批准CRO选择	4	3	4	6	85%
1.6发展临床计划	5	4	5	3	50%
1.7协调和进行专家会议	5	2	5	5	60%
1.8参加项目电话会议	5	2	5	6	75%
1.9提供进展报告	6	5	6	7	100%
1.10管理中心实验室和服务商	6	1	5	8	60%
1.11管理和协调中心伦理委员会	9	3	9	3	0%
2.准备和资源评估	9	6	9	7	50%
2.1准备申办全部工费用预算	9	3	9	1	0%
2.2准备其他费用预算	9	4	8	5	1%

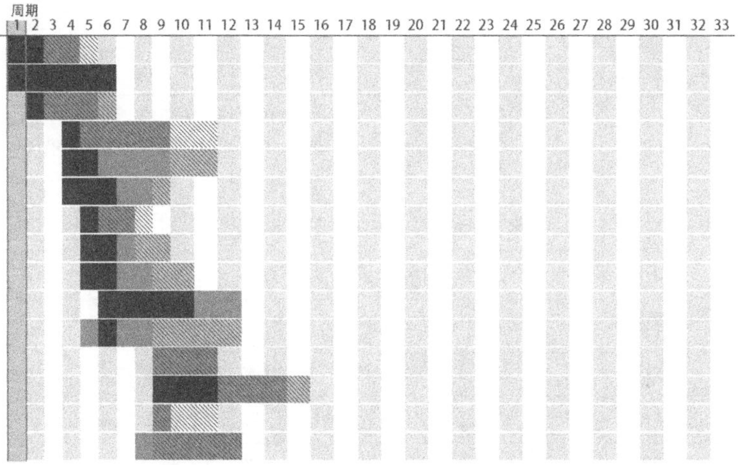

图3-9-1　进度跟踪甘特图

217

表3-9-7 临床试验项目进度数据示例表

任务编号	任务名称	前置任务	计划开始时间	计划完成时间	计划工期	实际开始时间	实际完成时间	实际工期	实际完成百分比
1	项目计划阶段		2018-11-2	2019-1-21	56	2018-11-2			90%
2	1.1 制订数据管理计划		2018-11-2	2018-11-13	7	2018-11-2	2018-11-10	9	100%
3	1.2 确定的数据管理计划	2	2018-11-13	2018-11-13	0	2018-11-11	2018-11-11	1	100%
4	1.3 设计CRF	3	2018-11-13	2018-12-11	20	2018-11-15	2018-12-30	46	100%
5	1.4 设计受试者日志	3	2018-11-13	2018-11-22	7	2018-11-15	2018-12-30	46	100%
6	1.5 翻译受试者日志	5	2018-11-22	2018-11-27	3	2018-12-31	2018-12-31	1	100%
7	1.6 印刷和分发受试者日志和病例倒报告	6, 4	2018-12-11	2018-12-20	7	2019-1-1	2019-1-5	5	50%
8	1.7 CRF和日志到位	7	2018-12-20	2018-12-20	0	2019-1-6	2019-1-6	1	100%
9	1.8 开发eCRF	4, 6	2018-12-11	2018-12-25	10	2018-11-20	2019-1-15	57	100%
10	1.9 制定DVP	4, 5	2018-12-11	2018-12-20	7	2018-11-20	2019-1-20	62	100%
11	1.10 开发Edit Check	10	2018-12-20	2019-1-10	15	2018-11-20	2019-1-20	62	100%
12	1.11 实施客户接受测试	9, 11	2019-1-10	2019-1-21	7	2019-1-21			50%
13	1.12 认可的UAT报告	12	2019-1-21	2019-1-21	0	2019-2-16			0

续表

任务编号	任务名称	前置任务	计划开始时间	计划完成时间	计划工期	实际开始时间	实际完成时间	实际工期	实际完成百分比
14	2 研究实施阶段	1	2019-1-21	2021-12-9	753				0
15	2.1 源数据与CRF数据核查		2019-1-21	2021-10-25	720				0
16	2.2 产生和解决数据疑问		2019-1-21	2021-10-25	720				0
17	2.3 进行数据审阅	15SS+30, 16SS+30	2019-3-4	2021-12-6	720				0
18	2.4 进行SAE核对	17SS	2019-3-4	2021-12-6	720				0
19	2.5 数据库锁定	15, 16, 17, 18	2021-12-6	2021-12-9	3				0
20	3 研究关闭	14	2021-12-9	2021-12-14	3				0
21	3.1 导出最后数据库		2021-12-9	2021-12-14	3				0
22	3.2 存档受试者试验数据		2021-12-9	2021-12-14	3				0
23	3.3 存档试验文件		2021-12-9	2021-12-14	3				0

9.2.2　燃尽图

　　燃尽图（Burndown Chart）是在项目执行过程中，对所有任务进行统计，得到当前未完成工作随着时间变化而不断减少的一种图示。燃尽图对于预测何时完成工作很有用，尤其是进度可随着时间变化的项目，它可以非常直观地展示项目进度。"燃尽"两字形象地表达了这种图的含义，如果将项目中所有的任务比喻为一只正在燃烧的盘香（图3-9-2），当一部分任务被完成就可以比喻为盘香燃烧成为的灰烬，当项目中所有任务都被完成后就像整只盘香全部化为的灰烬。由此可见，燃尽图让我们更关注那些未完成的任务，而不是已经做完的工作。

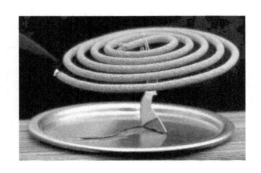

图3-9-2　正在燃烧的盘香

　　（1）燃尽图的制作

　　在燃尽图（图3-9-3）中，一般以横轴（X轴）表示时间，竖轴（Y轴）表示未完成任务量。图中至少有2条曲线，分别表示在某时间点项目计划的未完成总量（计划线）和实际情况下的任务未完成量（执行线）。如果某时点执行线在计划线之上则表示进度延后，反之表示进度提前。

　　在制作燃尽图时，首先需要按照项目时间节点计算出各时点上剩余的工作量。从图中可以看出，剩余工作量可以分为计划剩余工作量和实际剩余工作量。计划剩余工作量来源于项目进度计划，即在某时间节点项目上还有多少任务需要完成，而实际剩余工作量则表示在项

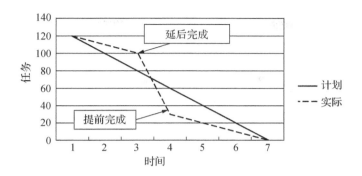

图 3-9-3　燃尽图示例

目实际执行时到该时间点的剩余工作量。有这两组数据后，使用常规的绘图工具软件就可以实现燃尽图的制作。

　　例如，我们利用一个临床试验项目中受试者入组情况来制作燃尽图。在该项目中原计划 12 个月内入组 220 例受试者，其计划入组进度见表 3-9-8 中第 2 列。但在实际执行过程中，各月份入组情况见第 3 列。于是，我们可以通过计划进度和实际进度计算得到各月份的计划剩余任务量和实际剩余任务量，并形成项目进度的统计表。

表 3-9-8　临床试验项目入组进度示例表

月	计划进度	实际进度	计划剩余任务量	实际剩余任务量
1	10	10	220	220
2	15	22	210	210
3	15	30	195	188
4	20	30	180	158
5	25	20	160	128
6	30	10	135	108
7	25	10	105	98
8	20	15	80	88

续表

月	计划进度	实际进度	计划剩余任务量	实际剩余任务量
9	20	20	60	73
10	20	20	40	53
11	10	20	20	33
12	10	13	10	13
13	0	0	0	0

利用表 3-9-8 中后两列数据画出折线图即为本项目受试者入组情况的燃尽图（图 3-9-4）。从图中可以看出，本项目受试者入组情况在 1—6 个月较计划入组有更多病例，但在 7—12 个月入组进度则变缓，但最终仍在 12 个月完成原入组计划。

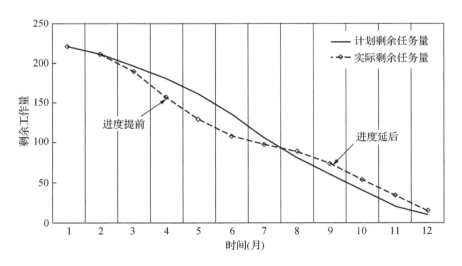

图 3-9-4　受试者入组情况的燃尽图

由于燃尽图中曲线表示的是各时间节点上的未完成任务累计统计量，不便于项目经理了解该时间节点上的实际计划任务量。为了解决该问题，可以在燃尽图中增加两组数据来表示该时间节点上的计划任务量和实际完成任务量。例如，我们可将表 3-9-8 中各月的计划入组和实际入组数据加入到燃尽图中，并用两组柱形来表示（图 3-9-5），这样不仅可以观察到项目整体入组情况与计划的差异，也可以观察到各月份实际入组与计划入组量的差异。从该图中可以看出，项目总体进度差异对比各个月份会有一定的延后性，该项目实际入组进度落后发生在5—7个月，但在燃尽图曲线中却表现在8—12个月。其原因在于2—4个月的入组进度提前量掩盖了5—6个月的进度落后量，因此从项目整体情况来看其前半年进度仍然提前于计划。

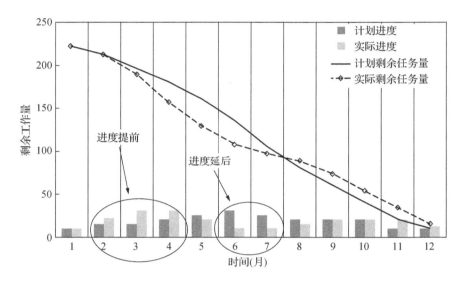

图 3-9-5 增加计划入组和实际入组数据

（2）进度统计

在实际临床试验项目管理中，有些工作是可以计量的（如受试者入组进度），但有些工作是无法计量的（如报告撰写工作）。如果要对整个项目进度情况绘制燃尽图，则可以统一使用各任务完成的百分比来表示，即将所有任务的完成情况全部换算为百分比。例如，受试者入组任务完成情况可以通过直接统计得到，即直接使用已入组数除以总计划数得到完成百分比。由于数据管理计划撰写工作无法通过统计得到，可由其任务负责人进行估算得到。这里使用上节中的任务清单执行情况的跟踪数据进行统计，首先将所有任务的执行情况按时间进行归类汇总，即可以得到表3-9-9。

Tips:

在进行进度分析时，首先需要确定项目进度状态，包括进度基线，进度变更和当前进度信息。

表 3-9-9　临床试验整体进度统计示例

时间 （月）	计划剩余 任务量	实际剩余 任务量	时间 （月）	计划剩余 任务量	实际剩余 任务量
1	100.00%	100.00%	8	44.00%	67.00%
2	92.00%	98.00%	9	35.00%	54.00%
3	87.00%	96.00%	10	21.00%	43.00%
4	75.00%	92.00%	11	13.00%	29.00%
5	66.00%	88.00%	12	0.00%	19.00%
6	60.00%	85.00%	13	0.00%	10.00%
7	52.00%	77.00%	14	0.00%	0

这样，我们可以直接使用上表中各时间段的计划进度和实际进度两列数据来制作出项目整体工作进度的燃尽图（图3-9-6）。从图中可以看出，项目在大部分时间内都落后于计划进度，虽然在中后期项目工作执行逐渐加快，但最终项目进度仍然落后于计划2个月。

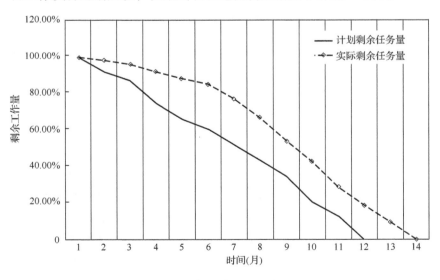

图 3-9-6　项目整体工作进度燃尽图

（3）趋势分析

燃尽图的另外一个用处是可以在项目执行过程中进行趋势分析，

即在项目执行过程中根据已有数据预测未来项目的发展情况。例如，在图3-9-7中，从项目一开始就出现延期的情况，在所有时间节点上任务都落后于计划，如项目一直按照这个趋势发展下去，必然出现项目整体进度延期。

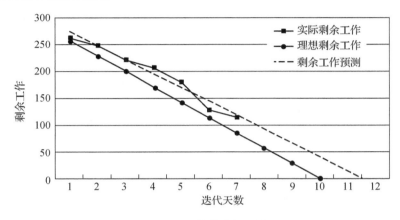

图3-9-7　趋势分析示例

如果我们还期望项目最终按照预定时间完成，则必须在执行过程中进行干预。例如，通过加班或增派人手等方式保证项目进度如期完成。

（4）进度控制

在实际临床试验项目管理中，进度管理是一项非常大的挑战，在这个过程中可能会出现各种情况。下面我们使用燃尽图来分析可能遇到的几种情况。

①完美型

在临床试验项目进行过程中，完美的进度执行正如图3-9-8所示。项目的实际执行曲线始终围绕计划曲线波动，但整体趋势与计划完全一致。虽然在执行过程中有些小的波动，但都被有效的项目管理工作所纠正。从该曲线也可以看出该项目团队是一个比较成熟的团队，且经验非常丰富，可以在项目执行过程中准确地理解项目所有要求并能高质量完成。

②劳逸结合型

这种类型的进度执行曲线类似于一个围绕计划直线的S型曲线

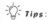
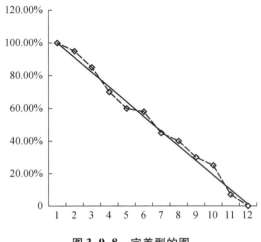

图 3-9-8　完美型的图

（图 3-9-9），虽然初期进度比较落后，但随着项目的开展逐渐加快执行并超越计划，最终项目进度与计划完全一致。这种类型的进度可能出现在一个初创团队中，项目开始时大家对于工作内容不是十分了解以至于出现延期的情况，但由于团队成员能够很快熟悉工作，并通过自身努力或加班等手段最终追回落后的进度。但是，如果团队本身

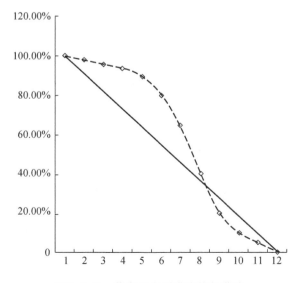

图 3-9-9　劳逸结合型进度执行曲线

就是一个经验丰富的团队而出现这样的情况，可能是因为项目范围管理计划和进度管理计划没做好，以至于项目前期出现大量未预计的工作导致进度延后。在项目后期，可能出现工作松懈疲惫或任务安排不合理等问题导致没能够维持高效的工作进度。

③迟缓型

这类项目的进度自一开始到结束都较计划要落后，而且已经成为一种常态。从执行曲线（图3-9-10）来看该项目团队应该是一个成熟的团队（没有大幅度的波动），而根本的问题就出现在计划制订不合理或资源长期不足。

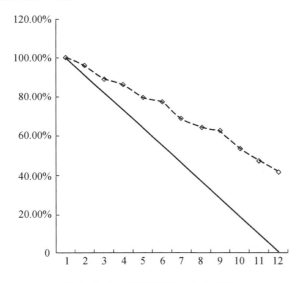

图3-9-10　迟缓型进度执行曲线

④神速型

与上一种情况相反，项目自一开始其进度就明显要快于计划，以至于项目最终能够明显地提前完成所有任务（图3-9-11）。出现这种现象的项目应该是管理层给予了优厚的资源和充分的重视，以至于项目能够以常人难以想象的速度完成。但是，在这样的结果背后可能会存在质量隐患，因此需要加强质量管理工作。

⑤拖延型

项目管理的核心内容是要随时对项目执行情况进行跟踪和检查，

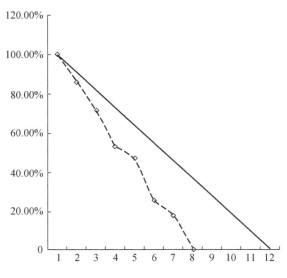

图 3-9-11　神速型进度执行曲线

如果项目经理把工作布置下去后便放任不管，那么项目团队成员就可能不会将该项目任务作为优先工作，而是在任务规定的完成时间之前才匆忙开展工作。这样的项目进度燃尽图看起来是在大部分时间里没有任何任务被完成，曲线（图 3-9-12）呈一条水平线，只是在项目快结束之前才有个向下的陡坡。这种现象在管理学中也称为"学生综合征"，即无论给一项工作安排多长时间，总是要拖到最后一刻才完成，就像学生做作业一样。

⑥失控型

这是一种较为极端的类型（图 3-9-13），通常情况下不会在真正的项目中出现，但在日常生活中失控型却不在少数，因此放在此处作为项目管理的一种警戒。这种类型的进度表现其核心原因是项目前期计划质量严重低下或项目管理团队严重缺乏经验，未对项目所有要完成的工作做出充分细致的分析，从而制订出了完全偏离实际情况的进度计划。在项目真正执行阶段发现许多工作的前提条件不成立，因此需要做出许多计划外的工作。如果一个刚从国外回来的项目经理在不了解本土政策的情况下，仅以自身在国外进行临床试验项目管理的经验来制订计划，就会出现许多任务的遗漏。一个简单的例子就是，

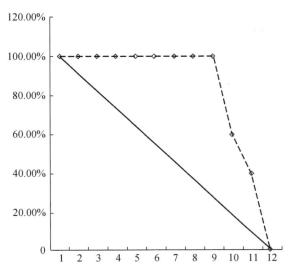

图 3-9-12　拖延型进度执行曲线

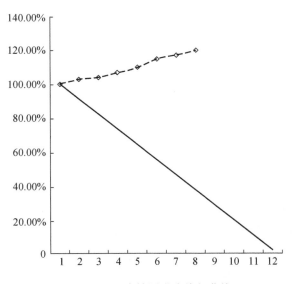

图 3-9-13　失控型进度执行曲线

国内所有参与临床试验的研究机构都需要经过伦理审批，如果在计划阶段仅按国外规划了一次伦理审批则在执行过程中显然会增加大量额外的工作。

9.2.3　进度曲线

在项目进度管理中，进度曲线也是一种较为常用的分析项目进度计划与实际完成情况的工具。进度曲线用于描述项目中所有已完成的任务随时间变化而不断增加的情况，这正好与燃尽图要表达的意思相反。由此可见，进度曲线让我们更关注那些已完成的任务。通常情况下，项目进度计划曲线通常表现为 S 形，所以大家也称之为进度 S 曲线。

（1）进度曲线的制作

在绘制进度曲线（图 3-9-14）时，一般以横轴（X 轴）表示时间，竖轴（Y 轴）表示已完成任务量。图中至少有两条曲线，分别表示在某时间点项目任务的计划应完成的总量（计划线）和实际情况下的任务完成总量（执行线）。如果某时点执行线在计划线之上则表示进度提前，反之表示进度延后。

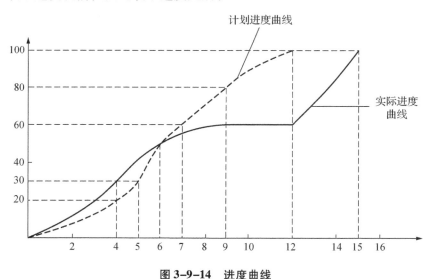

图 3-9-14　进度曲线

在制作进度曲线时，首先需要按照项目时间节点计算出各时点上累积计划任务量和实际已完成的总任务量。有这两组数据后，使用常规的绘图工具软件就可以实现燃尽图的制作。例如，仍然使用上节中那个临床试验项目中受试者入组情况来制作进度曲线，但与上节不同的是用各月份的计划完成任务量和实际完成任务量来作图。该项目中，原计划在12个月内入组220例受试者，现已统计出其各月份的计划入组进度、实际入组进度，因此可在此基础上计算出各月份的累计入组任务量和实际入组任务量，并形成项目进度的统计表（表3-9-10）。

表3-9-10 临床试验项目入组进度示例表

时间（月）	计划进度	实际进度	计划完成任务量	实际完成任务量
1	10	10	25	32
2	15	22	40	62
3	15	30	60	92
4	20	30	85	112
5	25	20	115	122
6	30	10	140	132
7	25	10	160	147
8	20	15	180	167
9	20	20	200	187
10	20	20	210	207
11	10	20	220	220
12	10	13	220	220

利用表3-9-10中后两列数据画出折线图（图3-9-15）即为本项目受试者入组进度曲线。从图中可以看出，进度曲线的结果与燃尽图正好相反，它表现为从低向高不断增长的趋势。而进度提前（延后）则表现为实际完成线在计划线的上方（下方）。同理，也可以将图中增加的各月份的计划任务量和实际完成任务量通过各月份的统计数据和项目的整体统计数据来综合分析项目进度。

（2）进度分析

使用进度曲线，我们可以对项目目前的进度状态进行分析，其具体方法就是比较实际进度曲线和计划进度曲线的差异。从图3-9-16中可以看出，当计划工作曲线出现在实际工作曲线上方表示进度超前（a点），这时可以从Y轴得到当前时点（T_a），而项目整体任务量的超前量则为ΔQ_a。也可以从a点观察出，完成当前任务量比原计划要

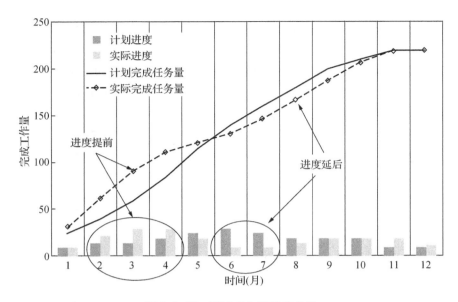

图 3-9-15　受试者入组进度曲线

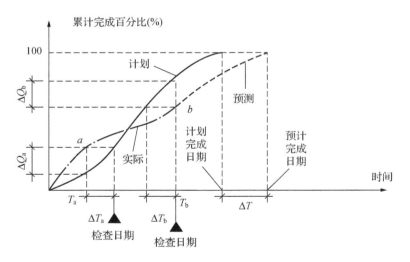

图 3-9-16　进度分析

提前 ΔT_a。反之，从项目实际执行情况的 b 点观察，在 T_b 这个时点项目任务量比原计划要落后 ΔQ_b，时间比原计划落后 ΔT_b。由此推断，如果未来项目继续按照当前的进度发展下去，可能预测出项目整体进度将比原计划落后 ΔT。

9.2.4 B-C-F 分析

B-C-F 分析（Baseline-Current-Future Analysis）即基线、目前和未来分析，它是将进度基线与两个预测进度计划进行比较，一条是基于当前进度，另一条是以最糟糕情况进行分析。通过比较，可以得到项目的未来进度趋势，如果这种趋势不利于项目整体进度控制，则团队必须考虑采取措施予以纠正。

（1）进度分析

在进行 B-C-F 分析（图3-9-17）时需要收集 3 方面信息，即 B（进度基线）、C（当前进度）、F（未来进度）。进度基础是指在进行进度计划时制订的项目中各项任务的开始和结束时间，如果在项目执行过程中涉及范围变更则需要将范围变更所引起的进度变更一并考虑，即要得到变更后的进度基线。同时，在进行 B-C-F 分析时还要考虑各个任务的提前量和滞后量，这些信息在制订进度计划时已经提供，项目经理需要重新审视这些结果。其次，项目经理需要汇总项目当前各任务的完成情况。最后，项目经理需要与各任务的负责人进行沟通，对各个任务的未来进度进行分析。在分析过程中，要充分考虑到项目执行过程中可能存在的各类风险，以最坏的情况进行分析。还要判断在未来情况下对关键路径的影响，基于这些因素重新生成一个未来进度计划。

（2）制图

在进行 B-C-F 分析过程中，可以结合甘特图或时标网络图，将上述 3 类信息与图形进行结合可使分析过程更为便利。例如，在上图中临床试验方案原计划在 2017 年 3 月 22 日批准，但因试验方案撰写工作延后，因此该任务所有后续工作都相继推后，最终方案批准日期是 3 月 23 日，比原计划推后一天。但是，研究机构选择工作因在实际执行过程中比预计要耗时，例如与各研究机构签订协议因各类审批流程较慢影响了整体进程，虽然部分研究机构已经完成签约，但如果照此进度所有研究机构签约预计会在 3 月 24 日结束。

由此可见，B-C-F 分析法是一种深度的分析方法，项目经理必须与任务的具体负责人进行沟通才能准确地了解各个任务的当前执行情况及未来面临的风险，从而更能准确地估计出未来的进度计划。

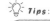
Tips：

B-S-F分析更适合中小型项目的分析，因为该方法偏重于对细节的管理。对于大型项目而言任务之间关系过于复杂，B-S-F分析会非常耗时耗力。

进度基线

任务名称	工期	开始时间	完成时间	前置任务
研究计划	99 days	2017年01月02日	2017年05月19日	
1. 试验方案准备	57 days	2017年01月02日	2017年03月22日	
1.1 完成试验方案	40 days	2017年01月02日	2017年02月27日	
1.1.1 撰写试验方案	33 days	2017年01月02日	2017年02月16日	
1.1.2 审阅试验方案	7 days	2017年02月16日	2017年02月27日	4
1.2 翻译试验方案	7 days	2017年02月27日	2017年03月08日	5
1.3 批准试验方案	0 days	2017年03月08日	2017年03月08日	7
1.4 完成研究者使用操作手册	2 days	2017年03月22日	2017年03月22日	9
批准的试验方案	0 days	2017年03月01日	2017年03月01日	2SS
批准研究者使用操作手册	52 days	2017年01月02日	2017年03月15日	
2. 研究材料的准备	3 days	2017年01月02日	2017年01月05日	12
2.1 准备可行性的问卷	3 days	2017年01月05日	2017年01月10日	13
2.2 寄送问卷给潜在研究中心	14 days	2017年01月10日	2017年01月30日	
2.3 进行研究中心可行性调研和CRF备间可行性报告	7 days	2017年01月10日	2017年01月19日	13
2.4 进行EDC 研究时间构建评名和调研	14 days	2017年01月30日	2017年02月17日	14
2.5 进行可行性的确认访问	0 days	2017年02月22日	2017年02月27日	16FS+3 days
2.6 批准研究中心构建选择名单	0 days	2017年02月27日	2017年03月08日	17
2.7 建立注册程序	3 days	2017年03月10日	2017年03月15日	19FS+2 days
2.8 批准招募计划	3 days	2017年03月27日	2017年03月02日	21FS+3 days
2.9 完成研究材料和试验药物的设计计划	0 days	2017年03月10日	2017年03月10日	22
2.10 批准研究中心药物包装确定				

当前进度

任务名称	工期	开始时间	完成时间	前置任务
研究计划	100 days	2017年01月02日	2017年05月22日	
1. 试验方案准备	58 days	2017年01月02日	2017年03月23日	
1.1 完成试验方案	38 days	2017年01月02日	2017年02月23日	
1.1.1 撰写试验方案	5 days	2017年02月16日	2017年02月23日	4
1.2 翻译试验方案	10 days	2017年03月14日	2017年03月23日	
1.3 批准试验方案	7 days	2017年03月23日	2017年03月23日	7
1.4 完成研究者使用操作手册	5 days	2017年03月02日	2017年04月01日	9
批准的试验方案	69 days	2017年01月02日	2017年01月05日	2SS
批准研究者使用操作手册	3 days	2017年01月02日	2017年02月16日	12
2. 研究材料的准备	10 days	2017年01月09日		
2.1 准备可行性的问卷	15 days	2017年01月19日	2017年02月09日	13
2.2 寄送问卷给潜在研究中心	20 days	2017年02月09日	2017年03月08日	14
2.3 进行研究中心可行性调研和CRF备间可行性报告	1 day	2017年03月13日	2017年03月14日	16FS+3 days
2.4 进行EDC 研究时间构建评名和调研	0 days	2017年03月14日	2017年03月14日	17
2.5 进行可行性的确认访问	7 days	2017年03月27日	2017年03月30日	
2.6 批准研究中心构建选择名单	3 days	2017年03月30日	2017年03月28日	19FS+2 days
2.7 建立注册程序	5 days	2017年03月31日	2017年04月07日	21FS+3 days
2.8 批准招募计划	0 days	2017年04月07日	2017年04月07日	22

(a)

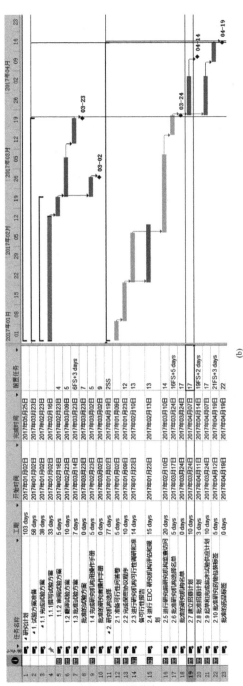

(b)

图 3-9-17 B-C-F 分析

9.2.5 里程碑趋势分析

里程碑趋势分析（Milestone Trend Analysis，MTA）是一种基于时间序列的分析方法，它是用于审查项目进度随时间变化的情况，以判断项目的进度是与计划一致还是比计划提前或比计划滞后。

MTA 的制作非常简单，其横轴表示所有里程碑的分析或报告日期，纵轴表示里程碑清单和其计划完成日期。曲线表示在每个检查点上里程碑的进展情况，如果曲线向下弯折则表示该里程碑进展良好（如部分工作提前），如果向上弯折则表示该里程碑进展不良（如部分工作延后）。

例如，在图 3-9-18 中一个临床试验项目启动阶段有 7 个里程碑 M1～M7，其含义如图中所示。根据计划，每个里程碑达成的时间节点已经确定，项目实际自 2015 年 1 月 5 日开始（X 轴），在该日期上将每个里程碑标记在纵轴相应位置。随着项目的进展，项目经理可以在特定的检查点对该 7 个里程碑进行检查。在第一个检查点（2015年 1 月 30 日），里程碑 M1 试验方案撰写工作进展正常，预计能够按

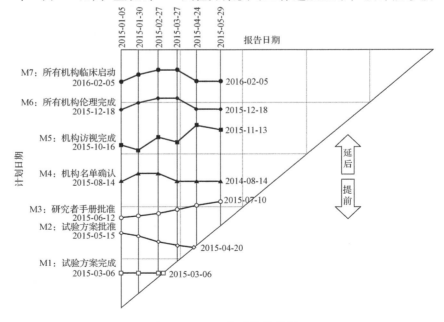

图 3-9-18 里程碑趋势分析

时完成，因此将该里程碑标记为水平线。由于试验方案撰写正常进行且质量较高，部分撰写内容已经提交审阅，因而项目经理认为里程碑M2试验方案批准进展较为乐观，故该里程碑相比原计划稍微提前。而里程碑M3研究手册的撰写人员未到位，导致相关工作延后。类似的，在项目执行过程中虽然里程碑M4～M7有些提前有些延后，但最终M1、M4、M6、M7按时完成，而M2提前完成，M3和M5延后完成。

9.3　挣值（时）分析

9.3.1　基本指标定义

挣值分析（Earned Value Analysis，EVA）又称为赢得值法或偏差分析法，它是对项目进度和费用进行综合控制的一种有效方法。其价值在于将项目的进度和费用综合度量，从而能准确描述项目的进展状态。同时，它还可以预测项目可能发生的工期滞后量和费用超支量，从而及时采取纠正措施，为项目管理和控制提供了有效手段。

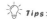 **Tips：**

挣值分析法的最大特点是将进度、费用等不同维度指标转化为一个统一维度的指标进行度量。

挣值分析通常以费用作为运算的根据，即将所有任务的计划情况、完成情况都转化为"钱"来进行衡量，这也是其核心概念"挣值（Earned Value，EV）"表达的含义。以费用作为衡量项目工作统一标准的好处在于可以对项目的成本和进度进行统一衡量，但其缺点在于项目经理需要知道每项任务应该值多少钱。

对于临床试验项目而言，尽管许多组织采用矩阵式结构来进行管理，但其多为弱矩阵，项目经理大多没有很强的财务控制权力。另外，由于项目经理多由临床试验执行相关专业人员承担，其任务多关注项目执行本身。因此，本书将挣值分析改进为挣时分析（Earned Time Analysis，ETA），以便于临床试验项目团队用此方法来进行进度控制。

Tips：

"标准单位人工"只是项目挣时分析的参照，项目组可以按照自己的标准定义。

（1）基本指标

在挣时分析法中，首先需要定义4个基本指标：标准单位人工、计划标准人工、实际人工、挣得标准人工，其具体含义如下。

①标准单位人工

标准单位人工（Standardization Unit of Work，SUW）的含义是指一个标准人在单位时间内可以完成的工作量，其目的是将由不同经验水平人员所负责的工作统一到一个标准的衡量尺度上去，以便在后续计算不同指标的人工时具有可比性。例如，可以规定临床试验项目的统一单位人工为"一个具有 5 年经验的人员在一个小时可以做完的工作"。

②计划标准人工

计划标准人工（Planed Standardization-Work，PSW）是指项目原计划为某项工作分配的工作量，它来源于范围管理中的工作分解结构和进度管理中的任务识别环节，也就是说计划标准人工是进度基线中规定某任务的工作量。其计算方法如下。

$$PSW = 计划工作量 \times 计划的标准单位人工$$

③实际人工

实际人工消耗（Actual Cost of Work，ACW）是指项目团队完成某项工作实际消耗的工作量。其计算方法如下。

$$ACW = 已完成工作量 \times 实际的标准单位人工$$

④挣得标准人工

挣得时长（Earned Standardization-Work，ESW）是指项目团队在完成某项工作的工作量时，如果按计划中的标准人工计算得出的工作量时，其计算方法如下。

$$ESW = 已完成工作量 \times 计划的标准单位人工$$

（2）案例计算

例 1：在某临床试验项目中，计划在 2018 年底前完成 200 例受试者数据核查工作，原计划每例受试者数据核查工作需要花费 2 个标准人时。截止到 2018 年 12 月 31 日，项目组实际完成 100 例受试者数据核查，实际每例受试者核查花费时间为 3 个标准人时。请利用挣时分析法计算基本指标。

①问题分析

为了简化问题，在本案例中仅以数据核查为例进行分析。另外，本例已经将监查工作统一以标准人时作为测量单位，因此不需要再进行转化，只需要计算其他 3 个指标。

②指标计算

PSW：指完成 200 例受试者所需要的标准工时，即 PSW = 200 例 × 2 人时 = 400 人时。

ACW：指当前已完成部分工作的实际耗费工时，即 ACW = 100 例 × 3 人时 = 300 人时。

ESW：即当前已完成部分工作如果按计划工作效率进行需要多少工时，即 ESW = 100 例 × 2 人时 = 200 人时。

9.3.2 偏差分析

与挣值分析一样，挣时分析也需要利用上述基本指标来对项目目前的工作绩效进行分析，以考察其与计划的差异。

（1）评价指标

在挣时分析中，评价项目进度和团队效率的指标也有 4 个（图 3-9-19），包括进度偏差、效能偏差、进度表现指数和效能表现指数，具体定义如下。

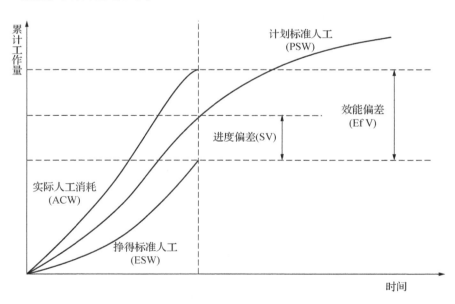

图 3-9-19　评价指标

①进度偏差

进度偏差（Schedule Variance，SV）是在项目特定的检查日期内，其表示 ESW 和 PSW 之间的差异。该值为负表示进度延误，为正表示进度提前。其计算方式如下。

$$SV = ESW - PSW$$

②效能偏差

效能偏差（Efficiency Variance，EfV）是指在项目特定检查日期内，其 ESW 和 ACW 之间的差异。当该值为负表示团队工作效率和能力低于预期，为正表示高于预期。其计算方式如下。

$$EfV = ESW - ACW$$

③进度表现指数

进度表现指数（Schedule Performance Index，SPI）是指 ESW 和 PSW 之比。其计算方式如下。

$$SPI = ESW/PSW$$

SPI > 1 表示进度超前，SPI = 1 表示进度与计划相同，SPI < 1 表示进度延误。

④效能表现指数

效能表现指数（Efficiency Performance Index，EPI）是指 ESW 和 ACW 之比。其计算方式如下。

$$EPI = ESW/ACW$$

EPI > 1 表示工作效能高于预期，EPI = 1 表示工作效能与计划一致，EPI < 1 表示工作效能低于预期。

（2）案例计算

例2：依据例1数据计算截止到2018年底该项目的进度和团队效能，并进行分析。

①评价指标计算

进度偏差：$SV = 200 - 400 = -200$

效能偏差：$EfV = 200 - 300 = -100$

进度表现指数：$SPI = 200/400 = 0.5$

效能表现指数：$EPI = 200/300 = 0.67$

②绩效分析

截至2018年底，该项目的 SV < 0 或 SPI < 1，表示项目工作延期。同时，该项目 EfV < 0 或 EPI < 1 表示项目团队工作效能低于预期。

9.3.3 趋势分析

在挣时分析中，未来的趋势不再是成本而是工时，即未来完成项目剩余的工作还需要多少工作量。

（1）评价指标

①完成尚需人工

完成尚需人工（Estimate Workload to Completion，EWTC）是指完成项目剩余工作还需要多少人工。如果是以当前项目的工作效能为标准，则完成剩余的工作如下。

$$EWTC = (WAC - ESW)/EPI$$

其中 WAC 表示项目在制订进度计划时确定的工作量基线（Workload at Completion，WAC）。

在得到 EWTC 后，可以依据人工转化率（r）进一步计算，得到如果安排给某人负责该任务实际需要的人工消耗。

$$EWTC_{张三} = EWTC/r_{张三}$$

②未来进度管理决策

根据当前团队工作效能、未来进度管理目标可以制订出相应的进度管理决策。如果未来项目继续保持当前的工作效能和资源，则可以直接通过 EWTC 除以团队单位时间内投入的全部标准人工得到未来任务完成时间节点，或者在保证原来项目完成时间节点的情况下应该增加多少资源投入。

（2）案例计算

例3：在例1和例2项目中，如果该项目原计划到2019年3月底完成共500例受试者的数据核查工作，计算按原计划时间节点完成任务，项目组还应该投入多少人力资源，并进行分析。

$$WAC = 500\ 例 \times 2\ 人时 = 1000\ 人时$$

$$EWTC = (1000\ 人时 - 200\ 人时)/0.67 \approx 1194\ 人时$$

如果项目由张三和李四继续共同完成余下任务，通过例1可知，剩下任务共需要的时间为 $1194/1.5 = 796$ 小时。

如果每月工作4周，每周工作5天，每天8小时，则截至2019年3月还能投入的工时为：$4 \times 5 \times 8 \times 3 = 480$ 小时。

也就是说，要在480小时内完成原来796小时的任务，则需要将 $796 - 480 = 316$ 小时的任务分派给另外的人。

如果新指派王五参与工作，其工作效率是张三的 x 倍，则 $1194/(1.5 + x) = 480$，可知 $x = 0.98 \approx 1$，即如果王五的工作效能与张三相当，则张三、李四和王五三人共同参与剩余 400 例核查任务，可以在 2019 年 6 月底前完成。

9.4 进度问题应对

9.4.1 调整提前量或滞后量

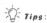
任务的提前量和滞后量是在进度计划阶段使用的一种技术，提前量是指相对于紧前活动，紧后活动可以提前开始的时间。这种技术不仅可以在进度计划制订时使用，也可以在进度控制时使用。

（1）提前量调整

对于那些 FS 关系的任务，可能增加一定的提前量以便缩短项目工期。例如，在临床试验项目管理中，不必等研究方案撰写完毕再进行内容审核，可以制订 2 周的提前量，即在预计完成前 2 周时，由审核人员开始对研究方案进行审核。通过制订任务间的提前量，则可以使从研究方案制订到最终签字版本生成的时间提前 2 周（图 3-9-20）。

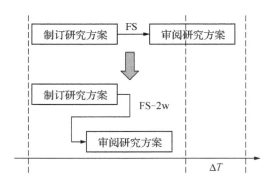

图 3-9-20 提前量调整

实际上，在临床试验项目中经常使用这种技术，虽然有些工作在逻辑上有前后关系，但在实际工作中不会等到紧前活动全部完成后才开始紧后活动。例如，不必等到 CRF 全部构建完毕才进行内部测试，也不必等到所有数据提交完毕才进行数据审核，这些工作往往都是交错进行的。

（2）滞后量调整

滞后量是相对于紧前活动，紧后活动需要推迟开始的时间。在临床试验项目中最常见的例子就是伦理递交和药监审批。以伦理递交为例，项目团队向伦理委员会递交材料后往往需要等候一段时间才能会上讨论，这两个任务间的时间差就是滞后量。对于申办方团队来说，这两个任务间有空档时间，但对于伦理委员会来说他们需要利用这段时间进行材料审核和会议安排。这种在两个不同团队间进行的滞后量调整往往比较困难，也就是说申办方团队很难影响伦理委员会的运作过程，除非有充足的理由申请紧急伦理会议。

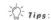 *Tips:*

使用或调整提前量和滞后量不能改变原有任务间的逻辑关系，也不会改变原有任务所需的时间。

但是，如果两项任务都在申办方可控的范围内，那么缩减滞后量就不失为加快项目进度的一种方法。例如，在临床试验中，当数据管理工作完成后往往需要召集统计人员和主要研究者进行盲态审核。参加会议的人员通常包括主要研究者、申办方代表、项目管理员、数据管理员、统计专家。由于项目需要协调各方人员参与，项目原计划在数据管理任务结束后留出 2 周的滞后量才召开盲态审核会。而在这个空档期数据管理团队也可以再次检查所有工作，确保完成锁库前的所有准备工作。但目前项目整体进度比较紧急，项目经理决定将数据管理与盲态审核这两个任务间的滞后量从 2 周缩短为 1 周，从而缩短项目整体周期（图 3-9-21）。

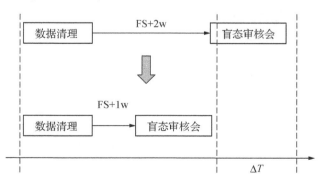

图 3-9-21　滞后量调整

9.4.2　进度压缩

进度压缩技术（图 3-9-22）是指在不缩减项目范围的前提下，

缩短或加快进度工期，以满足进度制约因素、强制日期或其他进度目标。通常包括快速跟进和赶工两种技术。

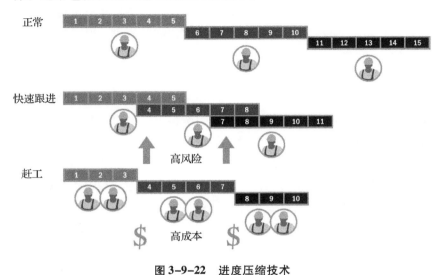

图 3-9-22　进度压缩技术

（1）快速跟进

快速跟进是将原计划顺序开展（即 FS 关系）的任务改为部分并行开展，尤其是通过并行活动可缩短关键路径上的项目整体工期。但快速跟进可能造成项目任务返工和风险增加，并且还会增加任务间的协调工作从而影响项目整体质量。

例如，某些特定季节性疾病的临床试验（如花粉过敏通常发生在春季，流行性乙型脑炎通常发生在 8 月到 10 月），如果要进行这类研究必须要在受试者峰值到来之前完成所有临床前的准备工作。在这种情况下，虽然临床前工作未完全准备完毕（如 EDC 未完全准备好），但研究者也可按要求开始招募受试者，这就是一种快速跟进的表现。但正如 *PMBOK GUIDE* 中所讲，快速跟进会导致项目面临风险。例如，一项临床试验尚未取得注册号就开始入组受试者，可能导致最终结果发表时面临质疑。

（2）赶工

赶工最常见的方法就是"加班"，也可以通过增加额外资源实现，如增加人手或使用更为先进的工具，但这也意味着项目的成本将

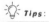 **Tips**:

注意将快速跟进与任务提前量相区别。

会增加。由于临床试验项目主要是以人工劳动实现，因此在遇到短期进度压力时通常会使用加班的方式解决，如果项目经理评估现有人力不足以应对长期进度延后，则需要考虑加入新的团队成员。

在临床试验项目中，不同工作小组间进行任务交接之前通常是加班的高峰期。例如，申办方要求在 5 月 31 日前必须完成 RTSM 和 EDC 系统所有相关工作，以便于 6 月 1 日开始进行受试者招募和入组。但由于团队前期在方案制订、CRF 设计、随机分组方法设计、药品编盲等各个环节都有延期，导致 RTSM 和 EDC 数据构建和测试的时间从原计划的 2 个月缩短至 15 天。在这种情况下，最佳的解决方案只能是通过加班进行数据库系统的构建和测试，当然在此过程中也可以增加人手以加快进度。

当然，除了使用加班或加人这种方法，引进更先进和更有效率的方法不失为赶工中更有效率的解决方案。例如，在数据清理或统计分析中使用"SAS 宏"可以减少大量的重复编程，在研究用药的发放和回收过程中使用条形码可以增进效率和减少错误，使用 RBM 比常规定期监查更有效率。

9.5 范围变更

9.5.1 变更的原因

临床试验项目作为一项严谨的科学研究项目，通常在研究方案确定后不会进行较大的范围变更。但从项目管理角度看，无论是临床前启动阶段、还是临床观察阶段或统计分析阶段都只是整个临床试验项目的一部分。因此从临床试验项目着手准备到最终结束整个过程来看，临床试验项目也会发生范围的变更，这就需要临床试验项目经理遵循项目范围变更的方法来做好试验项目的范围管理。

引进临床试验项目变更的因素有很多，其中以下述几个方面为主。

（1）项目周期长短

根据临床试验分期的不同，其项目周期长短各异。例如，Ⅰ~Ⅱ期试验通常持续几个月，但Ⅲ期或Ⅳ期试验往往需要持续数年。而项目周期越长，则在此期间发生变更的可能性就越大。虽然项目周期不是项目变更的直接影响因素，但其蕴含着其他因素发生的可能性。

（2）项目团队成员变动

不同于工程项目，临床试验项目中绝大部分工作都是由人力完成，因此项目组织的水平会对临床试验能否顺利实施产生极大影响，其中影响最大的就是项目中人员的流动。试想一个资深的 CRA 或 CRC 离职可能会严重影响其相关研究中心的受试者入组速度和数据质量，即使其接替者很快上岗也意味着会增加必不可少的重复劳务。

在临床试验项目中更为常见的例子是主要研究者的离职引发的范围变更，主要研究者是一个研究机构的灵魂人物，通常是本科室的主任或科学带头人，也是影响受试者数量的关键因素。如果主要研究者在试验进行中调离该研究机构，可能导致该机构无法完成既定的受试者数量，从而引发该研究机构的范围变更。

（3）计划不完善

在计划阶段工作不完善也是引发范围变更的常见原因，临床试验项目中经常发生的例子就是申办方在与 CRO 签订协议时未能明确各方的职责，从而导致在项目进行过程中出现多方扯皮的现象，或者是在计划阶段未充分考虑项目的可执行性，导致在执行时才发现问题而进行范围的变更。正如在 2019 年底全球发生新型冠状病毒肺炎[①]后，虽然有大量的临床试验项目启动，但很多都因无法获得足够的受试者而被迫中止。

（4）不可预期的事件

一些在临床研究过程中发生的不可预期事件往往会对范围的变更产生重大影响，从而导致项目团队不得不改变原有计划。其最近的例子还是因新型冠状病毒肺炎发生后，导致许多临床试验项目无法招募新受试者，或者现有受试者无法随访。为了解决这些问题，也催生了一些新的方法来应对，如采用网络的方式远程监查。

9.5.2 变更的应对

项目范围发生变化会引起任务变化，从而影响项目资源的分配和

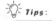
Tips：

项目的变更控制理念不是阻止变更发生，而是让变更在控制下进行。

---

① 2022 年 12 月 26 日，国家卫生健康委员会公告将"新型冠状病毒肺炎"更名为"新型冠状病毒感染"。

使用，最终会导致项目成本和进度变化。在临床试验项目管理中，对于项目范围变更不应持抵制态度，而是应以理性的方式加以应对。

在临床试验中，实际上关于方案的变更已有相应的应对机制，也就是向伦理委员会和药监管理部门提交变更申请，只有获得批准后才可以实施新的研究方案（图3-9-23）。但是除了方案变更以外，对于项目执行过程中涉及的各种任务范围的变更也可以设立相应的变更管理委员会（Change Control Board，CCB）来进行处理，其职责就是审批项目中各类变更。对于大型的临床试验项目，变更控制委员会可以由来自不同业务部门的人员组成；对于小型的项目而言其职责可由项目经理承担。在有变更控制委员会的情况下，可以使临床试验项目的变更过程更为有序。

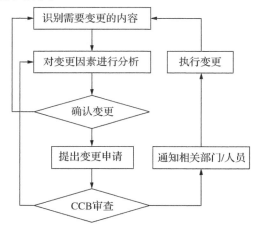

图3-9-23　项目范围变更流程

对于临床试验项目而言，如果要实施变更必须由相关责任人对变更的内容进行识别、分析和确认，只有经其确认必须变更才能够提交正式变更申请。变更控制委员会收到变更申请后需要进行审查，只有经过批准的变更才会进入正式的变更流程。临床试验变更的主要流程如下。

（1）变更识别、分析与申请

临床试验项目中的任何变更都应以书面方式提出，包括变更的原因、内容和后果等。在这个过程中可能需要项目团队反复沟通和讨论以确认变更势在必行。正如上文中举例，如果某研究机构的主要研究者离职将对项目执行产生重大影响，在这种情况下项目团队不得不考虑进行任务的变更。例如，将该研究中心原有的招募任务分派给其他研究中心，甚至还会考虑新增研究中心来承担这些任务。但在临床试验项目管理中，上述变更不仅仅是受试者样本量的简单转移，而是会增加许多额外的工作。例如，对新研究中心的考察、与既有研究中心或新研究中心的合同谈判、药品供应管理流程调整、新设备的购置、人员的培训等。

表3-9-11提供了一个临床试验项目工作范围变更的模板供读者参考。

<aside>
Tips：

工作范围变更通常会引起进度和成本等的变更，在申请变更时应将所有受影响的部分都记录在案。
</aside>

表3-9-11　临床试验项目变更申请表模板

项目名称		项目编号	
变更申请人		所在部门	
申请日期		申请内容	□范围　□进度　□成本　□其他

1. 变更内容描述

说明项目工作范围变更所包含的内容，如新增工作、现有工作的修改或删除部分工作。

2. 不实施本变更对项目的影响

说明如果不实施本变更，将会对项目本身带来的消极影响。

3. 实施变更的前提要求

说明实施本变更应该具备的前提条件，如技术、设施设备、人才等要求。

4. 实施变更后可能发生的风险

需要与项目风险管理一并考虑，在此说明变更后会发生哪些新的风险

5. 实施变更后对项目的影响

例如，实施变更对项目进度、成本、质量等的影响。

6. 变更控制委员会审查意见

意见：

委员签字：
年　月　日

备注

在临床研究项目实际执行过程中，有些可能看似是"变更"的动作实际上不能称其为变更，因此也不需要执行变更流程。例如，医学团队将研究方案草案提交给审阅团队、医学经理或医学专家等过程中发现存在问题需要修正，或者审阅人员认为方案中存在问题需要修正。医学团队在对未正式批准方案的所有修正工作都不能称之为变更，而是在正常执行原有任务而已。又例如，在 EDC 构建和测试过程中对发现的任何问题进行修正的过程也不能称之为变更。但上述工作一旦正式提交并被批准后，后续所有改正的动作都应该执行变更流程。

（2）变更审查

在变更申请正式向变更控制委员会提交后，变更控制委员会也有责任对变更内容进行审核。在这个过程中，变更控制委员会可能会与项目团队成员再次沟通以便确认变更的原因、内容、影响等，同时也会分析该变更的必要性和可行性。变更审核的结果可以是允许变更也可以拒绝变更。如果变更控制委员会认为应该变更则会通知项目经理和受影响的团队成员，以便由团队正式实施变更。

实际上，由于变更控制委员会基本上是管理层或专家所组成，他们对于临床试验项目的执行更有经验，在进行变更审查的过程中，也能够帮助团队将变更所带来的影响考虑得更周全。例如，因新型冠状病毒肺炎疫情导致的临床试验现场监查工作无法开展，对于一般的项目团队来说其后果和替代的应对措施都是难以想象的，在这种情况下经验丰富的变更控制委员会就可以帮助项目团队采取更有效的策略加以应对。

对于所有变更，变更控制委员会都应该给出一个结论，通常来说应该是批准或拒绝。如果变更控制委员会拒绝变更申请，必须解释其拒绝的原因。当然，也可能出现让变更申请人提供更详细资料的情况，但这种情况较少发生，因为变更控制委员会在审查过程中也有责任进行详细的调查。无论变更是否批准，其申请和审查过程的所有资料都必须保存起来，作为项目管理重要文件的一部分。

（3）变更的批准和实施

对于已批准的变更，项目经理需要将其结果告之项目中所有受影响的团队或成员，并组织团队共同执行。在这个过程中，可能需要对

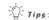

Tips:
多数情况下，项目范围变更总会导致进度延期或成本增加。由于变更控制委员会的地位和其对变更所带来的后果认定使项目团队更能够得到组织高层的支持。

Tips:
变更控制委员会在进行变更审查时，也可以邀请外部专家进行咨询。

Tips:
范围变更通常会引起进度和成本等的变更，在申请变更时应将所有受影响的部分都记录在案。

原有范围、成本、进度等管理计划做出调整，因此项目团队应该将变更内容详细记录在变更日志中（表3-9-12）。

表3-9-12　临床试验项目变更日志表模板

项目名称				项目编号					
编号	申请日期	申请人	变更内容	成本影响	进度影响	资源影响	审批结果	审批日期	当前状态
1	2017-1-5	张三	增加×××研究中心，并分配样本量20人。	+10万	+2月	+3人	批准	2017-1-10	已完成
2	2017-3-16	刘小	修订知情同意书	+1万	+2周	无	批准	2017-3-25	进行中
3	…	…	…	…	…	…	…	…	…

对于任何一个项目来说，变更是必然的也是频繁的，为了将项目所有变更进行系统的管理，必须要有一套方法来记录这些变更，其中最简便的方式就是使用变更日志。在变更日志中，通常包括以下4方面的信息：变更摘要、评估结果、审批结果和当前状态。变更摘要主要是从变更申请中将其主要信息转抄到变更日志中，包括申请日期、申请人和主要变更内容等；评估结果则可以包括对成本、进度和资源等的影响；审批结果主要记录变更控制委员会对该变更最终的审批结果和日期；当前状态则是为了跟踪该变更在当前的状态。

10 费用与合同管理

成本或费用管理的目的是使项目按照预算来完成，通常情况下不需要关注那些提前完成的工作，因为提前完成的工作通常是节约成本的，而那些超出原进度计划或范围计划的工作往往意味着成本的增加，因此项目经理更应该把精力放在会导致成本超支的工作上。

10.1 项目费用管理

10.1.1 费用超支常见原因

在临床试验项目执行过程中，费用发生偏差是非常正常的现象，但项目经理更应该关注的是发生费用偏差的原因，以便及时采取应对措施。通常情况下，由于项目工作范围的变化或各类资源的调整一定会导致成本增加，而这些情况都是非常容易观察到的。但在某些情况下，成本的超支可能隐性发生，需要项目经理在日常管理中进行定期成本跟踪和分析。

以下给出一些常见的成本超支原因。

（1）预算不足

项目整体预算不足作为项目费用超支的原因听起来有点匪夷所思，但这确实是项目超支中经常出现且最为重要的原因。在项目预算阶段，如果企业管理层或项目团队严重低估了项目的整体预算，而在执行阶段发生费用超支则是显而易见的事。由于企业领导层通常会给项目一个限定的预算额度范围，因此，在项目制定预算时，往往会人为地压低成本，而这个问题终究会在项目执行阶段暴露出来。

> 🔅 Tips：
>
> 项目执行过程中所有发生的支出都应该列入成本管理，但成本通常需要由财务部门进行精确核算，而项目团队多数情况下只能从费用角度进行管理。

（2）预算不准

有效的费用管理需要准确的成本估算，如果低估项目的成本，那项目一定会超支。这里所提到的预算不准既可以指项目整体预算，也可以指项目具体工作任务的预算。在临床试验项目中，由于项目通常会被划分为不同的子项目并由不同的团队来完成，即使整个项目预算没有超支，但某个子项目如果出现预算不足也会影响到整个项目的成本控制。

（3）范围增加

在临床试验项目中，范围增加通常会发生费用超支，因为项目任务范围的增加则意味出现了额外的工作，这些工作需要投入额外的人力和物力才能完成。

（4）进度延后

一般情况下，项目的进度越是延长，则必定会导致费用的增加。因为项目周期越长就意味着需要花费的额外成本越多，尤其是对于临床试验项目这种多团队协作的项目，各个团队的任务相互关联和交织，一旦出现部分工作延误，必定导致整个项目进度受到影响。

（5）缺乏管理储备金

管理储备金是为了应对项目重大风险而提前设置的项目预算外费用，但该费用设置的目的是为了保障项目成功完成，因此实际上管理储备金也可以算作项目预算的一部分。如果项目都能按计划完成，当然不需要动用储备金，但如果出现任何计划外的风险事件，则必然需要额外的资金来支持。在这种情况下，如果项目没有提前设置管理储备金，则会导致预算超支。

（6）不关注成本管理

在项目进行中，如果缺乏成本管理机制可能会导致成本超支，其中最主要的原因是没有设定相应的成本控制负责人，因而也就无法定期测量成本绩效及提前进行预警。在临床试验项目管理中，这可能是一个普遍现象，包括项目经理在内的临床试验项目团队成员大多是专业相关出身，缺乏财务管理背景知识。如果在这种情况下没有得到企业财务管理部门的配合，则很难对项目成本进行有效的把控。

Tips:
临床试验项目一旦出现子项目费用超支，必然会影响到子项目进度，进而影响到总项目的进度和费用。

Tips:
虽然进度延后不会使所有相关资源的费用必然增加，但对于临床试验这种以人力投入为主的项目来说，大量的人力资源工资性支出将会是导致项目整体成本增加的重要因素。

10.1.2 项目费用消耗曲线

上一章中用于进度管理的工具也可以用于费用管理，其中燃尽图也可以用于费用消耗分析，但在这里我们称之为预算消耗曲线。与燃尽图类似，预算消耗曲线是从时间角度来查看项目预算的消耗程度。预算消耗曲线对监控项目预算和预测未来资金花费非常有用。

在制作预算消耗曲线时，其横轴代表时间，纵轴代表项目预算金额，曲线代表计划的预算消耗剩余量和实际的预算消耗剩余量。

例如，在一个临床试验项目中，原计划 12 个月的预算为 2.5 万美元，每月预算支出如表 3-10-1 所示。其中预算资金代表项目为当月分配的资金预算，实际支出代表项目组当月的实际费用消耗，计划剩余资金代表当月项目总预算余量，实际剩余资金代表当月实际资金余量。

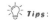

Tips:

在实际项目中使用预算消耗曲线时，可以配合项目进度计划执行情况一起使用。例如，通过甘特图中的检查点来观察进度和预算的执行情况，并将两者有机结合使用。

表 3-10-1　临床试验预算支出示例　（单位：美元）

月	预算资金	实际支出	计划剩余资金	实际剩余资金
1	2000	3000	25000	25000
2	2000	2200	23000	22000
3	2000	3000	21000	19800
4	2000	3000	19000	16800
5	3000	2000	17000	13800
6	3000	2000	14000	11800
7	2500	1000	11000	9800
8	2000	1500	8500	8800
9	2000	2000	6500	7300
10	2000	2000	4500	5300
11	1000	2000	2500	3300
12	1500	1300	1500	1300
13	0	0	0	0

利用上表中后两列计划剩余资金和实际剩余资金即可以制作出预算消耗曲线。从图 3-10-1 可以看出，项目的预算支出与实际支出存在一定的差异。在项目第 1~8 个月均出现累计超支的情况，在第 8 个月以后这种情况逐渐改善，并在 12 个月时实现收支平衡。

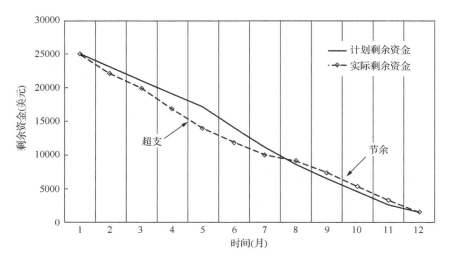

图 3-10-1 预算消耗曲线 1

由于预算消耗曲线代表的是项目执行周期内的累计值，会出现表 3-10-2 中第 5～7 个月实际费用支出少于预算，但图中仍然显示项目总预算超支的情形。为了解决上述问题，可以在预算消耗曲线中加入每月预算和实际支出柱状图（图 3-10-2），这样既可以从项目整体把握预算执行情况，又可以观察到每个月的费用消耗情况。

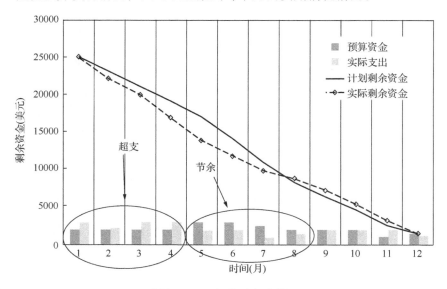

图 3-10-2 预算消耗曲线 2

比较两张图就可以看出，实际费用超支发生在第 1 ~ 4 个月份，从第 5 个月开始当月的支出已经明确小于预算。但因为存在累计效应的原因，所以 5 ~ 8 个月的节余补齐了 1 ~ 4 个月的超支，使项目在第 8 个月时达到收支平衡。

另外，预算消耗曲线也可以在项目进行过程中预测未来的资金消耗。例如，我们继续使用上例中的数据，如果一个临床试验项目预计 12 个月的资金消耗为 2.5 万美元，目前项目执行到第 6 个月，但当前项目总剩余资金为 9800 美元。如果项目费用支出继续按照当前趋势发展，在到达第 12 个月末时项目的资金消耗情况会怎样呢？

表 3-10-2　临床试验预算支出预测示例

（单位：美元）

月	预算资金	实际支出	计划剩余资金	实际剩余资金
1	2000	3000	25000	25000
2	2000	2200	23000	22000
3	2000	3000	21000	19800
4	2000	3000	19000	16800
5	3000	2000	17000	13800
6	3000	2000	14000	11800
7	2500		11000	9800
8	2000		8500	
9	2000		6500	
10	2000		4500	
11	1000		2500	
12	1500		1500	

为了解决上述问题，可以利用上表制作本项目的预算消耗曲线（图 3-10-3）。从曲线中看出，第 1 ~ 6 个月末项目资金严重超支。如果这种趋势长期存在，并且不加以干预的话，项目资金将在 10 个月底耗尽。

当然，实际项目的资金消耗往往不是呈直线，而是一种 S 型曲线。即通常项目的资金消耗大部分是发生在项目中期，而项目开始和

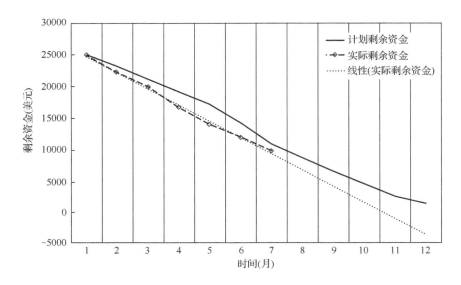

图 3-10-3　临床试验预算消耗曲线示例

结束阶段往往比较平滑，这个特征与进度表现一致。这是因为项目刚开始时由于人员等资源刚投入项目，项目团队有一个熟悉的过程，但当项目团队和项目任务逐渐走上正轨，其任务执行速度会逐渐加快，而资金消耗也会随之加快。当项目接近尾声时，大量工作都已经收尾，资金消耗也会随之放缓。

10.1.3　挣值分析法

挣值分析是项目管理理论中最推荐的绩效管理方法，其优势在于该方法可以综合考虑任务范围、进度和成本因素，并可将进度和成本统一为货币单位。在第9章我们已经用本方法进行了进度的分析，但是以时间为单位来测量进度绩效的，而本章则以货币为单位来测量项目的进度绩效和成本绩效。

在利用挣值分析法进行项目的成本和进度管理时，通常会用到下述12个指标（表3-10-3）。

（1）基本指标

挣值分析法涉及4个基本指标：完工预算、计划值、实际成本和挣值。

表 3-10-3 挣值分析法相关指标

分类	简称	全称	含义
基本指标	BAC	完工预算	整个项目的预算
	PV	计划值	已完成工作的计划预算值
	EV	挣值	已完成工作的实际预算值
	AC	实际成本	已完成工作的实际花费成本
评价指标	SV	进度偏差	项目已完成工作进度与计划进度之差
	SPI	进度偏差指数	项目已完成工作进度与计划进度之比
	CV	成本偏差	项目已完成工作花费成本与预算之差
	CPI	成本偏差指数	项目已完成工作花费成本与预算之比
	PS	进度百分比	项目已完成工作与完工预算之比
	PC	花费百分比	项目已完成工作实际成本与完工预算之比
预测指标	EAC	完工估算	项目完工总预算成本
	ETC	完工尚需估算	剩下的工作的预算成本
	VAC	完工偏差	项目完成时的成本与预算的差异
	TCPI	竣工尚需绩效指数	如果按特定管理目标，完成余下工作应符合的绩效指数

Tips：

挣值分析法的核心在于挣值（EV），它是用钱来核算工作量，使项目中的进度和成本均可以用统一的指标即"钱"来衡量。

①完工预算

完工预算（Budget at Completion，BAC）是指预计用于完成项目所花费的总预算，是一直不变的。在项目执行过程中，项目 BAC 将作为项目成本管理的基准。

②计划值

计划值（Plan Value，PV）又称为计划工作量的预算费用（Budgeted Cost for Work Scheduled，BCWS），是指项目在实施过程中某阶段计划要求完成的工作量所需的预算工时（或费用）。计算公式如下。

$$PV = 计划工作量 \times 计划单价$$

PV 主要反映进度计划应当完成的工作量，而不是反映应消耗的工时或费用。

Tips：

BAC在项目执行过程中通常是不变的，但实际项目执行可能涉及BAC的变更，这就需要通过规范的变更流程，并以新的BAC作为项目成本基线。

③实际成本

实际成本（Actual Cost，AC）又称为已完成工作量的实际费用（Actual Cost for Work Performed，ACWP），是指项目实施过程中某阶段实际完成的工作量所消耗的工时（或费用）。主要反映项目执行的实际消耗指标。计算公式如下。

$$AC = 已完成工作量 \times 实际单价$$

④EV

EV 又称为已完成工作量的预算成本（Budgeted Cost for Work Performed，BCWP），是指项目实施过程中某阶段实际完成工作量及按预算定额计算出来的工时（或费用）。计算公式如下。

$$EV = 已完成工作量 \times 计划单价$$

（2）评价指标

挣值分析法包括 6 个评价指标：进度偏差、成本偏差、成本绩效指数、进度绩效指数、完工百分比和花费百分比。

①SV

SV 是指检查日期时项目已完成工作与计划完成工作的差异，即 EV 和 PV 之间的差异。

$$SV = EV - PV$$

当 SV 为正值时，表示进度提前；

当 SV 等于零时，表示实际与计划相符。

当 SV 为负值时，表示进度延误。

②成本偏差

成本偏差（Cost Variance，CV）是指检查日期时已完成工作所花费的成本与预算之间的差异，即 EV 和 AC 之间的差异。

$$CV = EV - AC$$

当 CV 为正值时，表示实际消耗的人工（或费用）低于预算值，即有结余或效率高；

当 CV 等于零时，表示实际消耗的人工（或费用）等于预算值；

当 CV 为负值时，表示实际消耗的人工（或费用）超出预算值或超支。

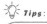

Tips：

评价指标的计算依赖于上述4个基本指标。在临床试验项目管理过程中，可以按月度或季度利用挣值分析法进行绩效评价。其评价结果反映了从项目开始到当前评价日期的绩效情况。

③SPI

SPI 也是用于衡量项目在检查日期时已完成工作与计划完成工作的差异，但与 SV 不同的是，SPI 指 EV 与 PV 之比。

$$SPI = EV/PV$$

当 SPI > 1 时，表示进度超前；

当 SPI = 1 时，表示实际进度与计划进度相同；

当 SPI < 1 时，表示进度延误。

④成本绩效指数

进度绩效指数（Cost Performance Index，CPI）也是用于衡量项目在检查日期时所花费成本与预算的差异，但与 CV 不同的是，CPI 是项目 EV 与 AC 之比。

$$CPI = EV/AC$$

当 CPI > 1 时，表示低于预算，即实际费用低于预算费用；

当 CPI = 1 时，表示实际费用与预算费用吻合；

当 CPI < 1 时，表示超出预算，即实际费用高于预算费用。

⑤进度百分比

进度百分比（Percentage of Schedule，PS）用于衡量项目在检查日期时已完成工作与全部工作的比值，其计算方式为项目 EV 与 BAC 之比。

$$PS = EV/BAC$$

⑥花费百分比

花费百分比（Percentage of Cost，PC）用于衡量项目在检查日期时已花费成本与项目预算的比值，其计算方式为已完成工作 AC 与 BAC：

$$PC = AC/BAC$$

 Tips:

虽然PS、PC和VAC在挣值分析法中较少使用，但其在日常项目管理中使用更多也更易于理解。

（3）预测指标

挣值分析法包括 4 个预测指标（图 3-10-4）：完工估算、完工尚需估算、完工偏差、完工尚需绩效指数。

①完工估算

完工估算（Estimate at Completion，EAC）是根据目前项目的真实情况，重新估算未来项目在结束之日的总成本。EAC 需要根据项目情况选择不同的计算方式。

Tips:

从EAC的含义可以看出，其可能与成本基线即BAC不一致。

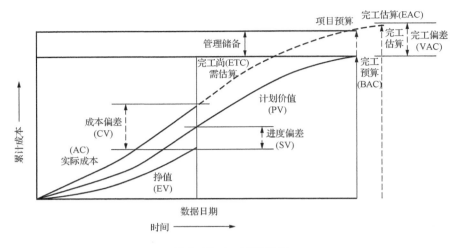

图 3-10-4　预测指标

如果剩余工作的 CPI 与当前一致，计算方式如下。

$$EAC = BAC/CPI$$

如果剩余工作将原计划完成，计算方式如下。

$$EAC = AC + (BAC - EV)$$

如果最初的计划不再有效，计算方式如下。

$$EAC = AC + 自下而上 ETC$$

如果 CPI 与 SPI 都会影响剩余工作，计算方式如下。

$$EAC = AC + (BAC - EV)/(CPI \times SPI)$$

②完工尚需估算

完工尚需估算（Estimate to Completion，ETC）用于衡量在项目检查日期时，剩余工作的预计成本。ETC 需要根据项目情况选择不同的计算方式。

如果未完成工作还能按其计划成本执行，计算方式如下。

$$ETC = EAC - AC$$

如果未完成工作已经不能按原计划成本执行，计算方式如下。

$$ETC = 重新估算$$

③完工预算偏差

完工预算偏差（VAC）用于预测项目预算是否存在节余或超支，是项目完工预算与完工估算之差。

$$VAC = BAC - EAC$$

当 VAC > 0 时，表示项目支出成本控制在计划之内；

当 VAC = 0 时，表示项目支出成本与计划持平；

当 VAC < 0 时，表示项目支出超出计划之外。

④完工尚需绩效指数

完工尚需绩效指数（TCPI）（图3-10-5）是为了使项目达到某个预定目标而未来工作必须使用的成本绩效。TCPI是项目剩余工作量与可用成本之比，其存在两种计算方式。

如果以项目完工预算 BAC 为目标完成项目，计算方式如下。

$$TCPI = (BAC - EV)/(BAC - AC)$$

如果以项目完工估算 EAC 为目标完成项目，计算方式如下。

$$TCPI = (BAC - EV)/(EAC - AC)$$

针对上述两种计算方式，其结果均存在3种情况。

当 TCPI > 1 时，完成难度较大；

当 TCPI = 1 时，可以完成；

当 TCPI < 1 时，较容易完成。

在临床试验项目管理中，项目经理如果要使用挣值法则必须要掌握项目 BAC、在检查点前所有工作任务的 PV、在该检查点的 AC 和 EV。可以看出，挣值分析依赖于前期良好的项目范围、进度和成本计划。下面举例说明如何在临床试验项目中应用挣值分析法进行成本

Tips：

由于VAC是根据当前项目绩效所进行的未来项目完成时成本估计，其结果具有极强的指导意义。尤其是VAC<0时，表示项目有极大的概率发生预算超支，项目经理应尽早考虑是否需要调整和变更项目相关基线。

Tips：

如果一个项目前期已经超支，即CPI<1，则按照EAC制定的TCPI显然要比按照BAC制定的TCPI更容易完成。

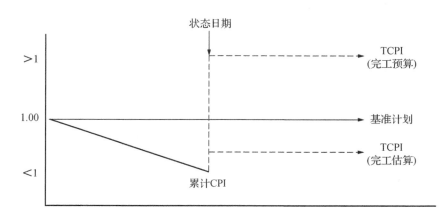

图3-10-5 TCPI 估计

和进度的控制。

例如，某 CRO 公司承担了一个临床研究项目的数据管理和监查工作，合同价值 143.5 万元。项目团队制定了项目的范围、进度和成本计划，并在项目执行过程中进行跟踪。截至 2019 年 1 月 31 日，该项目的费用支出如表 3-10-4 所示。

（4）绩效指标

为了评估本项目的绩效，项目经理使用挣值分析法进行项目的成本和进度考核。为了解决本问题，需要临床试验项目经理从以下几个方面进行考虑。

①确定统计数据范围

临床试验项目经理要回答的第一个问题就是确定数据的纳入范围。在本案例中，虽然当前日期为 2019 年 1 月 31 日，但这个日期只代表项目绩效的检查日期，而不代表数据只纳入在这个日期之前完成或正在进行的任务。

从表 3-10-4 中分析可以看出，项目原计划在 2019 年 1 月 31 日前应该执行到任务 16（2.2　产生和解决数据疑问）。因为该任务的日期范围为 2019 年 1 月 21 日至 2021 年 10 月 25 日，跨越了检查日期点 2019 年 1 月 31 日，因此该任务也必须纳入挣值分析范围。

②计算 PV

在确定数据范围后，PV 就应该是任务 1～16 在 2019 年 1 月 31 日之前计划成本的总和。其中任务 2～13 原计划截止日期本就是在检查点之前，因此可直接使用其计划成本作为该任务的 PV。因任务 15～16 的时间跨越了检查点，所以在计算其 PV 时只需要计算检查点日期前的 PV。

因此可以计算得到任务 2～13 的 PV 如下。

$$PV_{(2\sim13)} = 0.7 + 0.3 + 2 + 1 + 0.5 + 2.5 + 0 +$$
$$18 + 7 + 5 + 2 + 0.5 = 39.5 \text{ 万元；}$$

然而，对于任务 15～16 的 PV 应该如何计算呢？如果项目经理认为可以将成本平均分摊到每一天，那么这两项任务只占原计划 1009 天中的 10 天。因此可以按如下方式计算如下。

$$PV_{(15\sim16)} = (50 + 20) \times 10/1009 = 0.69 \text{ 万元}$$

表3-10-4 临床试验项目进度数据示例表

任务编号	任务名称	前置任务	计划开始时间	计划完成时间	计划成本（万元）	实际开始时间	实际完成时间	实际费用（万元）	实际完成百分比
1	项目计划阶段		2018－11－2	2019－1－21	39.5	2018－11－2		48.1	90%
2	1.1 制订数据管理计划		2018－11－2	2018－11－13	0.7	2018－11－2	2018－11－10	0.9	100%
3	1.2 确定的数据管理计划	2	2018－11－13	2018－11－13	0.3	2018－11－11	2018－11－11	0.2	100%
4	1.3 设计CRF	3	2018－11－13	2018－12－11	2	2018－11－15	2018－12－30	4.6	100%
5	1.4 设计受试者日志	3	2018－11－13	2018－11－22	1	2018－11－15	2018－12－30	2.2	100%
6	1.5 翻译受试者日志	5	2018－11－22	2018－11－27	0.5	2018－12－31	2018－12－31	1.2	100%
7	1.6 印刷和分发受试者日志和病例报告	6, 4	2018－12－11	2018－12－20	2.5	2019－1－1	2019－1－5	3	50%
8	1.7 CRF和日志到位	7	2018－12－20	2018－12－20	0	2019－1－6	2019－1－6	0	100%

续表

任务编号	任务名称	前置任务	计划开始时间	计划完成时间	计划成本（万元）	实际开始时间	实际完成时间	实际费用（万元）	实际完成百分比
9	1.8 开发 eCRF	4，6	2018-12-11	2018-12-25	18	2018-11-20	2019-1-15	15	100%
10	1.9 制定 DVP	4，5	2018-12-11	2018-12-20	7	2018-11-20	2019-1-20	10	100%
11	1.10 开发 Edit Check	10	2018-12-20	2019-1-10	5	2018-11-20	2019-1-20	10	100%
12	1.11 实施客户接受测试	9，11	2019-1-10	2019-1-21	2	2019-1-21		1	50%
				检查点					
13	1.12 认可的 UAT 报告	12	2019-1-21	2019-1-21	0.5	2019-2-16			0
14	2 研究实施阶段	1	2019-1-21	2021-12-9	95				0
15	2.1 源数据与 CRF 数据核查		2019-1-21	2021-10-25	50				0
16	2.2 产生和解决数据疑问		2019-1-21	2021-10-25	20				0

续表

任务编号	任务名称	前置任务	计划开始时间	计划完成时间	计划成本（万元）	实际开始时间	实际完成时间	实际费用（万元）	实际完成百分比
17	2.3 进行数据审阅	15SS+30, 16SS+30	2019-3-4	2021-12-6	10				0
18	2.4 进行SAE核对	17SS	2019-3-4	2021-12-6	10				0
19	2.5 数据库锁定	15, 16, 17, 18	2021-12-6	2021-12-9	5				0
20	3 研究关闭	14	2021-12-9	2021-12-14	9				0
21	3.1 导出最后数据库		2021-12-9	2021-12-14	5				0
22	3.2 存档受试者试验数据		2021-12-9	2021-12-14	2				0
23	3.3 存档试验文件		2021-12-9	2021-12-14	2				0

数据统计截止

如果项目经理认为不能将成本平摊到每一天，则可以按下述方式计算。

$$PV_{(15 \sim 16)} = 自下而上计算$$

在本例中，我们可以采用平均分摊法直接计算得到任务 16 的计划价值 PV 如下。

$$PV = 39.5 + 0.69 = 40.19 \ 万元$$

③计算 AC

在本案例中，AC 的计算方式较为简单，直接将项目任务 2 ~ 12 所有支出求和即可。

$$AC = 0.9 + 0.2 + 4.6 + 2.2 + 1.2 + 3 + 0 + 15 + 10 + 10 + 1 = 48.1 \ 万元$$

④计算 EV

按照 EV 的概念，EV 是已完成工作量的预算成本，因此在计算 EV 时必须考虑各任务的计划价值。在本案例中，任务 7（1.6 印刷和分发受试者日志和病例报告）和任务 12（1.11 实施客户接受测试）都只完成了 50%，因而其 EV 应该为其计划成本 PV 的 50%。其余任务都已 100% 完成，则其 EV 就等于该任务的 PV。因此，可计算得到项目当前的 EV 如下。

$$EV = 0.7 + 0.3 + 2 + 1 + 0.5 + 2.5 \times 0.5 + 0 + 18 + 7 +$$
$$5 + 2 \times 0.5 + 0.5 = 37.25 \ 万元$$

⑤项目绩效评价

在得到上述基础指标值后，我们便可以进行项目的绩效评价。

$$SV = EV - PV = 37.25 - 40.19 = -2.94 \ 万元$$
$$CV = EV - AC = 37.25 - 48.1 = -10.85 \ 万元$$
$$SPI = EV/PV = 37.25/40.19 \approx 0.93$$
$$CPI = EV/AC = 37.25/48.1 \approx 0.77$$
$$PS = EV/BAC = 37.25/143.5 \approx 0.26$$
$$PC = AC/BAC = 48.1/143.5 \approx 0.34$$

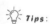

通过上述计算结果可以看出，CV < 0 或 CPI < 1 说明当前该临床试验项目成本超支，意即项目当前所完成的工作本身只值 37.25 万元，却花费了 48.1 万元。而 SV < 0 或 SPI < 1 则说明项目进度落后，意即在当前检查点项目本应该完成 40.19 万元的工作，现在却只完成了 37.25 万元的工作，在原计划中有 2.94 万元的工作未完成，因此

进度落后。

进一步分析可以看出，本项目最大的问题在于成本超支，因为项目 CPI = 0.77 距离 1.0 较远。而进度虽然有些落后，但不是十分严重，因为 SPI = 0.93 较 1.0 差别不大。从 PS 和 PC 也可看出，项目花费了大约 34% 的预算，只完成了约 26% 的工作。虽然直接从数值上看进度延后可能在可以接受的范围内，但项目经理还是应该根据实际情况进行更加准确的评估。

⑥项目绩效预测

通过上述分析，项目经理已经知道项目进度和成本均存在问题，其首要的措施应该是分析问题发生的原因并找到解决方案。但过去的问题已经发生且无法改变，而未来项目将会如何发展呢？我们需要在这种情况下，估算项目未来完成那一天，其成本应该是多少。根据不同公式可以得到下述结果。

如果剩余工作的 CPI 与当前一致，计算方式如下。

$$EAC_{(1)} = BAC/CPI = 143.5/0.77 ≈ 185.3 \text{ 万元}$$

如果剩余工作将原计划完成，计算方式如下。

$$EAC_{(2)} = AC + (BAC - EV) = 48.1 + 143.5 - 37.25 = 154.35 \text{ 万元}$$

如果最初的计划不再有效，计算方式如下。

$$EAC_{(3)} = AC + \text{自下而上 ETC} = 48.1 \text{ 万元} + ?$$

如果 CPI 与 SPI 都会影响剩余工作，计算方式如下。

$$EAC_{(4)} = AC + (BAC - EV)/(CPI × SPI)$$

$$= 48.1 + (143.5 - 37.25)/(0.93 × 0.77) = 196.13 \text{ 万元}$$

通过计算可以发现该临床试验项目的 EAC 范围在 136.88 万 ~ 196.13 万元。可见，不同的假设会存在不同的结果，但都超出了原预算（BAC = 143.5 万元）。

$EAC_{(1)}$ 表示不仅已完成的工作存在成本超支，未来所有的工作也同样存在成本超支。也就是说在制定项目预算时团队对原项目的难度估计不足，项目出现成本超支和进度落后是一种正常现象，而这个现象在未来还将持续。

$EAC_{(2)}$ 表示已完成的工作存在成本超支，但未来所有的工作将按其原 PV 完成。因此超支只存在于过去，不会存在于未来。

$EAC_{(3)}$ 表示所有计划都不再有效，因此项目组只能重新制定计

Tips:

请读者思考为什么会出现EAC范围如此之大的的情况？

267

划，以及重新核算项目未来预算。

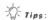

$EAC_{(4)}$表示项目在未来工作中，成本绩效和进度绩效都会影响到项目费用支出。也就是说在本项目未来的工作中，不仅成本超支已经成为正常现象，而且进度的落后问题还会被反映到成本上，也就是说如果项目未来要追赶进度必然会付出更多的成本。

在确定好 EAC 后，本项目的 ETC、VAC、TCPI 就可以通过公式计算得到如下结果（表 3-10-5）。

表 3-10-5　不同计算模式下项目绩效预测示例

EAC	185. 3	154. 35	196. 13
ETC = EAC - AC	137. 2	106. 25	148. 03
VAC = BAC - EAC	- 41. 8	- 10. 85	- 52. 63
TCPI = (BAC - EV)/(EAC - AC)	0. 77	1	0. 72
TCPI = (BAC - EV)/(BAC - AC)	1. 11		

可以看出，在 3 种不同的 EAC 计算模式下，VAC 在 -10.85 ~ -52.63 不等，即项目预期会超支 10.85 ~ 52.63 万元。如果项目未来按照 EAC 作为财务管理目标，无论哪种模式其难度均不大（TCPI ≤1），且超支越多越容易完成。如果项目未来按 BAC 作为财务管理目标，则相对来说较难完成（TCPI >1）。

10.1.4　里程碑分析法

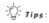

与挣值分析法类似，里程碑分析法也是从项目的成本和进度 2 个维度进行综合分析。在里程碑分析中，需要从项目的范围、进度和成本 3 个维度进行综合考虑，其表现形式主要是项目的累计计划成本和累计实际成本与项目时间的关系，但这些关系的来源需要依据项目的范围管理计划，尤其是 WBS。

在里程碑分析法中，需要制作里程碑分析曲线图（图 3-10-6），图中横轴代表时间，纵轴代表成本。根据项目成本基线画出不同时点上的项目累计计划成本，并在线上标出里程碑。通常情况下，每个里程碑的预算是固定的，所以当里程碑达成时，其预算应该与成本基本一致。也就是说里程碑的位置一定是在计划累计成本曲线上。

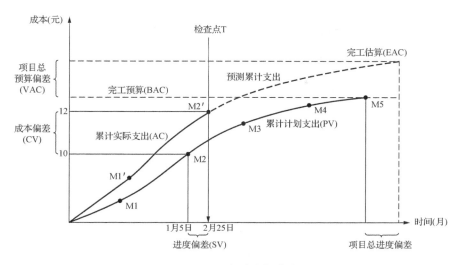

图 3-10-6　里程碑分析曲线图

随着项目的进展，项目经理通过收集与项目费用支出有关的数据进行计算，在里程碑图中画出项目实际费用支出的累计曲线。并在曲线上标记出各里程碑实际达成的时间和成本。

与挣值分析法一样，如果项目实际费用支出超出原成本计划，则实际费用累计支出曲线应该在计划成本累计曲线上方，否则实际费用累计支出曲线应在下方。由于在累计曲线上标记了所有里程碑的计划达成日期、实际达成日期、计划成本和实际成本，所以可以容易地比较出项目在达到某个里程碑时的进度和成本绩效状态。

Tips：

图中的里程碑标记仅是项目进展关键性节点的标记，类似于挣值分析法中的检查点。

例如，在一个临床试验项目中有 5 个重要的里程碑 M1～M5。假设其中 M2 表示所有研究中心启动完成，原计划这项工作在 1 月 5 日完成，且到达该时点时项目总预计花费 10 万元。实际上 M2 在 2 月 25 日才完成，且该时点项目总支出为 12 万元。故以里程碑 M2 来看，项目进度延期 51 天，且预算超支 2 万元。

实际上，从上图中可以看出，在里程碑分析法中也可以使用挣值分析中的各类参数，包括计划 PV、AC、BAC、EAC、SV 和 CV。在上例中，在里程碑 M2 达成时，项目绩效计算如下。

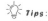

Tips：

里程碑分析法中没有 EV，同时 SV 和 CV 的计划也与挣值分析法有所区别。

$$PV = 10 \ 万$$

$$AC = 12 \ 万$$

$$CV = 10 - 12 = -2 \, 万$$
$$SV = 1\,月\,5\,日 - 2\,月\,25\,日 = -51 \, 天$$

10.2 项目合同管理

10.2.1 采购招投标

在临床试验项目管理中，合同管理是费用管理中非常重要的工作，合同是根据项目预算的具体执行，通常用于临床试验项目中各类设施、设备或服务的采购。对于金额较大的产品或服务采购项目，可以通过公开招投标来解决项目中物资、产品或服务的供应问题。对于中小型采购项目，可以采用邀请招标或竞争性谈判等方式。

如果在临床试验项目的产品或服务采购中需要公开招标，可以采用如下招投标方式进行处理。通常情况下，招投标方式可以分为两个阶段，第一阶段是招投标阶段，第二阶段是定标签约阶段。

（1）招投标阶段

在招投标阶段，其主要工作就是发布招投文件和接受投标书。这里介绍两种最常用的文件即招标书和投标书。

①招标书

招标书主要用于介绍临床试验项目的整体情况，包括招标涉及的物资、产品或服务范围和要求，以及招标事项的日程安排等（表3–10–6）。

表3–10–6 临床试验项目招标书模板

ABC 药业 DEF 临床试验项目 医用无菌一次性注射器采购招标文件
一、招标函
各供应商： 　　我公司因 DEF 项目工作需要，现计划采购医用无菌一次性注射器 10 万支，现进行邀请招标。 　　　　　　　　　　　　　　　　　　　　　　　　ABC 药业 　　　　　　　　　　　　　　　　　　　　　　　年　月　日

续表

二、项目背景

1. ABC 药业介绍

2. DEF 项目介绍

3. 采购需求介绍
医用无菌一次性注射器 1 mL 5 万支
医用无菌一次性注射器 5 mL 5 万支

三、招标要求

1. 采购材料要求

采购物品名称	医用无菌一次性注射器
规格型号	1 mL 0.45 × 16 mm、5 mL 0.6 × 25 mm
采购数量	1 mL 0.45 × 16 mm 5 万支 5 mL 0.6 × 25 mm 5 万支
其他要求	

2. 投标相关事项

投标人资格	
投标书数量	投标人应该提交_____份投标书正本，_____份投标书副本。并提交投标书电子版刻录光盘_____份。
投标截止时间	年　月　日
投标书递交方式	请将投标书在截止时间前提交至_____省_____市_____街道_____楼_____室
投标保证金	在开标前向招标人提交保证金_____元
保证金退回	在确定中标人后的_____个工作日内向未中标人退还保证金。中标人的保证金在招投标人双方签署供货合同后，招标方向供方支付第一笔货款时一并退还。
采购数量	单位：

Tips:

在服务类采购项目中，例如，在临床试验中采购EDC、数据管理、监查、统计等服务时，由于对服务本身无法进行具体量化，可以提前与潜在的投标方进行技术性沟通，使他们明白采购项目的具体要求。

其他要求	
投标事项咨询	电话：_____请在工作时间来电咨询

3. 评开标相关事项

评标办法	招标人组织评标委员会对投标文件进行审查、评估和比较后，择优选择中标人。
开标时间	年　月　日
开标地点	

4. 中标相关事项

通知方式	招标人将以书面形式通知中标人
合同签署	中标人在接到通知后_____日内需与招标人签署供货合同，否则视为放弃，其保证金不予退还。

5. 其他事项

②投标书

投标书是用于临床试验项目供应商响应招标需求，并提供有关投标人整体情况、物资、产品或服务供应报价和计划等内容的文件（表3-10-7）。

Tips:

如果通过邀请招标或竞争性谈判方式进行临床试验项目中的产品或服务采购，除了要求销售方提供必要的企业资质、团队结构等资料外，也可以直接使用报价单作为投标响应文件。

表3-10-7　临床试验项目投标书模板

ABC药业DEF临床试验项目
医用无菌一次性注射器采购投标文件

一、投标函

致：ABC药业

我公司已经认真阅读了全部标书文件，并愿意按照上述文件要求以人民币_____元（大写：_____元）的报价提供与招标文件中描述一致的物资，并做出如下承诺：

1. 我公司承诺提供的投标书和相关证明材料都是真实和准确的；

续表

2. 如果我公司中标，将严格执行招标文件中所有条款，并兑现投标文件中的各项承诺；

3. 我公司提供给招标人的所有物资不涉及第三方权益，且不抵触现有法律法规，不存在法律纠纷与诉讼；

4. 我公司同意贵公司不受约束地接受价格非最低的其他投标书，且不需要向投标人做出解释；

5. 一旦我公司中标，将按照招标书中规定日期签署合同和履行合同。

投标单位（盖章）：_____

法定代表人或委托人（签字）：_____

日期：_____

二、授权书

_____（投标公司名称），系根据中华人民共和国法律设立并存续的公司，其注册地址在_____。本公司授权_____（身份证号：_____）为合法代理人，全权代表我公司参加_____招标事宜，其在本项目投标、开标和合同谈判中所签署的一切文件和处理的事务本公司均予以承认。

本授权书有效期自_____年____月____日至_____年____月____日止。

投标单位（盖章）：_____

法定代表人（签字）：_____

被委托人（签字）：_____

日期：_____

三、报价表

物品名称	医用无菌一次性注射器
规格型号	
数量	单位：_____
单价	_____元
总价	_____元

273

续表

四、投标人情况
投标人相关情况说明

五、附件
1. 营业执照复印件;
2. 税务登记证复印件;
3. 组织机构代码证复印件;
4. 产品质量证书复印件;
5. 其他。

（2）定标签约阶段

在招投标工作进行完毕后，即进入定标签约阶段，包括开标、评标、定标和签约流程。

1）开标

开标是指当众开封所有投标书，以便达到公正、公开和透明的目的。通常情况下，开标的时间和地点会预告通知所有投标人，并在所有投标人、监督部门或公证机构的见证下将所有投票文件进行开封。对于临床试验项目的开标会议，应该提前做好计划，并在开标过程中做好记录（表3-10-8）。

Tips:

要邀请所有购买招标文件的投标人参加开标会议，如果投标人不足三个应该重新招标。

表3-10-8　临床试验项目开标会议记录表模板

招标项目名称	ABC 药业 DEF 临床试验项目医用无菌一次性注射器采购		
招标人或代理人名称	×××招标代理有限公司		
开标时间	2018－5－6	开标地点	×××招标代理有限公司第二会议室，××市××区××路2号18幢18楼
投标书密封情况	☑全部密封良好 □存在破损或其他拆开痕迹，具体说明如下：		

续表

| 参会投标人情况 | 应到 9 家单位；实到 7 家单位；弃权 2 家单位；
其他原因未到会 0 家单位
说明未到会具体原因： |

会议工作人员名单

职责	姓名	单位	职务	联系电话	备注
主持人	周××	×××招标代理有限公司	经理		
拆封人	王×	ABC药业	经理		
监督人	刘××	ABC药业	–		
唱标人	周××	×××招标代理有限公司	–		
记录人	李××	×××招标代理有限公司			

附件：投标人员签到表

项目开标会议具体流程参考如下。

①确认参会人员

在开标会议正式开始前，会议的主办单位（如招标代理机构）应该确认所有投标方代表是否到场。为了确认投标方代表的真实性，可以提前要求所有参会人员携带投标方盖章的授权书或委托函（表3-10-9）。

表3-10-9　临床试验项目开标会议参会代表委托函模板

委托函

×××招标代理有限公司（招标公司名称）：

　　×××医疗器械经销总公司（投标公司名称）全权委托周小虎（姓名）身份证号：11010119880808××××参加DEF临床试验项目医用无菌一次性注射器采购（项目名称）开标会议。

　　投标单位（盖章）：×××医疗器械经销有限公司

　　被委托人（签字）：_____

　　　　　　　　　　　　　　　　　日期：2018年4月25日

　　附件：被委托人身份证复印件

②会议开始与宣布纪律

在确认所有参会人员到齐后，主持人宣布开标会议正式开始。首先宣读会场纪律，对所有参与开标会议的人员提出要求，例如，不得拍照、录音、录像，手机关机等。并且提前声明提问方式，不得干扰正常的开标程序。

③公布接收投标书情况

主持人当场公布投标截止时间前提交投标文件的投标人名称、投标标包和递交时间等，以及投标人撤回投标情况等。

④宣布工作人员名单

主持人介绍招标方代表、监督人代表，依次宣布开标人、唱标人、记录人、监标人等有关人员。

⑤检查密封

主持人依次展示所有投标文件密封情况，也可以由投标人检查其投标文件密封是否完好。如果存在提前拆封痕迹，采购人应当终止开标。

⑥拆封

开标人当众拆封投标文件，依次宣读投标人投标文件正本中的投标人名称。如果不涉及评标，则可以直接公布投标人的投标物品清单和报价。如果需要由评标委员会对所有投标书进行评价，则在拆封所有投标文件后汇总直接送交评标委员会，并告之所有参与开标会议的投标方代表预计评标结束时间、招标结果公告时间和公告方式等。

2）评标

评标是审查确定中标人的必经程序，它直接关系到招标人能否得到最有利的投标，是保证招标成功的重要环节。其目的主要有两方面：一是投标文件的符合性鉴定，即核查投标文件是否按照招标文件的规定和要求编制、签署，投标文件是否在实质上响应招标文件的要求。二是进行技术和商务评审，既确认备选的中标人是否具备完成本项目的能力和方案的可靠性，同时还要从商务角度评审投标报价的正确性、合理性、经济效益和风险等，从而估量授标给不同投标人带来的后果。

对于临床试验项目的评标会议，应该提前做好计划，并在评标过程中做好记录（表3-10-10）。

Tips:

由于临床试验项目的专业性，仅仅依靠价格往往无法正确评价投标方提供产品或服务的能力和质量，因此评标通常是采购中必经的程序。

表 3-10-10　临床试验项目评标会议记录表模板

招标项目名称	医用无菌一次性注射器采购		
招标人或代理人名称	×××招标代理有限公司		
评标时间	2018－5－6	评标地点	×××招标代理有限公司第七会议室，××市××区××路2号18幢18楼
评标数量	7 份		

评标专家委员会人员名单

姓名	单位	职务	职称	联系电话	备注
周×	××有限公司	总经理	总工		
王××	××大学	院长	教授		
吴××	××研究院	所长	研究员		
刘××	××总公司	－	研究员		
肖××	××学院	－	副教授		

附件：评标专家委员会人员签到表

Tips:

在临床试验项目采购中，评标委员会可以包括采购需求部门的主要成员，但必须保证其与所有投标方不存在利益冲突。

项目评标会议具体流程参考如下。

①确认评标委员会人员

主持人确认所有参加评标委员会成员的身份，可以通过提前确认的专家委员会名单和现场签到表进行一一核对。

②会议开始与宣布纪律

在确认所有参会人员到齐后，主持人宣布评标会议正式开始。首先宣读会场纪律，对所有参与评标会议的人员提出要求，如不得拍照、录音、录像，手机关机，不得与投标人私下接触等。同时，主持人应通报所有投标人名单，确认是否有专家委员会成员需要回避，并现场组织推选评标委员会组长。

③介绍项目情况

招标人或代理人介绍招标项目的背景情况，包括项目的基本情况、对采购的产品或服务的要求、采购的预算情况、招投标工作回顾等，以便使评标委员会成员了解招标项目情况，帮助他们公正、客观、合理地进行评价。同时，主持人介绍评标的原则、依据、标准和工作程序等（表3-10-11）。

表3-10-11　临床试验项目评标打分表模板

招标项目名称	医用无菌一次性注射器采购		
投标人名称	×××医疗器械经销总公司		
评价内容与得分			
评价内容	评价标准	分值	实际得分
企业资质	企业的规模、专业认证情况、不良信用记录等	10	
产品或服务	投标书中承诺提供的产品或服务是否满足招标书要求，是否提供相应的技术或质量评价方法或报告等	30	
价格	投标书中对产品或服务是否存在报价明细，所有报价计算是否合理	30	
售后服务	投标书中是否明确具体的产品或服务售后措施及问题的响应时间与应对措施计划等	20	
…		10	
总分		100	
说明	对于其他需要说明的内容，尤其是投标书中存在的问题且投标人又未能补充材料或进行澄清的内容		
评标专家签字	时间：　　年　月　日		
评标委员会组长签字	时间：　　年　月　日		

④评标

评标委员会在组长的带领下对投标人提供的所有资料进行独立评审。在这个过程中如果存在疑问，可以要求投标人代表进行陈述、澄清或申辩。在完成所有投标人的商务、资信、技术和财务等评审后，评标委员会给出符合采购需求的投标人名单，并公布其商务和技术得分情况。

⑤结束

在完成所有投标书评审工作后，主持人根据专家委员会评价结果现场公布中标候选人名单，评标委员会编写总体评审报告。现场工作人员做好评审现场相关记录，协助评标委员会组长做好评审报告起草、有关内容电脑文字录入等工作。最终的评审报告需要经过评标委员会所有成员签字确认。

3）中标通知

在评标完成后，招标方可以根据评标委员会提出的书面评标报告和推荐的中标候选人确定中标人，并通过电话、传真或邮件方式通知中标人。中标通知书对招标人和中标人都具有法律约束力。招标人对未中标的投标人也应发出评标结果（表3-10-12）。

表3-10-12 临床试验项目中标通知书模板

医用无菌一次性注射器采购项目中标通知书
×××医疗器械经销总公司（投标人）：
针对我公司DEF临床试验项目医用无菌一次性注射器采购（项目采购）招标，经过评标专家委员会综合评审认定贵公司符合此次一次性注射器（产品/服务名称）采购要求。请贵公司务必于2018年6月10日前派相关人员持本通知书到我公司洽谈合同签署事宜，如未在该日期前与我公司洽谈，本次中标作废。
招标人（盖章）：ABC药业有限公司 2018年6月2日

10.2.2 合同格式

合同或协议是各方在平等协商基础上订立契约，中标人接到中标通知书以后，应立即向招标人提交履约担保，用履约担保换回投标保证金，并在规定的时间内与招标人签订合同或协议。

（1）合同内容

合同的内容一般由当事人双方约定，而不同类型的合同其内容相差也非常大。根据《中华人民共和国民法典》合同编第四百七十条规定：合同的内容可由当事人约定，一般包括当事人、标的、数量、质量、价款与支付方式、履行期限/地点/方式、违约责任、解决争议

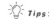 Tips：
合同与协议的区别在于协议更概括，合同更具体。但在日常应用中，合同与协议并没有明显的区别。

的方法。现就各部分内容进行简要介绍。

①当事人

合同当事人指签订合同的各方，是合同权利和义务的主体，可以是自然人、法人和其他经济主体。在临床试验项目中，签订合同的主体还需具备执行合同行为所具备的资格或资质，例如临床研究机构必须是合法的医疗机构且获得临床试验机构资质证书。

②标的

合同标的是指签订合同各方权利和义务的共指对象，在合同中标的必须有清晰和明确的定义及数量或质量的验收标准。合同标的可以是实物（如设备采购、生产加工），也可以是无形的服务（如统计分析、病例观察）。

③数量与质量

合同标的通常由数量与质量共同定义其特征，是合同的重要组成部分。数量是以特定度量作为计算单位，以数值作为标的的尺度。质量则是指标的的质量标准、功能、技术要求或服务条件等。在合同中，要明确标的的数量与质量，这也是合同履行的要件，同时便于在产生纠纷时厘清各方责任。有实物交付的合同通常较易定义标的的数量与质量，但技术服务类合同较难精确定义标的的数量与质量，因此可以考虑将服务过程中的各类产出定义为标的。

④价款与支付方式

合同价款指取得标的的一方向对方支付的代价。在合同中应该明确合同价款数额、付款方式和支付程序等。通常情况下，在订立合同后即需要向产品或服务提供方支付合同首款，其作用既是产品或服务提供方用于向合同项目投入资源的资金，同时也是为合同签署各方建立合作信心的保障。除首款以外，其余款项通常会依据合同标的的完成情况分阶段支付。

⑤履行期限、地点和方式

合同期限是指合同履行的时间期限，即从合同生效到合同结束的时间。履行地点则用于指明合同标的物的所在地，并且该地点并不一定是唯一的，可以有多处。例如临床试验项目中的委托监查的标的物主要是在临床研究机构，数据管理的标的物主要在 CRO 公司。而合同的履行方式则具体规定了标的物实现的具体过程，例如派遣多少人员、团队如何组成、遵循何种标准、采用何种技术方案等。

⑥违约责任

违约责任是指合同签署各方因过失不能履行或不能完全履行合同责任而侵犯了另一方权利时所应承担的责任。违约责任是合同的关键条款之一，其目的是从法律角度使双方形成约束力。

⑦解决争议的方法

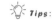

解决争议的方法是合同的必备条款，通常包括协商、调解、仲裁或诉讼解决。协商是合同争议最优先的解决办法，当事各方在自愿和互相谅解的基础上通过谈判解决问题。调解是在第三方（如上级主管部门或合同管理机关等）的参与下，对当事各方进行说服，使各方自愿达成解决方案。仲裁是由仲裁委员会进行裁决，我国实行仲裁终局制，也就是说仲裁庭给出结果后如果当事各方申请再次仲裁或起诉将不会受理。诉讼则是指当事各方向司法机关进行诉讼，由法院审判并判决。在合同中还可以约定在特定区域的法院进行起诉。

> ❖ Tips:
>
> 许多临床试验项目涉及跨国或区域合作，因此在制定合同条款时要注意不同国家或地区的法律差异，并且在指定诉讼法院时不仅要考虑到各地法律差异，还要考虑到诉讼成本等问题。

⑧生效条件

通常合同需要在各方均签署完后才能生效，也就是说合同的生效日期通常是最后一方的签字（盖章）日期。

（2）合同类型

在临床试验项目中，最常见的合同有物资采购、技术服务、临床病例观察。下面将就这3类合同给出案例。

①物资采购合同

在临床试验项目中，可能涉及试验用药、试剂、设备等研究相关的物资购买。在采购合同中，重点关注的是明确采购物资的品牌、型号、数量、价格、交货方式和质量验收等。其合同模板见表3-10-13。

表3-10-13 临床试验项目物资采购合同模板

合同编号：HT20180601-001

医用无菌一次性注射器采购合同

采购方（甲方）：ABC 药业有限公司

销售方（乙方）：×××医疗器械经销总公司

甲方和乙方经过平等协商，在真实、充分地表达各自意愿的基础上，根据《中华人民共和国合同法》的规定，达成如下协议。

续表

一、货物清单

序号	货物名称及描述	规格	单位	数量	单价（元）	金额（元）
1	医用无菌一次性注射器	1 mL 0.45 mm × 16 mm	支	50,000	5.80	290,000.00
2	医用无菌一次性注射器	5 mL 0.6 mm × 25 mm	支	50,000	7.80	390,000.00
合计						680,000.00

二、运输与交货

1. 运输方式：由乙方自行选择或双方商定的运输方式，运输费用由甲方或乙方承担。

2. 交货地点：甲方住所或甲方指定的地点。

3. 交货日期：在2018年10月18日前完成交货，如无法在此日期前交货，乙方应及时将原因及预定交货日期通知给甲方，并按照甲方的指示，迅速制定必要的对策。

4. 交货记录：交货时乙方应附上双方约定的、记录货物相关事项的资料。

三、货物验收

1. 验收标准：依照国家相关标准、第三方标准或甲乙双方约定的标准进行验收。

2. 验收内容：甲乙双方共同对货物的包装、外观、数量、商标、型号、规格及性能等进行验收。

3. 验收报告：验收过程和结果需要形成验收报告，并由双方代表签字。

4. 退货换货：如在验收过程中或在验收通过后_____日内发现乙方所交的货物有任何不符合合同规定之处，甲方有权要求乙方维修或退换货，乙方在接到甲方通知_____天内免费派人维修、退换符合质量要求的货物。如因此造成甲方损失应由乙方承担。

四、售后和技术服务

乙方_____期间提供免费技术服务，在免费维护期满后依照_____方式提供有偿技术服务。

Tips:

临床试验项目物资可能涉及多批次交货，应该在合同中明确各次交货时间和数量。

五、合同价格与支付方式

1. 合同金额：本合同总价为含税金额，合同总额为￥680,000.00元（大写：陆拾捌万元整）。其中不含税价_____元，税率_____%，税额_____元。

2. 支付方式：甲方应一次性或分期向乙方支付货款，具体支付日期和金额如下：

（1）_____年____月____日，支付_____元；

（2）_____年____月____日，支付_____元；

（3）_____年____月____日，支付_____元。

3. 乙方银行账户：

账户名称：_____

注册地址：_____

联系电话：_____

开户银行：_____

银行账号：_____

税号或统一信用代码：_____

4. 发票：乙方在收到款项后____日内向甲方开具正规增值税专用或普通发票。

六、违约条款

1. 甲方无正当理由违反合同规定拒绝接货的，应当承担由此造成的损失。

2. 甲方逾期付款的，每逾期一日应向乙方支付违约金_____。

3. 乙方逾期交货的，每逾期一日应向乙方支付违约金_____。

4. 乙方所交货物品种、规格、质量不符合合同规定的，且乙方不能修理或者不能调换的，按不能交货处理。

七、不可抗力

甲乙任何一方因自然灾害、战争、疾病或其他甲乙任何一方均不能预见、不能避免且不能克服的事由（以下简称"不可抗力"），延迟履行或不能完全履行本合同规定的责任和义务的，遭遇不可抗力事由的该当事人可免除承担相应的违约责任。

八、合同争议的解决方式

本合同在履行过程中发生的争议，由双方当事人协商解决；协商或调解不成的依法向合同签订地人民法院起诉。

九、送达

本合同项下任何一方向对方发出的通知、信件、数据电文等，应当发送至本合同下列约定的地址、联系人和通信终端。一方当事人变更名称、地址、联系人或通信终端的，应当在变更后 3 日内及时书面通知对方当事人，对方当事人实际收到变更通知前的送达仍为有效送达，电子送达与书面送达具有同等法律效力。

十、其他

1. 本合同自双方签字盖章后生效，至合同条款履行完毕时终止。

2. 本合同一式____份，甲方执____份，乙方执____份，具有同等法律效力。

甲方（盖章）：　　　　　　　　　　乙方（盖章）：

ABC 药业有限公司　　　　　　　　×××医疗器械经销总公司

地址：　　　　　　　　　　　　　　地址：

邮编：　　　　　　　　　　　　　　邮编：

电话：　　　　　　　　　　　　　　电话：

法人或委托代理人（签字）：　　　　法人或委托代理人（签字）：

　　　　　年　月　日　　　　　　　　　　年　月　日

附件：

1. 乙方营业执照、特殊行业审批证书、代理资格证书等。

2. 中标通知书。

3. 货物质量检验报告。

②技术服务合同

在临床试验项目中，申办方可能涉及与 CRO、SMO、EDC 等第三方技术服务公司签订技术服务合同。相对于物资采购，服务采购有三个特点：一是合同标的是一种无形的服务；二是服务的范围和质量有时较难以明确；三是通常情况下甲乙双方均需要投入人力资源并相互配合。在临床试验项目技术服务合同中，重点关注的是要明确最终服务的范围和验收标准，以及为实现合作目标双方需要投入的各类资源。表 3-10-14 给出了一个技术类服务合同案例。

表 3-10-14 临床试验项目技术服务合同案例

合同编号：□□□□□□

DEF 临床试验项目 EDC 及数据管理技术服务合同

技术委托方（甲方）：ABC 制药有限公司

技术提供方（乙方）：XYZ 临床研究有限公司

甲方和乙方经过平等协商，在真实、充分地表达各自意愿的基础上，根据《中华人民共和国合同法》的规定，达成如下协议。

一、技术服务内容清单

序号	服务事项	具体说明	金额（元）
1	EDC 建库	CRF 审核、CRF 建库、数据库测试	150,000.00
2	数据管理	数据清理、数据管理报告	200,000.00
3	数据编码	不良事件编码、合并用药编码	50,000.00
合计			300,000.00

具体技术服务内容与预算明细见合同附件。

二、分工与进度安排

1. 甲方：在合同执行期间负责提供以下资料或条件：

（1）在 2019 年 3 月 1 日前向乙方提供临床研究方案；

（2）在 2019 年 3 月 10 日前向乙方提供 CRF 初稿；

（3）在 2019 年 10 月 1 日前向乙方提供××字典使用授权书。

2. 乙方：在合同执行期间负责提供以下资料或条件：

（1）在 2019 年 3 月 30 日前向甲方提供 EDC 测试库；

（2）在 2019 年 4 月 15 日前向甲方提供 EDC 正式库；

（3）在 2019 年 5 月 1 日前向甲方提供数据管理和数据编码计划；

（4）在 2021 年 5 月 1 日前向甲方提供数据管理报告。

3. 甲乙双方：

（1）每月第 1 周定期进行沟通；

（2）甲乙双方向对方反映问题后，对方应该在 5 日内回复。

三、工作地点和条件

乙方的工作地点：_____；

工作场所和设备由_____提供。

四、验收

1. 验收标准：依照国家相关标准、第三方标准或甲乙双方约定的标准进行验收。

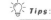 Tips:

服务合同中乙方的工作通常依赖于甲方的工作结果，因此需要明确双方的工作接口。

2. 验收内容：甲乙双方共同对_____的_____等进行验收。

3. 验收报告：验收过程和结果需要形成验收报告，并由双方代表签字。

五、售后和技术服务

乙方_____期间提供免费技术服务，在免费维护期满后依照_____方式提供有偿技术服务。

六、合同价格与支付方式

1. 合同金额：本合同总价为<u>含税/不含税金额</u>，合同总额为<u>¥300,000.00 元</u>（大写：<u>叁拾万元整</u>）。其中不含税价_____元，税率_____%，税额_____元。

2. 支付方式：甲方应一次性或分期向乙方支付货款，具体支付日期和金额如下：

（1）_____年____月____日，支付_____元；

（2）_____年____月____日，支付_____元；

（3）_____年____月____日，支付_____元。

3. 乙方银行账户：

账户名称：_____

注册地址：_____

联系电话：_____

开户银行：_____

银行账号：_____

税号或统一信用代码：_____

4. 发票：乙方在收到款项后____日内向甲方开具<u>正规增值税专用或普通发票</u>。

七、违约条款

1. 甲方无正当理由违反合同规定拒绝验收的，应当承担由此造成的损失。

2. 甲方逾期付款的，每逾期一日应向乙方支付违约金_____。

3. 乙方逾期完成技术服务的，每逾期一日应向乙方支付违约金_____。

4. 乙方所提交技术服务质量不符合合同规定的，乙方应在____日内进行修正，如果不能修正的按不符合质量处理。

八、不可抗力

甲乙任何一方因自然灾害、战争、疾病或其他甲乙任何一方均不能预见、不能避免且不能克服的事由（以下简称"不可抗力"），延迟履行或不能完全履行本合同规定的责任和义务的，遭遇不可抗力事由的该当事人可免除承担相应的违约责任。

九、合同争议的解决方式

本合同在履行过程中发生的争议,由双方当事人协商解决;协商或调解不成的依法向合同签订地人民法院起诉。

十、送达

本合同项下任何一方向对方发出的通知、信件、数据电文等,应当发送至本合同下列约定的地址、联系人和通信终端。一方当事人变更名称、地址、联系人或通信终端的,应当在变更后 3 日内及时书面通知对方当事人,对方当事人实际收到变更通知前的送达仍为有效送达,电子送达与书面送达具有同等法律效力。

十一、其他

1. 本合同自双方签字盖章后生效,至合同条款履行完毕时终止。

2. 本合同一式____份,甲方执____份,乙方执____份,具有同等法律效力。

甲方(盖章):	乙方(盖章):
ABC 制药有限公司	XYZ 临床研究有限公司
地址:	地址:
邮编:	邮编:
电话:	电话:
法人或委托代理人(签字):	法人或委托代理人(签字):
年 月 日	年 月 日

附件:

1. 乙方营业执照、特殊行业审批证书、代理资格证书等。

2. 中标通知书。

3. 货物质量检验报告。

③临床病例观察合同

临床观察是临床试验项目中最重要的活动,临床观察也属于一种技术服务。不同于一般的技术服务合同,由于临床病例观察合同中被观察的对象是人,因此在撰写临床病例观察合同时,除了明确合同各方的责任以外,还要注重对患者或受试者的保护。表 3-10-15 给出了一个病例观察合同案例。

表 3-10-15　临床试验项目临床病例观察合同案例

合同编号：□□□□□□

DEF 临床试验临床病例观察技术服务合同

甲方：ABC 制药有限公司

乙方：×××市人民医院

丙方：XYZ 临床研究有限公司

经甲、乙、丙三方平等友好协商，在真实、充分地表达各自意愿的基础上，根据《中华人民共和国合同法》的规定，达成如下协议：

一、项目目标

根据研究方案筛选符合入组标准的患者，按照临床研究方案要求给药及监测，比较×××药品联合×××对 2 型糖尿病患者血糖控制的临床疗效和安全性观察，以及完成临床数据收集和文件归档。

二、各方责任

1. 甲方：

（1）提供研究经费、观察药物及必要的文件资料和系统；

（2）负责监督丙方完成临床研究助理相关工作；

（3）保证临床研究方案的科学性和可操作性；

（4）临床研究方案通过组长单位伦理审查；

（5）为所有受试者购买临床试验保险。

2. 乙方：

（1）招募符合入排标准的 60 例受试者；

（2）严格按照研究方案完成 60 例受试者的临床观察；

（3）保障受试者安全，对研究过程的真实性负责；

（4）按照临床研究方案收集、完整保留和提供研究过程中的档案；

（5）配合甲方和药品监督管理部门的监察和审计。

3. 丙方：

（1）协助乙方完成受试者招募工作；

（2）协助乙方完成受试者临床观察；

（3）协助乙方完成研究过程中的档案收集和整理。

三、合作经费

1. 合同金额：甲方向乙方支付合同总价为￥300,000.00 元（大写：叁拾万元整），甲方与丙方间合同金额另行约定。

2. 支付方式：甲方应分期向乙方支付合同款，具体支付日期和金额如下：

（1）合同生效 7 日内支付 50%，计 150,000 元；

Tips:

临床试验病例观察通常由申办方或CRO与临床研究机构签署合同，也可以由申办方、SMO和研究机构签署三方合同。

（2）病例入组完成支付30%，计90,000.00元；

（3）所有病例观察结束并完成资料归档支付20%，计60,000.00元。

3. 发票：乙方在收到款项后7日内向甲方开具<u>正规增值税普通发票</u>。

四、验收标准

1. 甲方按照实际完成合格病例付款。

2. 乙方提供的受试者CRF取得知情同意，筛选入组符合项目要求，CRF记录的信息完整、准确、真实。

五、保密

1. 双方对在合作过程中知晓的对方的材料信息保密，未经允许，不得向第三方披露。

2. 乙方承担对研究事项和研究成果的保密义务。未经甲方同意或者授权，乙方不得披露与课题内容相关的任何信息和成果。

3. 泄密责任：因乙方的保密措施不当等造成信息和成果泄密，甲方有权解除合同，收回项目资金，并追究乙方相关法律。

（其他内容省略）

甲方（盖章）：ABC制药有限公司

法人或委托代理人（签字）：

年　月　日

乙方（盖章）：×××市人民医院

法人或委托代理人（签字）：

年　月　日

丙方：XYZ临床研究有限公司

法人或委托代理人（签字）：

年　月　日

附件：

1. 甲方营业执照。

2. 丙方营业执照。

3. 临床试验方案登记注册资料。

10.2.3 合同审核

临床试验项目的合同通常会由业务部门依照各企业合同模板拟定具体业务事项，因此有必要在正式签约之前由企业专门的合同管理部门或法务部门进行合同审核。

（1）合同审核的目的和内容

合同审核的目的是按照法律法规以及当事人的约定对合同的内容、格式进行审核，包括审查合同如何成立或者是否成立，如何生效或者是否生效，有无效力待定或者无效的情形，合同权利义务如何终止或者是否终止，相应的合同约定或者条款会产生什么样的法律后果——什么样的民事法律关系、什么样的行政法律关系和什么样的刑事法律关系，与我方的期待有多大距离。在审查过程中，要时刻考虑法律后果概念，使法律后果概念贯穿前面三个环节中的每一环节。因为任何一个环节出现问题或者发生特定的情况都会导致特殊的法律后果发生。

合同审核通常包括以下内容。

①主体资格

合同主体应具备签订及履行合同的资格。如果主体是企业法人，应审查其是否拥有合法和有效的《企业法人营业执照》，其经营范围和经营方式是否与合同相适应。对于某些限制经营、特许经营等特别行业，是否有相应的经营许可。

②内容合法

审查合同内容合法性时应当重点审查合同内容是否损害国家、集体或第三人的利益；是否有以合法形式掩盖非法目的的情形；是否损害社会公共利益；是否违反法律、行政法规的强制性规定。

③内容真实

合同内容一定是双方真实意思的表达，合同存在重大误解或有失公平，以欺诈、胁迫的手段或者乘人之危，使对方在违背真实意思的情况下订立的合同，受损害方有权请求人民法院或者仲裁机构变更或者撤销。

④条款完备

应确认合同条款是否存在遗漏，各条款内容是否具体、明确、切实可行。避免因合同条款不全和过于简单、抽象，给履行带来困难或产生纠纷。

⑤文字规范

合同中的所有条款、词、字、标点都应仔细推敲和反复斟酌，以确定表述准确无误。确定合同中是否存在前后意思矛盾、词义含糊不清的文字表述，并及时纠正容易引起误解、产生歧义的语词，确保合同的文字表述准确无误。

⑥手续完备

如果合同涉及批准或登记、公证、保证人、期限、抵押等手续，应确保是否已经履行相应手续，或相关单位或人员已经签字盖章，或期限届至，或相关抵押物品真实存在并进行了交付。

（2）合同审核相关模板

为了使临床试验项目中的合同审核过程更为规范，对于中小型合同可以由专业合同管理部门进行评审，对于大型合同可以安排多部门进行会审。

①合同评审表

合同评审表主要用于对合同金额较小、风险较低或涉及部门较少的合同进行审核（表3-10-16）。

表3-10-16 临床试验项目合同评审表模板

项目名称	×××治疗糖尿病肾病队列研究		
合同名称	EDC数据库构建与数据管理服务委托合同		
合作单位	×××医药研究有限公司		
合同编号	HT20180506-012	合同金额	30万
合同内容简述	委托×××公司构建EDC系统，涉及唯一CRF共计25页，所有CRF共计68页，预计样本量500例		
合同评估结果			
评估项	评估标准		评估结果
合同格式	合同签署方名称、地址、负责人、联系人等信息是否清晰		□是　□否
	合同标的是否明确，包括履行的期限、地点、金额、支付方式、质量等		□是　□否

续表

评估项	评估标准	评估结果
合同格式	合同签署时间、生效时间、标的交付时间、结束时间等是否明确	□是　□否
合同内容	合同条款是否完整，权责是否明确	□是　□否
	合同文字表述是否清晰且严谨	□是　□否
	合同条款是否符合法律法规	□是　□否
	合同各方违约责任条款是否清晰明了	□是　□否
合同风险	合同各方权责是否对等，公平合理	□是　□否
	合同各方是否合理分担了风险	□是　□否
	如果存在第三方授权、确认、担保或质押等情况，是否提供相关证明确认	□是　□否
评估意见		签字/盖章： 　年　月　日

②合同会审表

合同会审表主要用于对合同金额较大、风险较高或涉及部门较多的合同进行审核（表3-10-17）。

表3-10-17　临床试验项目合同会审表模板

申报部门		申报日期	
项目名称		合同编号	
送审日期		审批日期	
经办人		联系电话	
密级	□低　□中　□高		
合同类别	□货物采购类　□委托服务类　□委托加工类　□其他		
签约单位	甲方		
	乙方		
	丙方		

续表

合同概要	合同标的与范围			
	合同金额			
	计价方式与计算依据			
	付款方式			
	合同期限			
	质量要求			
	维保约定			
合作单位	合作单位选择理由			
	是否招标及具备相关资料			
	目标成本及与合同差异原因说明			
会签栏	项目部	签字/盖章：		日期：
	法务部	签字/盖章：		日期：
	财务部	签字/盖章：		日期：
	采购部	签字/盖章：		日期：
	副总经理	签字/盖章：		日期：
	总经理	签字/盖章：		日期：

10.2.4　合同执行

在合同各方签署后，下一个更重要的环节就是合同的执行，具体指合同签署各方按合同规定义务的执行。在临床试验项目合同管理中，可以利用下述工具来进行合同执行的管理。

（1）合同清单管理

对于临床试验项目来说，可能涉及与多家单位签订合同，这时就有必要将同一临床试验项目的所有合同进行统一管理。例如，申办方在开展一项临床试验时，可以将注册申报、数据管理、统计分析、数据监查等工作分包给不同的企业。同时，项目还涉及与多家临床研究机构进行签约，以及从不同企业进行物资的采购。因此，在合同清单管理中需要明确所有合同编号、名称、类型、金额、负责人、签约方等内容（表3-10-18）。

💡 *Tips*:

在一个项目中，同一家企业既可能是甲方也可能是乙方。例如，CRO在承担数据管理工作时，相对于申办方，CRO是乙方，但CRO向EDC公司租用EDC系统时，其角色又成为甲方。

表 3-10-18　临床试验项目合同清单模板

项目名称　×××治疗糖尿病肾病队列研究　项目编号　×××××-××××

项目经理　王颖　合同管理负责人　周婧

序号	合同编号	合同名称	合同金额	类型	状态	我方角色	签约方	起止时间	备注
1	HT20180506-012	EDC 数据库构建与数据管理服务委托合同	30 万	技术服务	☑正常 □预警 □中止 □结束	乙方	×××医药研究有限公司	2018.6—2020.12	
2	HT20180506-013	EDC 系统云服务租用合同	20 万	采购	正常	甲方	×××信息有限公司	2019.1—2020.12	
3	……								

（2）合同履行跟踪

对于临床试验项目管理中的甲方来说，合同执行管理最重要的工作就是对委托乙方的任务履行情况进行跟踪。合同履行跟踪可以按预先计划的周期性进行，也可以根据合同约定的里程碑时点进行，还可以根据双方的工作需要开展。在进行合同履行跟踪时，最重要的任务是要对照计划检查任务完成情况，并对出现的问题进行分析，以及提出解决问题的方案等（表3-10-19）。

表3-10-19 临床试验项目合同履行跟踪表模板

项目名称	×××治疗糖尿病肾病队列研究		
合同名称	EDC 数据库构建与数据管理服务委托合同		
合作单位	×××医药研究有限公司		
合同编号	HT20180506-012	合同金额	30 万
签约时间	2018－5－6	签约地点	上海
合同标的	5 家研究机构500 例受试者监查		
起止时间	自＿＿＿年＿＿月＿＿日至＿＿＿年＿＿月＿＿日		
合同任务履行情况			
检查时间			
任务计划			
进展状态	□超前 □正常 □延后 □停顿 □撤销 □其他，请说明		
进展详情			
存在的问题与原因分析			
处理建议或意见			
合同履约相关责任人	部门： 人员（签字）： 年 月 日 部门： 人员（签字）： 年 月 日 部门： 人员（签字）： 年 月 日		

 Tips:

合同履约情况跟踪是甲乙双方共同参与的过程。其目的不是甲方检查乙方的工作，而是双方共同努力达到合同所约定目标的过程。

Tips:

合同履约跟踪需要合同参与各方共同签字确认。例如甲乙双方项目经理和项目管理部门负责人等。如有必要，甲乙双方法务人员也可以参与该过程。

（3）合同费用支付跟踪

合同任务的执行通常会与费用直接相关，因此在临床试验项目合同管理中，除了跟踪合同任务执行情况以外，也需要对合同费用支付情况进行跟踪。以保证合同费用及时支付，同时也可以帮助对项目的未来资金需求进行核算（表3-10-20）。

表3-10-20　临床试验项目合同费用支付跟踪表模板

项目名称	×××治疗糖尿病肾病队列研究		
合同名称	EDC数据库构建与数据管理服务委托合同		
合作单位	×××医药研究有限公司		
合同编号	HT20180506-012	合同金额	30万
签约时间	2018-5-6	签约地点	上海
合同标的	5家研究机构500例受试者监查		
起止时间	自_____年____月____日至_____年____月____日		

合同费用履行情况

检查时段	计划金额	变更金额	实际执行金额	累计执行金额	未执行金额	备注

（4）合同争议协调

在上一节合同格式中，已经列出合同条款通常包括争议的解决办法。在临床试验项目合同管理过程中，如果因合同执行过程中发生争议，通常建议应该先由甲乙双方友好协商解决。也就是说，甲乙双方可以通过协商来确定争议所处的级别。例如项目进度比预期稍有延误，交付的服务与甲方预期存在差异但可以改进，合同付款稍有延迟等。这些争议对于合同签署各方不会产生重大影响或带来重大损失，因此也不必通过仲裁或诉讼解决。但是，由于这些争议可能与合同中有关条款相抵触，应该通过较为正式的流程进行解决并记录在案，尤其是对于那些双方协商形成决议的内容应该详细记录并由双方签字盖章，必要时可以上升为合同附件（表3-10-21）。

表3-10-21　临床试验项目合同争议协调表模板

项目名称			
合同名称			
合作单位			
合同编号		合同金额	
签约时间		签约地点	
合同标的			
起止时间	自_____年____月____日至_____年____月____日		
合同争议及协调情况			
报告时间			
争议原因			
甲方意见			
乙方意见			
争议协调解决方案			
甲方确认	甲方（盖章）： 授权人（签字）： 　　　　　　　　　　年　月　日		
乙方确认	乙方（盖章）： 授权人（签字）： 　　　　　　　　　　年　月　日		

Tips:
争议可以由合同签署各方共同商议解决，也可以引入第三方进行调解并解决。但引入第三方时，必须确保第三方具有公信力。

（5）合同索赔

合同索赔是指合同一方违背了合同中相关约定或者没有履行合同义务而需要向另一方支付金钱的过程。合同索赔的前提条件是合同签署方存在违约事实，且发生了应由对方承担的责任与风险导致的损失。合同索赔通常由守约方向失约方提出，在正式索赔前通常建议双方友好协商解决，如果协商不成功再进行正式索赔。事实上，包括临床试验项目在内的各类项目合同，因对方违约产生的损失往往难以精确计算，因此其合同索赔通常只能通过仲裁或诉讼解决。

在临床试验项目中，合同签约各方均有可能发生损失。例如，因CRO公司承担的服务业务未能按照合同约定交付导致申办方损失的，通常可以要求费用索赔。而因申办方未能正确交付临床研究方案使CRO公司无法如期开展工作的可以要求工期索赔，甚至工期和费用同时索赔。但是，无论哪种索赔都应该以事实为依据，其中工期索赔可以使用本书中有关范围和进度测量方法来进行评估，而费用索赔可以用费用管理方法来进行测量（表3-10-22）。

表3-10-22 临床试验项目合同索赔登记表模板

项目名称			
合同名称			
合作单位			
合同编号		合同金额	
签约时间		签约地点	
合同标的			
起止时间	自_____年____月____日至_____年____月____日		
合同索赔情况			
报告时间			
索赔分类	□费用索赔　　□工期索赔　　□费用和工期索赔		
索赔原因			
索赔依据			
索赔费用或其他物品			
批准部门及人员			
批准时间	年　月　日		

（6）合同变更

在合同执行过程中，通常是不允许进行合同条款变更的，但如果双方协商一致则可以进行变更。合同的变更与合同签署一样，必须经过正规的流程。在临床试验项目合同管理中，如果只是涉及交付日期少量延迟或提前、数据管理或监查次数的调整、受试者任务量的调整等对于原合同约定没有进行较大的改变，则可以通过合同变更的方式进行解决。如果涉及研究方案调整、研究机构更换、计算机化系统更换等原则性内容的调整，则应该解除原有合同并签署新的合同（表3-10-23）。

表3-10-23　临床试验项目合同变更申请表模板

项目名称			
合同名称			
合作单位			
合同编号		合同金额	
签约时间		签约地点	
合同标的			
起止时间	自_____年____月____日至_____年____月____日		
合同变更详情			
变更类型	□项目负责人变更　□执行周期变更　□合同费用变更 □合同任务变更　□合同交付物变更　□其他变更，请说明：		
变更具体事项、原因及相关的证明材料			
甲方意见			
乙方意见			
甲方确认	甲方（盖章）： 授权人（签字）： 　　　　　　　　　　　年　月　日		

Tips:
合同变更必须征得双方书面同意才能进行变更。

续表

乙方确认	乙方（盖章）： 授权人（签字）： 年　月　日

（7）合同解除

合同解除是指合同当事人一方或者双方依照法律规定或者当事人的约定，依法解除合同效力的行为。合同解除分为合意解除和法定解除两种情况。合意解除主要是合同签署各方协商一致并解除合同。法定解除则是指按照国家相关法律法规解除合同的情形，根据《中华人民共和国民法典》第五百六十三条规定，有下列情形之一的，当事人可以解除合同：

- 因不可抗力致使不能实现合同目的；
- 在履行期限届满之前，当事人一方明确表示或者以自己的行为表明不履行主要债务；
- 当事人一方迟延履行主要债务，经催告后在合理期限内仍未履行；
- 当事人一方迟延履行债务或者有其他违约行为致使不能实现合同目的；
- 法律规定的其他情形。

合同解释程序包括单方解除和协议解除。单方解除即享有合同解除权的一方当事人通过行使解除权而解除合同。解除权属形成权，不需对方当事人同意，只需解除权人的单方意思表示，即可发生解除合同的法律效果。协议解除是指当事人双方经过协商同意将合同解除（表3-10-24）。

表3-10-24　临床试验项目合同解除协议模板

合同解除协议

甲方：×××制药有限公司

乙方：×××医药研究有限公司

根据《中华人民共和国民法典》之规定，甲乙双方于2018年5月6日签订了EDC数据库构建与数据管理服务委托合同，合同编号为HT20180506-012。但因在合同期限内无法招募完成既定数量的受试者，该合同从事实上已无法履行。

Tips: 合同解除与合同终止的含义是不同的。后者通常指合同各方已经履约完成而使合作终止。前者通常是指在签约尚未完成履约条件下，而进行的中途解除。

Tips: 合同签约各方协议解除合同时，必须书面签署合同解除协议，并在解除协议中明确指明被解除的协议名称、编号等信息，同时应该约定解除后的各方责任，以免产生新的纠纷。

续表

鉴于以上情况，现经双方友好协商达成以下协议：

1. 双方合作于<u>2019</u>年<u>5</u>月<u>31</u>日终止，在此对该合同予以解除。

2. 合同解除后，双方互不追究违约责任，不存在任何未结清或需返还费用，双方无任何争议。

3. 本协议自双方加盖公章和法定代表人签字之日起生效。

4. 本协议签署生效后，原合同效力自动解除。

5. 本解除协议一式两份，双方各执一份，具有同等法律效力。

甲方（盖章）：

法定代表人（签名）：

年　月　日

乙方（盖章）：

法定代表人（签名）：

年　月　日

10.2.5　合同收尾

合同收尾是在合同双方当事人按照合同的规定履行完各自的义务后，应该进行合同收尾工作。例如，在临床试验项目合同管理中，如果医疗机构按照合同约定完成了规定数量的受试者招募、临床观察、数据收集和文档管理等工作后，则可进入合同收尾阶段。

合同收尾阶段主要完成下述工作。

（1）产品或服务的验收和移交

对于产品采购类合同，在收尾阶段需要对所采购的产品数量和质量进行全面验收。对于技术服务类合同，同样也需要对合同的提交件进行数量和质量验收。对于有形产品来说，其数量与质量验收相对较为容易操作，但对于服务类产品其验收就需要基于合同约定的验收方法和规则进行。在临床试验项目中，通常会约定服务质量的标准，例如数据管理工作的质量要求可以是对最终数据进行 5%～10% 的抽查并确保错误率小于 5% 。对于统计的质量要求可以是两名程序员背对

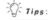
Tips:

合同解除虽然属于一种特殊的结束形式，但也应该执行合同收尾工作。

背编程，并对比两者程序逻辑的一致性。另外，临床试验项目合同管理的特点是合同执行过程中已经形成各类可提交件，例如统计计划、数据管理计划、电子CRF、测试报告等，这些可提交件虽然在合同执行过程已经提交，但由于在合同执行过程中可能存在版本的更新，因此在合同收尾阶段还应该对合同执行期间的所有文档进行梳理并形成统一的提交件向甲方移交。

（2）价款结算

随着合同约定的产品或服务验收并移交完成，合同价款结算工作将提上日程。通常情况下，合同会约定5%～10%的尾款，该尾款通常在合同标的物验收和移交完成后就应该支付完成。例如，随着临床试验项目完成，CRO公司完成所有项目归档文件移交后就可以申请尾款支付。但是，有些合同计价方式与移交物数量有关则需要进行核算。例如，对于临床研究机构的尾款支付通常需要根据最终实际完成的样本量来核定，这就需要甲乙双方进行合同价款的最终核算。

（3）争议解决

合同收尾阶段可能会出现对交付产品或服务的数量、质量、时间等出现分歧，因此在本阶段最重要的工作之一就是解决合同出现的争议。由于合同提前解除是合同结束的一种特殊形式，其争议解决工作就显得更为重要。具体争议解决方式可以参考上节中有关内容。

（4）经验和教训总结

无论是甲方还是乙方，在合同收尾阶段进行经验和教训的总结都十分必要。对于甲方来说，可以根据合同的合作对乙方的能力有更为清晰的认识和判断。对于乙方来说，可以对甲方的沟通方式方法等有更深的了解。同时，无论甲方或乙方都应该在此阶段对项目工作进行总结，对有价值的经验可以形成经验相关文件，例如改进企业内部的管理流程或SOP等，对于教训也应该记录在案，以便以后进行工作的改进。经验和教训总结的形式建议是以团队总结会的形式进行，这样更有利于团队成员充分表达意见，但会后应该进行会议总结报告。

（5）文件归档

除了合同约定需要向甲方提交的文档外，甲乙双方都应该对合同

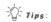 **Tips：**

合同尾款是保证合同标的物最终合格验收和交付的重要保证。

Tips：

在合同结束后，甲乙双方可以共同举办项目总结会，在总结经验教训的同时也可帮助消除对方在项目合作中产生的误解，这样更利于未来双方再次合作。

Tips：

对于乙方来说合同收尾即项目收尾，因此具体内容可以参考本书项目收尾相关内容。

302

执行过程中产生的内部文件进行归档。对于临床试验项目来说，文件的归档尤其重要，因为 GCP 对临床研究相关文件的归档有明确的期限要求，尤其是临床研究过程中的各类原始文档、过程数据、向管理部门提交的各类申请与批复文件等。

11 临床试验项目文档管理

> 临床试验行业的名言："没有记录就没有发生"，可见文档管理是临床试验项目管理中非常重要的一项工作。临床试验项目管理中的文档既包括临床试验过程所产生的各类重要技术文件，也包括临床试验项目管理过程中产生的各类重要管理文件。

11.1 项目文档管理方法

11.1.1 文档管理原则

临床试验项目文档是临床试验项目活动的真实记录，也是参与项目各企业、事业单位的重要信息资源，甚至包含了各企业、事业单位的知识产权。因此，临床试验项目文档的管理工作要与项目执行本身一样得到重视。

Tips：
文档管理不同于文件管理，文档管理更偏重于对重要的文件进行归档管理。

临床试验项目文档管理可以参考以下原则。

（1）及时

在临床试验项目文档管理中，为了防止重要文档丢失，重要的文件要及时归档。为了达到此目标，可以将项目执行与归档工作进行3个同步管理：项目立项与文件材料的归档要求同步；检查项目进度与检查项目文档材料同步；项目业务完成情况验收与项目文件档案材料验收同步。

Tips：
临床试验文档保存目录可以参照国家药监局发布的《药物临床试验必备文件保存指导原则》（2020年第37号）。

（2）完整

项目归档文件必须保证其完整性，完整性可以表现在内容、格式、形式、数量等多个方面。例如临床试验研究方案必须依照规范要求写明目标、人群、干预、指标、评价等，知情同意书必须要有受试者手写签名和签名日期，伦理相关文件必须有伦理申请、研究方案、主要研究者简历、招募海报、批件等。对于归档的文件，管理人员应该对其内容、形式、格式和数量等进行仔细检查，防止缺页、缺少签名或盖章等情况发生。同时还要依据临床试验相关管理规范清查所有必须存档的文件是否已经归档。

（3）准确

归档的文件必须保证其准确性，与完整性不同的是，准确性更注重其内容本身是否满足标准或要求。例如受试者鉴认代码表中的患者信息必须准确可靠，这样才能保证检查人员可以通过该表确认受试者的真实性；研究人员的简历必须准确可靠，包括获得的 GCP 培训证书及时间，参与过的临床试验项目及时间等都必须是正确且能够经得起检验的。

（4）标准

临床试验文档管理的另一个要求是必须要符合标准，包括文件的分类标准、命名标准和格式标准。临床试验项目文档必须依照国家药监管理部门的文档分类标准进行分类管理，例如《药物临床试验必备文件保存指导原则》（2020 年第 37 号）中所规定的在试验准备阶段、进行阶段、完成后所必须保证的文件清单目标。药物信息协会（DIA）临床试验主文档工作组于 2015 年 6 月也制定了临床试验主文档参考模型（TMF Reference Model，version 3）。在该模型中详细规定了临床试验归档文件的分级分类规则，以帮助临床试验项目管理人员依据该标准进行文件的归类、编码和命名。除此之外，临床试验的申办方、CRO 公司或临床研究机构都可能制定自身的文档管理标准，例如各类文件的格式、归档立卷、书写、装订等规范要求。

（5）安全

由于临床试验项目文档管理工作与项目执行是同步开展的，大量的文档是在项目进行过程中不断增加甚至更新的，因此临床试验项目文档的安全管理就显得尤其重要。临床试验项目文档必须由专人保存，并采取有效的防盗、防火、防光、防潮、防尘、防有害生物和防污染等措施。同时，应该建立完善的文档借阅流程，借阅者必须负责保密，妥善保管，不得拆散、抽取、涂改、损坏和遗失文档，不得擅自复印文档等。

11.1.2 文档命名方法

在临床试验项目中，文档既包括电子文档也包括各类纸质文档，为了便于文档的管理和快速查找，应设定一套规范以便对所有文档进行统一命名。

（1）文档命名

对于所有文档，建议命名可以包括两大部分：文档编号和文档名称。对于电子文档，可以直接使用"编号＋名称"的方式进行文件的命名。对于纸质文档，可以在文件封面（图3-11-1）上写明文件编号与名称。

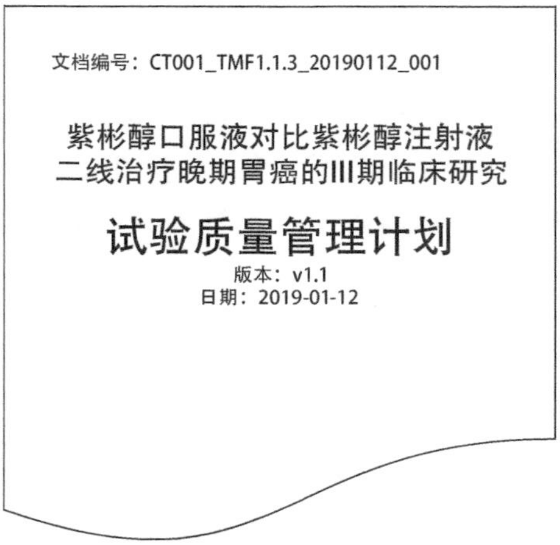

文档编号：CT001_TMF1.1.3_20190112_001

紫彬醇口服液对比紫彬醇注射液
二线治疗晚期胃癌的Ⅲ期临床研究

试验质量管理计划

版本：v1.1
日期：2019-01-12

图 3-11-1　纸质文档封面示例

例如，在一项临床试验项目中，对于项目产生的质量管理计划文件草案可以由项目编号、文件编码、文件定稿日期、流水号、文件名称简写、版本号、文件类型等共同组成。在本例中，CT001代表本企业的001号临床试验项目；TMF1.1.3代表本文档编码规则采用TMF标准且本文件属于1.1.3类；20190112代表本文档版本产生日期为2019年1月12日；v1.1代表本文件版本号为1.1；.pdf是文件自带的扩展名。

（2）文档编码

良好的文档管理最重要的前提就是有良好的文档编码规范

（图 3-11-2）。文档的编码方式依赖于企业对于文档的管理规则。对于一个以项目为主营业务的企业来说，文档编码中一定要标识出不同项目。而对于一个生产型企业来说，文档编号可能更加关注生产流程的区分。因此，文档管理的编码规范并没有统一的规则，需要不同企业根据自身实际情况来定义出适合自身的规范。

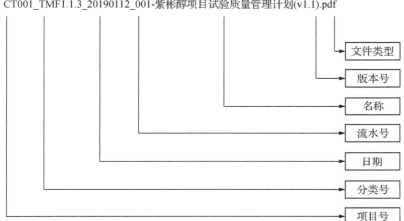

CT001_TMF1.1.3_20190112_001-紫杉醇项目试验质量管理计划(v1.1).pdf

| 文件类型 |
| 版本号 |
| 名称 |
| 流水号 |
| 日期 |
| 分类号 |
| 项目号 |

图 3-11-2　文档编码规范

对于临床试验项目来说，其文档编码应该充分体现出临床试验项目的特点，通常应该包括以下几个部分。

①项目编号

项目编号是区分不同项目的唯一标识。最简单的编码方式是使用流水号编码，例如从 001 至 999；也可以以字母与数字方式组成，其中字母代表研究领域或疾病，并结合数字流水号，例如脑卒中试验 ST001，糖尿病试验 DB027，结核病试验 TB364 等。

②文档分类号

文档分类号用于对所有文档进行分类管理，文档分类方式多种多样，不同企业可以根据自身情况决定采取哪种分类方式。可以使用英文字母来区分临床试验中不同工作小组产生的文档，例如 TM 表示试验管理，DM 表示数据管理，SA 表示统计分析，IT 表示信息技术等；也可以使用 DIA 等专业机构提供的 TMF 文档结构标准，例如

TMF1.1.1 代表临床试验项目文档管理计划，TMF4.1.1 代表伦理递交材料，TMF10.1.1 代表数据管理计划等。

③文档类别

如果不使用 TMF 文档编码规则，则可以考虑在分类号的基础上使用文档类别编号（或可认为是文档子分类号）。例如 DM01 代表数据管理计划，SA01 代表统计分析计划，DM08 代表数据管理报告，PV05 代表安全性报告等。

④日期

将日期放在文档编码中是一个良好的习惯，但该日期通常是文档正式发布的日期。例如一个临床研究方案正式完稿，并交由专家团队审核批准后的定稿日期可以作为文档编码的一部分。当然，对于那些正在修改过程中的文档可以使用特殊符号代替，例如使用 8 个 X 代替。另外，如果在编码中使用日期可以只使用年月日 8 位数字，也可以只使用年和月份 6 位数字。当然，如果是跨国临床试验项目，则建议月份用三位字母代替以避免误解，例如使用 2019JUN15。

⑤版本号

重要的文件通常需要有版本号，其目的是使文档的使用者通过版本号就可以判断出当前文档发布过多少次。文档的版本号通常有其自身的编写规则，通常在第 1 个小数点前的数字代表最重大的版本的变化，其他各小数点之间则重要性依次降低。第 1 个小数点前的数值为 0 时通常表示草稿，第 1 次正式发布版本则为 1。例如 v0.1 表示草稿第 1 版，v0.3 表示草稿第 3 版，v1.0 表示第 1 次正式发布版本，v1.1.2 表示文档在正式发布后经过 1 次较大的修改和 2 次较小的修改等。

11.1.3 文档日常管理

临床试验项目的文档管理是项目管理的重要组成部分，它贯穿于整个项目生命周期，项目执行机构或项目组应该设立专门的文档管理机构（图 3-11-3），并同时制定出项目文件移交、归档组卷、借阅等制度。

（1）设立文档管理部门或专职人员

在临床试验项目立项后，申办方和 CRO 公司的项目管理部门、

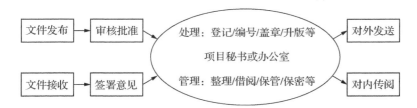

图 3-11-3 文档管理机构职责

医院的机构管理办公室和主要研究者所在科室都应着手建立与临床试验项目相关的建档计划，并指定专人负责项目文件材料的收集、整理和立卷。

项目组成员从项目的启动、执行到结束的每一个阶段都要按照临床试验文档管理规范所规定的范围注意收集、积累、整理项目相关文件材料，并及时交给项目文件管理人员。项目管文件管理人员负责文件整理、借阅、保管等工作。

（2）项目文件资料移交制度

临床试验项目中各类文件和资料的移交需要有明确的记录，以防止出现资料丢失、损坏等相互推诿现象。在项目文件资料移交时，应该明确记录文件资料所属的项目信息，以及所移交文件的目录清单，包括文件的名称、类型、介质和数量等。在移交过程中，文档管理人员有责任对所有移交文件进行检查，防止出现缺页、破损、污渍等情况，如上述情况无法补正或修复，归档人员有必要将上述情况记录在移交表中（表 3-11-1）。

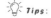 *Tips*:

对于主要研究者所属临床科室来说，有时很难配备专门的文件管理人员，但也应确保有专人兼职负责文档管理。

表 3-11-1 临床试验项目文档移交登记表模板

项目名称		项目编号	
申办方		项目经理	
文档移交人		移交时间	
文档接收人		文档管理负责人	

移交文档清单				
序号	分类	名称	介质	数量
1	项目管理文件	ABC 项目团队培训计划	纸张	20 页

续表

序号	分类	名称	介质	数量
2	合同协议	ABC 项目招标采购协议	纸张	5 页
3	会议纪要	ABC 项目 2021 年度会议记录	光盘	1 张
4	项目执行文件	ABC 项目研究方案与 CRF	纸张	62 页
5	其他	ABC 项目团队绩效考核表	纸张	8 页
6	……			

备注

《ABC 项目招标采购协议》原始文件第 3 页存在破损

（3）文件材料组卷

由于临床试验项目文件材料间具有成套性特点，文档管理人员应该遵循 GCP 要求和各单位管理制度将归档文件进行系统的整理，以保证卷内文件的有机联系，便于档案的保管和利用。项目文件归档可以按阶段分别进行归档，临床试验项目可以分为准备阶段、实施阶段、收尾阶段。如果实施阶段较长，可以按照季度或年度进行文件归档组卷。

项目文件移交人在移交前应该按照归档范围检查临床试验项目文件材料是否齐备、完整和准确，剔除无须归档的文件材料。项目文件管理人员应对归档的文件材料进行审查，确保归档材料完整、准确、系统。

项目文档管理部门在接收文件后应尽量拆除案卷内的订书钉和曲别针等金属物品，以防在归档时对其他文件造成划伤。同时，对于破损的文件材料应进行修补，防止破损进一步扩大以便于文档后期利用。卷内的文件采用卷盒方式保管，每份文件用档案专用不锈钢订书钉装订并用卷盒保管，也可以整卷文件用卷夹或线装订。

归档的案卷必须填写卷内目录，卷内目录应准确地反映卷内文件材料的名称、形成者、形成日期等基本要素。每个案卷组成以后都应填写备考表，对本卷文件材料的完整、准确程度及损坏缺少等需要说明的情况加以注明，日后案卷内的文件材料需要变更、修改时，应随时在备考表上注明。在文档立卷使用的文件夹或文件盒上，应清晰地标识出其所属临床试验项目及内部文件分类。表3-11-2给出了文件夹脊背标识样式，不同分类文件夹脊背标识可以用不同颜色加以区分，同类文件夹数量较多时，可在标识中加上顺序号。

表3-11-2 临床试验项目文件夹脊背标签模板

CT001 卡铂	CT001 卡铂	CT001 卡铂	CT001- SITE01 北肿	CT001- SITE01 北肿	CT001- SITE01 北肿	CT001- SITE01 北肿
管理文件	合同协议	采购管理	会议纪要、 来往函件	进度管理	质量管理	款项管理
CT001- SITE02 广一	CT001- SITE02 广一	CT001- SITE02 广一	CT001- SITE02 广一	CT001- SITE03 南三附	CT001- SITE03 南三附	CT001- SITE03 南三附
会议纪要、 来往函件	进度管理	质量管理	款项管理	会议纪要、 来往函件	进度管理	质量管理

（4）文件借阅管理

临床试验项目原始文档非常重要，按照GCP规定其有一定的保存年限。为防止已经归档文件遗失，文档的借阅必须有严格的管理流程。

项目文档管理部门或人员必须对借阅人进行审查，确保其有资格或权限查看被借阅文件。对于监管部门批件、伦理审查批件、合同、专家评审意见等重要文件，应该尽量让借阅人员在现场查阅避免带离，或者仅提供影印副本。无论文档是否带离档案管理室，都需要对借阅人信息进行详细登记，包括借阅人、文件名称和日期等信息。在借阅人归还文档时应该仔细核对文件名称、数量及破损等情况（表3-11-3）。

表 3-11-3　临床试验项目文档借阅登记表模板

序号	文件名称	文件编号	借阅人	借阅日期	归还日期	备注

（5）文档保存情况检查

为了便于临床试验文档资料保存，国家药品监督管理局按照临床试验前、试验中、试验后3个阶段规定了所需要保存的文档资料，项目团队可以按照表3-11-4进行整理与检查。

表 3-11-4　临床试验项目文档保存情况检查表模板

序号	文件名称	文件形式	有	无	不适用（NA）	备注
1	临床试验准备阶段					
1.1	研究者手册		☐	☐	☐	
1.2	试验方案及其修正方案（已签名）	原件	☐	☐	☐	
1.3	病例报告表（样表）		☐	☐	☐	
1.4	知情同意书	原件	☐	☐	☐	
1.5	受试者招募广告及其他提供给受试者的书面文件		☐	☐	☐	
1.6	财务规定		☐	☐	☐	
1.7	保险和赔偿措施或相关文件		☐	☐	☐	
1.8	多方协议（已签名）（研究者、申办者、合同研究组织）		☐	☐	☐	
1.9	伦理委员会批件		☐	☐	☐	
1.10	伦理委员会成员表	原件	☐	☐	☐	
1.11	国家药品监督管理局批件		☐	☐	☐	

Tips:
表中各文件的详细解释见下一节。

续表

序号	文件名称	文件形式	有	无	不适用（NA）	备注
1.12	研究者履历及相关文件		☐	☐	☐	
1.13	临床试验有关的实验室检查正常值范围		☐	☐	☐	
1.14	医学或实验室操作的质控证明	原件	☐	☐	☐	
1.15	试验用药物与试验相关物资的运货单		☐	☐	☐	
1.16	试验药物的药检证明		☐	☐	☐	
1.17	设盲试验的破盲规程		☐	☐	☐	
2	临床试验进行阶段					
2.1	研究者手册更新件		☐	☐	☐	
2.2	其他文件（方案、病例报告表、知情同意书、书面情况通知、招募广告）的更新		☐	☐	☐	
2.3	试验相关文件修订的伦理委员会批件	原件	☐	☐	☐	
2.4	新研究者的履历		☐	☐	☐	
2.5	医学、实验室检查的正常值范围更新		☐	☐	☐	
2.6	医学或实验室操作的质控证明的更新		☐	☐	☐	
3	临床试验完成后					
3.1	剩余试验药物退回或销毁证明		☐	☐	☐	
3.2	完成试验受试者编码目录		☐	☐	☐	
3.3	统计报告		☐	☐	☐	
3.4	总结报告		☐	☐	☐	

11.2 临床试验文档范围

11.2.1 专业技术类文件

临床试验中的大量文件都属于专业技术类文件,包括与研究设计相关文件,研究过程中产生的数据、记录和原始资料等。临床试验项目中常见的专业技术类文件包括下列各类文件。

(1)签字版临床试验方案和病例报告表空白样本

临床试验方案和空白病例报告表必须经过研究者和申办者同意并签字。如果方案或病例报告表在试验过程中进行过修订,其修订后的版本也需要保存。

保存时点:准备阶段,进行阶段。

保存地点:研究者或临床试验机构,申办者。

(2)研究者手册及修订版

研究者手册主要用于让研究者了解与试验药物相关的、最新的科研结果和临床试验对人体可能的损害信息。如果研究手册在研究过程中进行过修订,其修订后的版本也需要保存。

保存时点:准备阶段,进行阶段。

保存地点:研究者或临床试验机构,申办者。

(3)知情同意书空白样本

知情同意书用于在试验过程中使受试者了解有关试验研究的内容。同时,受试者能够对临床试验信息完全知情和同意。如果知情同意书涉及多个语种,则所有语种版本都必须保存。

保存时点:准备阶段,进行阶段。

保存地点:研究者或临床试验机构,申办者。

(4)受试者招募广告

如果临床试验中使用了受试者招募广告,则必须保存该广告模板。

保存时点:准备阶段,进行阶段。

保存地点:研究者或临床试验机构,申办者。

(5)试验方案中相关实验、检测、操作指标等的参考值

试验方案中涉及的各类有关医学、实验室、专业技术操作和相关

检测的参考值、参考值范围和有效期等资料都必须进行保存。如果在试验进行过程中，该参考值、参考值范围和有效期等有更新，其更新版也必须进行保存。

保存时点：准备阶段，进行阶段。

保存地点：临床试验机构，申办者。

（6）药品包装盒与标签样本

试验用药品包装盒与标签样本必须保存，用于研究者和受试者能够了解试验药品的正确用法。

保存时点：准备阶段。

保存地点：申办者。

（7）试验随机程序代码与随机表

试验随机表用于说明该随机设计符合试验方案中相关规定。如果使用了 SAS 等可编程软件产生随机表，则相应的代码、种子和随机表结果都应该保存。如果使用的是 RTSM 等软件内置随机表生成功能，则应该将随机参数配置过程详细记录成独立文件并进行保存。

保存时点：准备阶段。

保存地点：对于双盲临床试验，本部分文件应该由独立的非盲第三方保存。对于开放标签或单盲临床试验，由申办者或其指定的第三方保存。

（8）参与者筛选表和入选表

参与者筛选表用于记录所有参与试验筛选程序的潜在受试者信息，而入选表则用于记录临床试验入选受试者的时间先后顺序。

保存时点：进行阶段。

保存地点：研究者或临床试验机构需要保存，如果有必要申办者也可以同时保存。

（9）受试者鉴认代码表

受试者鉴认代码表用于记录所有入选受试者名单及其联系方式，以便在后续随访时使用。

保存时点：进行阶段，完成阶段。

保存地点：由研究者或临床试验机构保密保存。

（10）受试者原始医疗文件

受试者原始医疗文件指受试者在参与试验过程中所有产生于医疗

机构的电子病历和医嘱等原始文件，用于证明临床试验中采集受试者数据的真实性和完整性。

保存时点：进行阶段。

保存地点：研究者或临床试验机构，对于使用纸张电子病历的医疗机构需要保存医生已经签名的病案资料。依据各国或地区对电子病历的规定，对于使用电子化系统的医疗机构可以其电子病历或 HIS 等作为原始资料而不用导出独立保存。

（11）受试者签署的知情同意书

受试者签署的知情同意书证明每个受试者在参加临床试验前已经按照 GCP 和试验方案的要求获得知情同意。

保存时点：进行阶段。

保存地点：研究者或临床试验机构。

（12）已填写完整并签名的病例报告表

已填写完整并签名的病例报告表是指已经收集完成数据的 CRF，用于证明研究者确认 CRF 中填写的数值的正确性和完整性。如果病例报告表中的记录存在过修改，则任何修改记录都必须保存。

保存时点：进行阶段。

保存地点：如果是纸张的 CRF，则研究者和临床试验机构保存复印件，申办者保存原件。如果是电子 CRF，则各方均保存从 EDC 中备份出来的不可修改的电子拷贝（例如使用不可擦写的光盘）。

（13）研究过程中的安全性数据及资料

研究过程中的安全性数据及资料包括研究者向申办者报告的严重不良事件报告，申办者或者研究者向药品监督管理部门、伦理委员会提交的可疑且非预期严重不良反应及其他安全性资料，申办者向研究者通报的安全性资料等。

保存时点：进行阶段。

保存地点：研究者或临床试验机构，申办者必要时也可以保存。

（14）受试者揭盲证明

在试验进行过程中所有被独立揭盲的受试者及相关资料都应保存，并在试验结束时交给申办者统一保存。

保存时点：进行阶段，完成阶段。

保存地点：进行阶段由研究者或临床试验机构保存，试验完成时交由申办者统一保存。

（15） 监查或稽查报告

申办者在试验前对临床试验机构的考察报告，研究者及其团队对临床试验的流程的评估报告，研究进行中监查员的访视和监查结果，试验稽查证明，试验结束的监查报告等都是证明临床试验项目质量的重要文件，应该予以保存。

保存时点：准备阶段，进行阶段，完成阶段。

保存地点：研究者或临床试验机构，申办者。

（16） 提交的阶段性报告

在研究过程中，研究者向伦理委员会提交的项目进展报告，或申办者向药品监督管理部门提交的项目进展报告等都需要保存。

保存时点：进行阶段。

保存地点：研究者或临床试验机构，申办者。

（17） 临床试验总结报告

在临床试验项目完成后，对所有临床试验数据的分析结果和解释都必须保存。对于统计分析结果建议由统计负责人或相关单位签字或盖章，研究结果解释报告由研究者和申办方相关负责人签字或盖章。

保存时点：完成阶段。

保存地点：研究者或临床试验机构，申办者。

11.2.2 申报审批类文件

临床试验中的申报审批类文件主要是向药监管理部门、人类遗传管理办公室或伦理委员会递交的材料，以及上述审批后的反馈文件等。

（1） 药品监督管理部门相关文件

在临床试验项目准备阶段向药品监督管理部门提交的所有资料，包括对临床试验方案的许可、备案等材料。如果在试验进行过程中，向药品监督管理部门递交了上述材料，都应该将其保存。

保存时点：准备阶段，进行阶段。

保存地点：研究者或临床试验机构，申办者。

（2） 人类遗传资源管理办公室相关文件

在临床试验项目准备阶段向人类遗传办公室提交的有关涉及人类

遗传资源的采集、保藏、利用，以及对外提供我国人类遗传资源的审批或备案资料都必须保存。如果在试验进行过程中递交了修改材料的审批或备案资料也应保存。

保存时点：准备阶段，进行阶段。

保存地点：研究者或临床试验机构，申办者。

（3）伦理委员会相关文件

在试验准备阶段向各机构伦理委员会提交的审查涉及的书面材料，包括试验方案及其修订版、病例报告表样本、知情同意书、招募广告、受试者补偿等材料，以及伦理委员会审查、同意、确认的含签字、盖章和编号的批件等都必须完善保存。如果在试验进行过程中涉及补充伦理、跟踪审查，以及在试验完成阶段的文件等都必须保存。同时，伦理委员会的人员组成情况也需要保存。

保存时点：准备阶段，进行阶段，完成阶段。

保存地点：研究者或临床试验机构，申办者。

11.2.3　项目管理类文件

临床试验项目的项目管理类文件主要是指为了完成临床试验项目所涉及的各类工作计划、合同协议、工作过程记录、财务记录、会议纪要等材料，以证实临床试验项目的实施过程真实可靠。临床试验项目管理类文件主要包括以下各种类型的文件。

（1）项目计划文件

在临床试验项目准备阶段所有相关范围、进度、资源、质量等计划都应该保存。虽然 GCP 并未规定临床试验项目组必须保存这些文件，但作为参与临床试验的各方，应该按照各企业、事业单位内部的管理规定进行文件的留存与归档。

保存时点：准备阶段，进行阶段，完成阶段。

保存地点：参与临床试验项目各方。

（2）合同或协议

参与临床试验各方之间签署的合同或协议，包括申办者、研究者、临床试验机构、各类合同研究组织、保险机构间签署的各类双方、三方或多方合作合同或协议。在这些合同或协议中通常都明确规定了各方责任与经费关系，必须作为项目中重要文件予以保存。

保存时点：准备阶段，进行阶段，完成阶段。

保存地点：参与临床试验项目各方。

（3）研究者相关文件

参与临床试验的医生、护士、药师等研究人员需要通过履历和其他资质以证明其有资质和能力完成该临床试验相关工作。各类参研人员履历需要本人签名并注明签名日期，如果在研究期间发生人员变动或有履历与资质文件更新的，应将更新后的材料存档。同时，各类参研人员在临床试验项目中的职责分工也需要保存，尤其是研究者的签名样张及填写或修正病例报告表人员的签名样张都需要保存。

保存时点：准备阶段，进行阶段。

保存地点：研究者或临床试验机构，申办者。

（4）专业机构资质证明文件

临床试验项目中涉及的医学、实验室、专业技术操作和相关检测的资质证明用于证明该机构具有完成试验相关工作的能力，并且符合其质量控制、评价、验证等管理体系，以保证其检验、检测等结果的可靠性。这些相关的资质证明文件都必须要进行保存，如果在试验过程中涉及资质文件更新的对更新文件也要保存。

保存时点：准备阶段，进行阶段。

保存地点：申办者，必要时研究者或临床试验机构也可以保存。

（5）试验用品相关文件

试验用药品和其他试验相关材料的成分、规格、纯度等检验报告及批号，试验用品的存储、包装、运送、分发和处置记录都需要保存。试验用品在临床试验机构的登记表，发放给受试者的计数、从受试者回收的计数和返还给申办者的计数登记表，未被使用的试验用药品的销毁记录等也需要保存。

保存时点：进行阶段，完成阶段。

保存地点：研究者或临床试验机构，申办者。

（6）试验样本留存记录

如果在试验过程中涉及对体液、组织等取样、存储、重复分析等，要明确记录留存样本的存放位置和标识。

保存时点：进行阶段。

保存地点：研究者或临床试验机构，申办者。

（7）试验揭盲程序

临床试验项目制定的在紧急状况下如何识别已设盲的试验药物信息的流程或程序等管理文件。

保存时点：准备阶段。

保存地点：研究者或临床试验机构，申办者。

（8）监查、稽查等质量管理程序

临床试验项目制定的包括机构启动监查、研究过程监查、稽查、试验结束监查等标准工作流程文件。

保存时点：准备阶段。

保存地点：研究者或临床试验机构，申办者。

（9）项目沟通记录

临床试验项目进行过程中涉及的现场工作或会议、电话联络、网络会议、电子邮件等各类模式进行沟通的记录都应保存，尤其是对临床试验的管理、方案违背、试验实施、不良事件的报告等方面的共识或者重要问题的讨论必须保存。

保存时点：进行阶段最为重要，准备和完善阶段按需要保存。

保存地点：研究者或临床试验机构，申办者。

Tips:

此处揭盲程序文件属于标准操作规程相关管理文件，而揭盲结果属于专业技术类文件。

第四部分

结　束

12 临床试验项目收尾和验收

一名优秀的演员在幕布完全落下之前总是保持着优美的微笑，这是对所有观众保持的最高敬意。临床试验项目完美的结束并不是在某一时刻所有工作戛然而止，而是项目组提前做出细致的收尾工作，才能将最满意的答卷交给项目验收工作组正式验收。

12.1 项目收尾

临床试验项目结束阶段并没有严格的划分，通常是在完成试验揭盲、临床研究报告撰写和向监管部门递交材料后就进入了收尾阶段。临床试验项目经理在进行收尾工作时，非常重要的工作就是审查项目的可交付成果是否都已经完成、所有外包合同是否都完成、项目的主要干系人对成果是否满意及资料归档等，以便为项目正式验收做好准备工作。如果项目经理认为某些方面未达成目标，可制订相应的解决方案。

 Tips:
一个好的临床试验项目要提前做好收尾规划，以便提前为项目收尾分配资源。

根据临床试验项目的特点，可以预先定制项目的收尾工作清单。这里给出一个例子供读者参考。

- 确认所有可交付成果已经完成，例如所有研究数据、原始资料、文档等是否准备完成
- 召开项目收尾工作会议，为收尾工作安排合适资源
- 关闭所有合同、协议和分包任务，包括与研究机构或 CRO 公司的合作任务
- 准备所有项目相关报告，包括项目管理报告、监查报告、财务报告等
- 向医学总监、PMO 等高级管理层提交报告

- 向研究机构或其他 CRO 公司支付合同或协议尾款
- 收集项目团队成员或项目采购的发票并报销
- 关闭所有财务文件，核实项目费用
- 再次确定项目任务范围、工作进度、工作报告等各类文件是否为最终版本
- 确认项目数据、报告、原始文件等交付成果的提交时间
- 准备召开项目内部评审会议
- 准备并提交项目验收文档
- 正式进行项目评审和验收工作
- 正式通知项目所有相关方项目结束
- 整理所有项目文档，并移交档案管理部门
- 项目非移交文件或设备的处理
- 进行项目工作总结，包括经验和教训
- 召开项目庆功会，感谢项目团队成员的努力

12.2 项目验收

Tips:

项目收尾主要是由项目组完成，项目验收主要是由项目组以外的人完成。

项目验收是指项目结束或项目阶段工作结束时，项目成果接收方与项目团队共同对工作成果进行审查，以确认项目计划工作范围内的任务是否都已完成，所有工作成果按当初的项目目标、计划、内容和质量标准等进行评价，应交付的成果是否达到验收标准或要求。对于提前结束或非正常结束的项目，通过项目验收以明确哪些工作已经完成，哪些工作部分完成，哪些工作未完成。通过项目验收将上述过程的检查结果记录在案，并形成正式验收文件。

（1）项目验收的意义

当临床试验项目结束时及时对项目进行验收，无论是对申办方、研究机构及参与的各 CRO 企业等，还是对临床试验项目本身都具有非常重要的意义。

临床试验项目验收标志着项目的结束，参与项目的所有人员可以正式终止各自的义务和责任，从而获得权益。例如申办方完成对临床研究机构的验收，则意味着受试者临床观察和资料收集等工作完成，研究机构可以要求结清尾款，并解散研究人员团队。

项目验收是保证临床研究工作质量的最后关口。通过验收工作，可以全面考核项目执行过程质量，保证项目所有工作符合临床试验相关法律法规和管理要求。项目最终验收是一项系统性的材料梳理工作，通过项目最终验收可以发现项目残存的质量问题，并要求项目组及时整改，以确保最终项目结果将会符合质量要求。

项目验收也意味着产品或服务的交接，从而使产品或服务可以正式使用。例如在临床试验项目中，对数据统计分析工作的验收意味着申办方认可最终的数据分析结果及其解释，申办方可以利用该报告进行新药申请的后续工作。

项目验收是回顾项目经验和教训的最后机会，通过项目验收总结可以帮助参加项目的所有团队成员系统回顾项目过程，从成员个人、工作小组、项目组等角度进行系统总结，从这个过程中得到成功的经验和失败的教训，并成为未来项目更为成功的借鉴。

（2）项目验收的范围

项目验收范围是指项目验收对象的内容和方面，包括对那些工作、材料、子项目等范围的界定。从临床试验项目工作层次上看，原则上项目的一切子项目、合同、任务都应该被纳入项目验收范围。但由于在临床试验项目中，不同的子项目、合同或任务等承担方不一样，其工作内容、交付成果、使用者都不一样，因此其验收范围也可能不同。例如对于临床研究机构的工作验收是完成既定数量的病例招募与临床观察，同时将符合 GCP 要求的资料都已妥善保存。但对于统计分析工作的验收则侧重于统计分析计划与分析报告符合质量要求，统计分析过程涉及的数据集转换有据可查。总之，无论是针对什么类型的工作或任务，其最终都必须包括所有工作质量和相关的文件资料验收。

（3）验收工作组

临床试验项目验收工作组是对项目成果进行验收的人员及组织，一般由项目交付物的接收方、项目团队、监理人员或专家团队组成。对于比较小型的项目可以直接由项目成果验收人员进行验收，对于大型项目可以由多方人员共同组成验收工作组。

临床试验项目验收工作组的主要职责包括审查项目完成情况报告、技术报告、研究结果、数据资料、原始文件、合同协议、财务资料等。由于临床试验涉及多学科领域，因此验收工作组可以由不同学科的专家和项目团队成员组成。例如医学专家主要针对临床试验项目的科学资料进行验收，GCP专家主要针对项目过程和文档进行验收，财务专家主要针对项目账目进行审计等。

（4）验收工作程序

由于临床试验项目工作内容较为繁杂，因此在验收环节应该做好充足的准备。通常情况下，临床试验项目验收可以参照下述环节进行。

①准备工作

临床试验项目验收最重要的准备工作就是材料准备。临床试验材料除了GCP规定的必备文件以外，项目执行过程中产生的所有文件资料也必须进行系统梳理。材料准备过程对于临床试验项目团队来说，也是最后一次进行自我检查的过程，项目团队可以利用准备工作来完善所有项目验收材料。

②正式验收

临床试验项目验收工作准备就绪后可以向成果的被交付方申请正式验收。成果的使用方组成验收工作组负责对项目进行全面验收工作。验收的过程通常包括对材料的验收和实物（现场）勘查。对材料的验收主要是通过查阅项目团队准备好的文字材料和听取项目团队的工作总结汇报的过程。同时，验收工作也可以对实物或现场进行勘查以确保所有文字材料或数据的真实性。例如可以申请调阅原始病历和电子联系受试者本人，也可以走访临床研究机构或药品生产或保存场所等。

③验收结果反馈

如果在验收工作现场无法马上得到结果，可以在验收后规定时间范围内向项目组或项目承担单位发出正式书面验收结果。

（5）验收模板

临床试验项目的验收工作可以分为不同层级进行，对于子项目或外包合同可以由项目组内部验收，对于临床试验项目整体需要由PMO或外部团队验收。

①内部验收

内部验收是由项目内部组织的团队对项目工作进行验收的过程，

内部验收通常是一种非正式验收，其目的更多是为了确保重要工作或环节的质量。因此，内部验收可以有较为正式的流程，也可以在日常质量管理工作中完成。

通常情况下可以由项目经理负责，也可以邀请项目团队外的专业人员参与验收。例如，临床试验中的统计工作通常具有较强的专业性，在统计团队完成盲态下的数据统计分析后，项目经理可以邀请外部专业的统计师共同参与对统计分析结果的确认（表4-12-1）。

表4-12-1　临床试验项目内部验收报告模板

项目名称		项目编号	
申办方		项目经理	
项目完成情况总结	尽量对照项目计划目标、内容和具体工作任务，逐条说明项目的完成情况。对于已完成的工作任务，要说明是否达到质量要求；对于未完成的工作，要说明原因。		
项目经理意见			
验收工作组意见			
项目验收结论	□未通过　□基本通过　□通过		
验收工作组签字	签字： 日期：		

②完工验收

不同于内部验收，临床试验项目的完工验收必须由项目团队以外的专业团队进行项目验收。如果是CRO公司承接项目的完工验收必须由申办方或其代表进行验收，如果是申办方自己的项目必须由申办方中独立于各项目的PMO及其委派的专业化团队进行项目完工验收（表4-12-2）。

表4-12-2　临床试验项目完工验收报告模板

项目名称		项目编号	
申办方		项目经理	
项目开始时间		项目结束时间	
计划任务	验收标准	实际任务完成情况	
1. 病例观察	340 例	完成330例，脱落2例，退出1例，紧急破盲7例	

续表

计划任务	验收标准	实际任务完成情况
2. 数据管理	错误率＜1%	
3. 统计分析		
4. 结果报告		
5. 文档管理		
6. 药品管理		
7. 受试者保护		
……		
验收意见		
验收结论	□未通过　　□基本通过　　□通过	
验收工作组签字	签字： 　　　　　　　　　　　　　　　　　　日期：	

③非正常完工验收

非正常完工是一种特殊的项目结束形式。在临床试验中，非正常完工也是一种较为常见的情况，例如，在2019—2020年新型冠状病毒肺炎期间，大量针对新型冠状病毒肺炎的临床试验项目快速开展，但随着疫情的急速消退，适合临床试验要求的患者也无法招募足量，这也就导致大量的临床试验不得不终止。另外，某些临床试验在中期分析后，独立的数据监查委员会（DMC）认为试验结果不可能达到预期目标，故可能向申办方建议终止试验。除此之外，也可能存在各类原因导致临床试验终止。针对这些情况，临床试验项目有必要进行非正常完工验收，以便对既往工作做出总结，也为未来新开展项目提供借鉴（表4-12-3）。

Tips：

非正常完工项目也需要与正常完工项目一样进行材料收集和归档等工作。

表4-12-3　临床试验项目非正常完工验收报告模板

项目名称		项目编号	
申办方		项目经理	
项目开始时间		项目结束时间	

续表

计划任务	验收标准	实际完成情况	未完成原因
项目评估 结论或建议			
项目评估 工作组签字	签字： 　　　　　　日期：		

主要参考文献

［1］ 项目管理协会. 项目管理知识体系指南（PMBOK 指南）（中文版）［M］. 6 版. 北京：电子工业出版社，2018.

［2］ 白思俊. 现代项目管理［M］. 北京：机械工业出版社，2002.

［3］ 康路晨，胡立朋. 项目管理工具箱［M］. 2 版. 北京：中国铁道出版社，2016.

［4］ MARTINELLI R J，MILOSEVIC D Z. 项目管理工具箱［M］. 2 版. 北京：电子工业出版社，2017.

［5］ 韩燕. 项目管理工作图表设计范例［M］. 北京：人民邮电出版社，2013.

［6］ 陈和兰. 项目管理模板表单应用全案［M］. 北京：中国电力出版社，2015.

［7］ HORINE G M. 写给大家看的项目管理书［M］. 2 版. 北京：人民邮电出版社，2011.

［8］ GOOD P I. 临床试验设计与实施管理者指南［M］. 2 版. 北京：北京大学医学出版社，2010.

［9］ 蒋萌. 药物临床试验机构管理实践［M］. 北京：科学出版社，2018.

［10］ MAURYA H，MADHAV N V S，GANDHI L S. Concepts & Approaches for Clinical Trial Management［M］. USA：LAP LAMBERT Academic Publishing，2012.

［11］ OGNIBENE F P. 临床研究原理与实践［M］. 2 版. 北京：科学出版社，2008.

［12］ 刘川. 药物临床试验方法学［M］. 北京：化学工业出版社，2011.

［13］ 宋茂民. 药物临床试验伦理审查［M］. 北京：北京科学技术出版社，2019.

［14］ 许俊才. 国际临床试验操作基础［M］. 上海：上海人民出版社，2011.

［15］ 梁晓坤. 临床研究协调员规范化培训手册［M］. 北京：北京大学医学出版社，2019.

［16］ 杨悦. 药物临床试验动态管理改革与创新［M］. 北京：中国医药科技出版社，2018.

［17］ 程国华，李正奇. 药物临床试验管理学［M］. 北京：中国医药科技出版

社，2020.

[18] 国家药品监督管理局. 药物临床试验质量管理规范［EB/OL］.（2020 – 04 – 28）［2022 – 03 – 07］. http：//www. gov. cn/zhengce/zhengceku/2020-04/28/content_5507145. htm.

[19] 国家药品监督管理局. 药物临床试验必备文件保存指导原则［EB/OL］.（2020 – 06 – 03）［2022 – 03 – 12］. https：//www. nmpa. gov. cn/yaopin/ypg-gtg/ypqtgg/20200608094301326. html.

[20] International Council for Harmontsation of Technical Requirements for Pharmaceuticals for Human Use（ICH）. Guideline for Good Clinical Practice ICH E6（R2）［EB/OL］.（2016 – 09 – 09）［2022 – 03 – 12］. https：//database. ich. org/sites/default/files/E6_R2_Addendum. pdf.

[21] National Institute for Health Research. Clinical Trials Toolkit routemap［EB/OL］.［2022 – 03 – 12］https：//www. ct-toolkit. ac. uk/routemap/dissemination-of-results/downloads/ct-toolkit. pdf.

[22] National Institute for Health Research. A Guide to Efficient Trial Management［EB/OL］.（2014 – 07）［2022 – 03 – 13］. https：//cdn. ymaws. com/www. tmn. ac. uk/resource/collection/77CDC3B6-133F-42E6-9610-F33FF5197D2F/tmn-guidelines-web_［amended_July_2014］. pdf.

[23] World Health Organization（WHO）. Tools for Conduct of Early Phase Clinical Trials［EB/OL］.［2022 – 03 – 15］. https：//www. who. int/phi/DAY1_09_Wahid2_PM_SaoPaulo2015. pdf.

[24] Trello. Clinical Trial WBS template［EB/OL］.［2022 – 03 – 15］. https：//trel-lo. com/b/7DCZojvx/clinical-trial-wbs-template.

[25] Control. Trial Master File Checklist［EB/OL］.（2015 – 06）［2022 – 03 – 20］. https：//www. mastercontrol. com/clinical/trial-master-file-checklist/.